入門 傷寒論

森クリニック院長　森　由雄 著

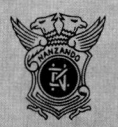

南山堂

序

　内科医として研修を終了後，多忙な勤務医の生活を過ごすなかで，多くの難病の患者さんの診療を行ってきました．毎日，患者さんと向き合い，何とか現状を少しでも打開したい，良い診療をしたいと考えていました．そのようななかで，偶然に大学の図書館で『漢方診療三十年』（大塚敬節著，創元社）を手に取り，読み進めていくにつれて，自分の求めているものに出会ったという感動を覚えました．

　独学で漢方の勉強を始めて，漢方薬を一部用いてみましたが，思うような効果は得られませんでした．漢方という伝統的な医術を学ぶには基礎から師匠に習うのが早道であると悟り，大塚敬節門下の寺師睦宗先生の門を叩きました．その後，山田光胤先生の医術を学ぶ機会を得，縁あって丁宗鐵先生の御好意によって大学において漢方を研究する機会を与えていただきました．そのようななかで，私自身漢方を学ぶ過程で，『傷寒論』をいかに学び応用するかが，常に重要な課題でありました．

　『傷寒論』は漢方医学の原典であり，漢方医学を学ぶためには，必ず読破しなければならない基本中の基本文献です．『傷寒論』には，急性熱性疾患の発症から治癒または死亡までの過程について，診断と治療に関して詳細に記載されています．そして『傷寒論』の内容は急性熱性疾患だけでなく，様々な慢性疾患に対しても応用されています．医師が現代医学上の病気を治療する場合，必ず基礎医学の知識と臨床医学の知識の上に立って治療を行うわけですが，漢方医学においても同じ構造です．『傷寒論』という基礎と臨床を包含した漢方医学の原則に基づいて的確な漢方の治療が行われるのです．

　本書は，『傷寒論』を学ぶための初学者向けの解説書です．『傷寒論』の原文と実際の臨床の間の橋渡しをすることを目的として，私の経験を基にして本書を著しました．『傷寒論』は，実際の臨床との関連のなかで読むことにより理解が深まると考えます．私自身『傷寒論』を書斎において，姿勢を正して学習したことは，多くは頭には残りません．しかし，患者さんの枕元で迷い悩み苦しんで，身を以て読んだ条文は忘れることはできません．

　本書は大部の書物ではありません．小さくてわかりやすく電車の中でも片手で読める本というイメージで著しました．本書が，漢方医学を学ぶ方の少しでもお役に立てば幸いです．

　本書の底本は，森立之著『傷寒論攷注』（中国，学苑出版社），『翻刻宋版傷寒論』（自然と科学社），『傷寒雑病論』（日本漢方協会学術部編，東洋学術出版社）です．その他，木村博昭著『傷寒論講義』，大塚敬節著『傷寒論解説』，藤平健著『傷寒論演習』，奥田謙三著『傷寒論講義』，多紀元簡著『傷寒論輯義』，呉謙著『医宗金鑑』等，多くの先輩諸先生方の『傷寒論』の解説書を参考にしました．

2007年5月　泥亀書屋にて　森　由雄

本書の内容

1. 内容は，『傷寒論』原文の書き下し文，〔注〕，〔解説〕，〔応用〕，〔症例〕，〔名医の論説〕，〔参考〕などです．『傷寒論』の原文は漢文ですので削除しました．
2. 本文の前に，「重要用語解説」(日本漢方の立場での解説) と「総論 傷寒論についての簡単な解説」という一文を載せました．
 「重要用語解説」は本文の〔注〕や〔解説〕の中で説明していますが，理解を容易にするために記載しました．
 「総論 傷寒論についての簡単な解説」は本文の理解を助ける意味で『傷寒論』についての概略を解説したものです．
3. 原文の書き下し文には，底本を参考にして条文番号を付けました．
4. 〔解説〕は，重複を恐れずに初学者に理解しやすいように記載しました．
5. 〔症例〕は，拙いながらも自分の臨床例をできるだけ紹介し，自分の臨床例が無い場合は諸先輩の治験例を借用させていただきました．また，文中の先輩諸先生のお名前は，すべて敬称を略させていただきました．引用元が漢文である場合は，筆者が訳出しました．
6. 本書の読み方は，まず原文の書き下し文を読み（できれば音読してください），〔注〕，〔解説〕で理解し，〔応用〕や〔症例〕で実際の臨床応用について学び，〔名医の論説〕で名医の処方運用のこつや口訣で理解を深めるという構成になっています．
7. 学習の仕方は，まず一通り読んでいきます．その場合，薬方のある条文のみ読んで下さい．難しいことや理解できないことは読み飛ばして下さい．
 〔症例〕や〔名医の論説〕の中には難解と思われる箇所があるかもしれません．しかし，構わず読み飛ばして結構です．全体の概観を理解した後に，再び読むと，今まで分からなかった事柄も分かるようになります．
8. 薬方のある条文は暗唱してみると良いでしょう．
9. 興味を持った薬方は，自分や自分の家族で使用してみて，処方の意味（方意）を学んで下さい．

漢方を学ぶ上で必要な書物

　漢方の基礎知識については，『漢方医学』（大塚敬節著，創元社）と『漢方診療医典』（大塚敬節，矢数道明，清水藤太郎共著，南山堂）が好著です．
　また，腹診については，『漢方の診察と治療　基礎編』（山田光胤著，谷口書店）が，最も明解で良い本です．
　処方解説は，『漢方処方応用の実際』（山田光胤著，南山堂）が良いでしょう．

目　次

| 総　説 | 傷寒論についての簡単な解説 …………………………………1 |

| 第1章 | 太陽病の脈証ならびに治を弁ずる〈上〉(第1〜30条) ……5 |

第 1 条 …………………………… 5
第 2 条 …………………………… 6
第 3 条 …………………………… 7
第 4 条 …………………………… 8
第 5 条 …………………………… 8
第 6 条 …………………………… 9
第 7 条 …………………………… 10
第 8 条 …………………………… 10
第 9 条 …………………………… 11
第10条 …………………………… 11
第11条 …………………………… 12
第12条（桂枝湯）………………… 12
第13条（桂枝湯）………………… 14
第14条（桂枝加葛根湯）………… 15
第15条（桂枝湯）………………… 16
第16条（桂枝湯）………………… 17
第17条（桂枝湯）………………… 17
第18条（桂枝加厚朴杏子湯）…… 18
第19条（桂枝湯）………………… 19
第20条（桂枝加附子湯）………… 19
第21条（桂枝去芍薬湯）………… 21
第22条（桂枝去芍薬加附子湯）… 21
第23条（桂枝麻黄各半湯）……… 22
第24条（桂枝湯）………………… 24
第25条（桂枝二麻黄一湯）……… 25
第26条（白虎加人参湯）………… 25
第27条（桂枝二越婢一湯）……… 27
第28条（桂枝去桂加茯苓白朮湯）… 28
第29条（甘草乾姜湯／芍薬甘草湯／
　　　　　調胃承気湯／四逆湯）…… 29
第30条（甘草乾姜湯／芍薬甘草湯／
　　　　　承気湯）…………………… 33

| 第2章 | 太陽病の脈証ならびに治を弁ずる〈中〉(第31〜127条)…35 |

第31条（葛根湯）………………… 35
第32条（葛根湯）………………… 36
第33条（葛根加半夏湯）………… 38
第34条（葛根黄芩黄連湯）……… 38
第35条（麻黄湯）………………… 40
第36条（麻黄湯）………………… 41
第37条（小柴胡湯／麻黄湯）…… 42
第38条（大青竜湯）……………… 43
第39条（大青竜湯）……………… 45
第40条（小青竜湯）……………… 45
第41条（小青竜湯）……………… 47
第42条（桂枝湯）………………… 47
第43条（桂枝加厚朴杏子湯）…… 48
第44条（桂枝湯）………………… 48
第45条（桂枝湯）………………… 49
第46条（麻黄湯）………………… 49
第47条 …………………………… 50
第48条 …………………………… 50

第49条 …………………………………51	第78条（梔子豉湯）………………71
第50条 …………………………………52	第79条（梔子厚朴湯）……………72
第51条（麻黄湯）……………………52	第80条（梔子乾姜湯）……………72
第52条（麻黄湯）……………………52	第81条（梔子湯）…………………73
第53条（桂枝湯）……………………53	第82条（真武湯）…………………73
第54条（桂枝湯）……………………53	第83条 ………………………………75
第55条（麻黄湯）……………………54	第84条 ………………………………75
第56条（桂枝湯）……………………54	第85条 ………………………………75
第57条（桂枝湯）……………………54	第86条 ………………………………76
第58条 …………………………………55	第87条 ………………………………76
第59条 …………………………………55	第88条（禹余糧丸）………………76
第60条 …………………………………55	第89条 ………………………………77
第61条（乾姜附子湯）………………56	第90条 ………………………………77
第62条（桂枝加芍薬生姜各一両 　　　　人参三両新加湯）……………56	第91条（四逆湯 / 桂枝湯）………77
	第92条 ………………………………78
第63条（麻黄杏仁甘草石膏湯）……58	第93条 ………………………………78
第64条（桂枝甘草湯）………………59	第94条（調胃承気湯）……………79
第65条（茯苓桂枝甘草大棗湯）……60	第95条（桂枝湯）…………………80
第66条（厚朴生姜半夏甘草人参湯） 　　　………………………………61	第96条（小柴胡湯）………………80
	第97条（小柴胡湯）………………81
第67条（茯苓桂枝白朮甘草湯）……62	第98条（柴胡湯）…………………82
第68条（芍薬甘草附子湯）…………63	第99条（小柴胡湯）………………83
第69条（茯苓四逆湯）………………64	第100条（小建中湯 / 小柴胡湯）…83
第70条（調胃承気湯）………………65	第101条（柴胡湯）…………………84
第71条（五苓散）……………………66	第102条（小建中湯）………………85
第72条（五苓散）……………………67	第103条（小柴胡湯 / 大柴胡湯）…85
第73条（五苓散 / 茯苓甘草湯）……68	第104条（柴胡加芒消湯）…………86
第74条（五苓散）……………………69	第105条（調胃承気湯）……………88
第75条 …………………………………69	第106条（桃核承気湯）……………89
第76条（梔子豉湯 / 梔子甘草豉湯 / 　　　　梔子生姜豉湯）………………70	第107条（柴胡加竜骨牡蛎湯）……91
	第108条 ……………………………93
第77条（梔子豉湯）…………………71	第109条 ……………………………93

目　次

第110条 …………………………………94
第111条 …………………………………94
第112条（桂枝去芍薬加蜀漆牡蛎
　　　　竜骨救逆湯）………………95
第113条 …………………………………97
第114条 …………………………………97
第115条 …………………………………97
第116条 …………………………………98
第117条（桂枝加桂湯）………………98
第118条（桂枝甘草竜骨牡蛎湯）…100

第119条 ………………………………101
第120条 ………………………………101
第121条 ………………………………102
第122条 ………………………………102
第123条（調胃承気湯）………………103
第124条（抵当湯）……………………103
第125条（抵当湯）……………………105
第126条（抵当丸）……………………105
第127条 ………………………………106

第3章　太陽病の脈証ならびに治を弁ずる〈下〉（第128〜178条）…107

第128条 ………………………………107
第129条 ………………………………107
第130条 ………………………………108
第131条（大陥胸丸）…………………108
第132条 ………………………………109
第133条 ………………………………109
第134条（大陥胸湯）…………………110
第135条（大陥胸湯）…………………111
第136条（大柴胡湯 / 大陥胸湯）……112
第137条（大陥胸湯）…………………112
第138条（小陥胸湯）…………………113
第139条 ………………………………114
第140条 ………………………………115
第141条（文蛤散 / 五苓散 / 白散）
　　　　…………………………………115
第142条 ………………………………117
第143条 ………………………………118
第144条（小柴胡湯）…………………118
第145条 ………………………………119

第146条（柴胡桂枝湯）………………119
第147条（柴胡桂枝乾姜湯）…………120
第148条（小柴胡湯）…………………122
第149条（大陥胸湯 / 半夏瀉心湯）
　　　　…………………………………123
第150条 ………………………………125
第151条 ………………………………125
第152条（十棗湯）……………………125
第153条 ………………………………127
第154条（大黄黄連瀉心湯）…………127
第155条（附子瀉心湯）………………128
第156条（五苓散）……………………129
第157条（生姜瀉心湯）………………129
第158条（甘草瀉心湯）………………130
第159条（赤石脂禹余糧湯）…………132
第160条 ………………………………133
第161条（旋復代赭湯）………………133
第162条（麻黄杏子甘草石膏湯）…134
第163条（桂枝人参湯）………………135

第164条（桂枝湯 / 大黄黄連瀉心湯）
　……………………………………136
第165条（大柴胡湯）………………136
第166条（瓜蔕散）…………………137
第167条　………………………………138
第168条（白虎加人参湯）…………138
第169条（白虎加人参湯）…………139
第170条（白虎加人参湯）…………140
第171条　………………………………140

第172条（黄芩湯 / 黄芩加半夏生姜湯）……………………………………140
第173条（黄連湯）…………………142
第174条（桂枝附子湯 / 去桂加白朮湯）…………………………………143
第175条（甘草附子湯）……………145
第176条（白虎湯）…………………146
第177条（炙甘草湯）………………147
第178条　………………………………148

第4章　陽明病の脈証ならびに治を弁ずる（第179～262条）……151

第179条　………………………………151
第180条　………………………………151
第181条　………………………………152
第182条　………………………………152
第183条　………………………………153
第184条　………………………………153
第185条　………………………………153
第186条　………………………………154
第187条　………………………………154
第188条　………………………………155
第189条　………………………………155
第190条　………………………………155
第191条　………………………………156
第192条　………………………………156
第193条　………………………………157
第194条　………………………………157
第195条　………………………………157
第196条　………………………………158
第197条　………………………………158
第198条　………………………………159

第199条　………………………………159
第200条　………………………………159
第201条　………………………………160
第202条　………………………………160
第203条　………………………………160
第204条　………………………………161
第205条　………………………………161
第206条　………………………………162
第207条（調胃承気湯）……………162
第208条（大承気湯 / 小承気湯）…163
第209条（大承気湯 / 小承気湯）…165
第210条　………………………………166
第211条　………………………………167
第212条（大承気湯）………………167
第213条（小承気湯）………………168
第214条（小承気湯）………………168
第215条（大承気湯）………………169
第216条　………………………………169
第217条（大承気湯）………………170
第218条　………………………………170

目次

第219条（白虎湯）…………………170
第220条（大承気湯）………………171
第221条（梔子豉湯）………………171
第222条（白虎加人参湯）…………172
第223条（猪苓湯）…………………173
第224条（猪苓湯）…………………174
第225条（四逆湯）…………………174
第226条 ………………………………175
第227条 ………………………………175
第228条（梔子豉湯）………………176
第229条（小柴胡湯）………………176
第230条（小柴胡湯）………………177
第231条（小柴胡湯）………………177
第232条（麻黄湯）…………………178
第233条（蜜煎導）…………………178
第234条（桂枝湯）…………………179
第235条（麻黄湯）…………………180
第236条（茵蔯蒿湯）………………180
第237条（抵当湯）…………………181
第238条（大承気湯）………………182
第239条 ………………………………182
第240条（大承気湯／桂枝湯）……182
第241条（大承気湯）………………183
第242条（大承気湯）………………183
第243条（呉茱萸湯）………………184
第244条（五苓散）…………………185
第245条 ………………………………186
第246条 ………………………………186
第247条（麻子仁丸）………………187
第248条（調胃承気湯）……………188
第249条（調胃承気湯）……………188
第250条（小承気湯）………………188
第251条（小承気湯／大承気湯）…189
第252条（大承気湯）………………189
第253条（大承気湯）………………190
第254条（大承気湯）………………190
第255条（大承気湯）………………190
第256条（大承気湯）………………190
第257条（抵当湯）…………………191
第258条 ………………………………191
第259条 ………………………………192
第260条（茵蔯蒿湯）………………192
第261条（梔子柏皮湯）……………192
第262条（麻黄連軺赤小豆湯）……193

第5章　少陽病の脈証ならびに治を弁ずる（第263〜272条）……195

第263条 ………………………………195
第264条 ………………………………195
第265条 ………………………………196
第266条（小柴胡湯）………………196
第267条 ………………………………197
第268条 ………………………………197
第269条 ………………………………197
第270条 ………………………………198
第271条 ………………………………198
第272条 ………………………………198

第6章　太陰病の脈証ならびに治を弁ずる（第273〜280条）……199

第273条 ……199
第274条 ……199
第275条 ……200
第276条（桂枝湯）……200
第277条（四逆湯）……200
第278条 ……201
第279条（桂枝加芍薬湯/桂枝加大黄湯）……201
第280条 ……203

第7章　少陰病の脈証ならびに治を弁ずる（第281〜325条）……205

第281条 ……205
第282条 ……205
第283条 ……206
第284条 ……206
第285条 ……206
第286条 ……207
第287条 ……207
第288条 ……207
第289条 ……208
第290条 ……208
第291条 ……208
第292条 ……209
第293条 ……209
第294条 ……209
第295条 ……210
第296条 ……210
第297条 ……210
第298条 ……211
第299条 ……211
第300条 ……211
第301条（麻黄細辛附子湯）……212
第302条（麻黄附子甘草湯）……213
第303条（黄連阿膠湯）……214
第304条（附子湯）……215
第305条（附子湯）……217
第306条（桃花湯）……217
第307条（桃花湯）……218
第308条 ……218
第309条（呉茱萸湯）……219
第310条（猪膚湯）……219
第311条（甘草湯/桔梗湯）……220
第312条（苦酒湯）……221
第313条（半夏散及湯）……222
第314条（白通湯）……223
第315条（白通湯/白通加猪胆汁湯）……224
第316条（真武湯）……225
第317条（通脈四逆湯）……225
第318条（四逆散）……226
第319条（猪苓湯）……228
第320条（大承気湯）……229
第321条（大承気湯）……229
第322条（大承気湯）……229
第323条（四逆湯）……230
第324条（四逆湯）……231
第325条 ……231

目　次

第8章　厥陰病の脈証ならびに治を弁ずる（第326〜381条）……233

第326条 ……………………233	第354条（四逆湯）………247
第327条 ……………………234	第355条（瓜蔕散）………247
第328条 ……………………234	第356条（茯苓甘草湯）…247
第329条 ……………………234	第357条（麻黄升麻湯）…248
第330条 ……………………234	第358条 ……………………249
第331条 ……………………235	第359条（乾姜黄芩黄連人参湯）…249
第332条 ……………………235	第360条 ……………………250
第333条 ……………………236	第361条 ……………………250
第334条 ……………………237	第362条 ……………………251
第335条 ……………………237	第363条 ……………………251
第336条 ……………………238	第364条 ……………………251
第337条 ……………………238	第365条 ……………………252
第338条（烏梅丸）………238	第366条 ……………………252
第339条 ……………………240	第367条 ……………………252
第340条 ……………………240	第368条 ……………………253
第341条 ……………………241	第369条 ……………………253
第342条 ……………………241	第370条（通脈四逆湯）…253
第343条 ……………………241	第371条（白頭翁湯）……254
第344条 ……………………242	第372条（四逆湯/桂枝湯）…255
第345条 ……………………242	第373条（白頭翁湯）……255
第346条 ……………………242	第374条（小承気湯）……256
第347条 ……………………242	第375条（梔子豉湯）……256
第348条 ……………………243	第376条 ……………………256
第349条 ……………………243	第377条（四逆湯）………257
第350条（白虎湯）………243	第378条（呉茱萸湯）……257
第351条（当帰四逆湯）…244	第379条（小柴胡湯）……257
第352条（当帰四逆加呉茱黄生姜湯）…245	第380条 ……………………258
第353条（四逆湯）………246	第381条 ……………………258

一般索引 ……………………………………………………………259
処方索引 ……………………………………………………………264

参考文献

森　立之　傷寒論攷注，中国，学苑出版社，2003
張　仲景　翻刻宋版傷寒論，自然と科学社，1991
日本漢方協会学術部編　傷寒雑病論，東洋学術出版社，1986
王　叔和　脈経，中華民国，五洲出版社，2004
呉　謙　医宗金鑑，中国，人民衛生出版社，1988
大塚敬節　傷寒論解説，創元社，1988
大塚敬節　漢方医学，創元社，1985
大塚敬節　漢方診療三十年，創元社，1985
大塚敬節　症候による漢方治療の実際，南山堂，1988
大塚敬節，矢数道明，清水藤太郎　漢方診療医典，南山堂，1986
大塚敬節　漢方の珠玉，自然と科学社，2000
山田光胤　漢方処方応用の実際，南山堂，1990
山田光胤　漢方の診察と治療　基礎編，谷口書店，1995
中医研究院編　傷寒論，中国漢方，1989
奥田謙三　傷寒論講義，医道の日本社，1990
藤平　健　漢方臨床ノート論考篇，創元社，1986
藤平　健　漢方臨床ノート治験篇，創元社，1986
藤平　健　傷寒論演習，緑書房，1997
荒木性次　新古方薬嚢，方術信和会，1989
矢数道明　臨床応用漢方処方解説，創元社，1975
木村博昭　傷寒論講義，春陽堂，1991
長谷川弥人校注　浅田宗伯選集，谷口書店，1988
長谷川弥人校注　続浅田宗伯選集，谷口書店，1992
浅田宗伯　方函口訣，燎原，1983
浅田宗伯　橘窓書影，燎原，1976
李　中梓　診家正眼，中国，江蘇科学技術出版社，1984
李　心機　傷寒論通釈，中国，人民衛生出版社，2003
六角重任　古方便覧，浪萃書肆，1850
許　慎　説文解字，中国，中華書局，2003
加藤謙齊　医療手引草，オリエント出版社，1989
塩田陳庵　橘黄録，オリエント出版社，1997
近世漢方医学書集成，名著出版，1984
近世漢方治験選集，全13巻，名著出版，1984
和刻漢籍医書集成，エンタープライズ，1992
日本漢方腹診叢書，オリエント出版社，1994
続日本漢方腹診叢書，オリエント出版社，1987
和漢医林新誌，杏雨社，オリエント出版社，1989
継興医報，継興医報社，同朋舎，1979
温知医談，温知社，同朋舎，1979
日本漢方医学会　漢方と漢薬，春陽堂，1978
東亜医学協会　漢方の臨床，11巻，7号，1964
創医会学術部編　漢方用語大辞典，燎原，1991
西山英雄　漢方医語辞典，創元社，1976
森　由雄　症例から学ぶ傷寒論講義，谷口書店，2004
森　由雄　漢方処方のしくみと服薬指導，南山堂，2006

重要用語解説
(日本漢方の立場での解説)

胃気不和：胃の機能が低下し便秘やうわ言などを言い，調胃承気湯の適応証である．

胃中不和：胃の働きが低下して，上腹部がつかえて硬くなり下痢をして，生姜瀉心湯の適応証である．

陰陽：陽証陰証について，陽証，陰証という場合は，病気の状態（病態）を示す．陽証の患者は，活動的で，発揚性，熱性で外部に現れる傾向がある．顔は赤く，脈は浮である．陰証の患者は，静的で，沈降性，寒性で外部に現れる傾向があまりない．陽病陰病について，陽病，陰病という時は，病気の時期（病期）を示す．陽病は体の反応力が十分ある時期，陰病は反応力の低下した時期を示す．

壊病：誤った治療によって病状が大きく変化した状態．

往来寒熱：悪寒のある時には熱はなく，悪寒が止むと熱が出ること．

悪寒：風に当たらなくても寒けを感じることを言う．悪寒は，身体の中から寒さを感じる．

瘀血：瘀血とは，血液の循環障害と類似した病態と考えられる．全身を正常にめぐるべき血液が局所にうっ滞して病的な状態になるという概念である．瘀血の症状としては，口渇，下腹部痛，肌荒れ，皮膚のしみ，月経異常などがある．現代医学的には，血管の閉塞性病変である脳梗塞や心筋梗塞は瘀血の一種と考えられ，また，打撲，外傷，皮下出血，腫瘍，高脂血症，子宮内膜症，子宮筋腫などの疾患が瘀血に関係があると考えられている．

悪風：風に当たって寒けを感じる時を言う．悪風は，外の気温や風などのために，いつもより寒さが身にしみること．

火逆：灸などの温熱刺激の治療手段を誤って用いて発生した病状を言う．

滑脈：玉が指の下をころがる感じの脈である．

緩脈：緩脈は，一呼吸に４つの拍動で，脈の往来は等しい脈である．

気：気とは，形がなくて働きのあるものである．気とは生きるパワーと簡単に考えてもよい．「よし，今日は，やってやるぞ」というような活力と言い換えてもよい．

気の上衝：気の上衝とは，気のめぐりが障害されて，気が上に衝き上がって，のぼせ，ほてりの症状が起きてくることを言う．桂枝の配剤された桂枝加桂湯や苓桂甘棗湯が用いられる．

気虚：気虚はこの「生きる活力が少なくなる状態」のことで，元気のない状態である．例えば，疲れやすい，言葉に力がない，脈にも力がない状態は気虚という病態として理解される．気虚の時には，朝鮮人参を主薬とする気を補う漢方薬が治療に用いられる．

気滞：気滞とは気のめぐりが悪くなった状態である．気が咽のあたりに停滞して，咽がつまっている感じがすることがある．また，あぶった肉片が咽につかえている感じとも表現される．

瘧：マラリアのこと．
驚癇：小児の熱性けいれんのこと．
胸脇苦満：季肋部に充満感があってつまった様で苦しく按圧すると圧痛や抵抗を認める．
胸満：胸が張って苦しくなること．
虚実：実証とは体力が充実した状態を言い，虚証はその反対で体力が落ち込んで弱い状態を言う．なぜ，虚実が大切なのかと言うと，治療に直接に関係するからである．虚証は補剤（体を補う薬）を用い，実証は瀉剤（病気を攻撃する薬）を用いるというのが漢方の治療原則である．虚証の患者に誤って，実証に与えるべき瀉剤を与えると，患者はたいへん苦しむ．実証の患者に補剤を与えると全く効果がない．
緊脈：緊脈は，有力で，左右に指を弾く，絞った綱のようである脈．
経絡：経絡は手や足，体幹と臓腑を連絡する筋道のこと．経絡には，気と血が運行していると考えられている．経絡は手に，太陽経，少陽経，陽明経，太陰経，少陰経，厥陰経という名前の付いた6本，足に太陽経，少陽経，陽明経，太陰経，少陰経，厥陰経の名前の付いた6本の合計12本の経絡があり，たとえば足の太陽膀胱経などと表現する．鍼灸の治療では，経絡の上のある穴（つぼ）に鍼や灸をして，臓腑や経絡を治療する．
解肌：肌表の邪気を解散すること．
血：血とは西洋医学的でいう血液とほぼ同じと考えてよい．血の病態には瘀血と血虚がある．
血虚：血虚とは，出血や血の生成障害により血が足りなくなった病態であり，めまいや顔面蒼白などの症状がある．
厥陰病：陰証で最も重篤な状態であり，重篤な冷え，下痢，嘔吐，発汗，口渇，多尿，気が心を突きあげる，胸の中が熱く疼くなどの症状がある病気である．
洪大脈：極めて大きく，洪水の様であり，来る時は盛んであり，去る時は衰えた脈である．
合病：太陽病と陽明病などの2つの病位がともに邪を受け，相い合わさって病む者をいう．病の本体は一カ所であるが，同時に病気の勢いが2，3カ所に現す者をいう．
傷寒：太陽病で，悪寒，体痛，吐き気があり，脈診で緊であるもの．
少陰病：ただ寝ていたいという症状があり，冷えて下痢する病気である．
少陽病：口が苦くなったり，咽が乾いたり，めまいがする病気である．
津液：血液以外の体液のこと．
真寒仮熱：体表に熱があっても体内には寒がある時を言う．
真熱仮寒：体表に寒があっても体内には熱がある時を言う．
心下支結：心窩部に物がつかえてすっきりしないこと．
心下痞鞕：心窩部がつかえて抵抗感のあるもの．
心下満微痛：上腹部が張って少し痛むこと．
心中懊憹：胸の中が悶え苦しむこと．

^{しんぱん}
心煩：胸がいらいらして苦しくなること．
^{すいどく}
水毒：水毒は，病的な体液（血液以外の）の偏在によるものである．具体的な病態としては，浮腫，うっ血性心不全，胃下垂，腎炎，胸膜炎などがある．
^{せんご}
譫語：うわ言のこと．
^{たいいんびょう}
太陰病：腹満，嘔吐，下痢，時々腹痛などの症状がある病気である．
^{たいようびょう}
太陽病：太陽病とは，脈が浮で頭や後頸部が強ばって痛みを伴い，悪寒がする病気である．かぜなどの急性熱病の初期によく見られる病状のこと．
^{だっかん}
脱汗：大量に発汗して汗が止まらなくなった状態をいう．
^{ちゅうふう}
中風：太陽病の虚証（体力が弱い人）で，発熱，発汗，悪風，脈緩の症状を有する者のこと．
^{ちょうねつ}
潮熱：発熱が潮水のように一定の時刻に体温が上昇するもの．
^{ちんみゃく}
沈脈：軽く圧迫して触れにくく，強く圧迫すると脈がよく触れる脈のこと．
^{にっぽしょ}
日晡所：午後4時頃，日暮れ．
^{はんそう}
煩躁：胸苦しく手足をばたばたして悶えること．躁煩も同じ．
^{びょういのでんぺん}
病位の伝変：太陽病から少陽病，太陽病から陽明病，太陽病から少陰病などの病気の移り変わり，伝変を言う．
^{ふみゃく}
浮脈：軽く橈骨動脈に触れてよく脈が触れることができ，術者の指に強く力をいれて，橈骨動脈を圧迫して橈骨にまで到達する位置で，脈が触れにくい脈のことを言う．「浮脈は，浮は皮毛にあり，水に漂う木のごとし，軽く触れると強く感じ，力を入れて按じると，触れにくい」（李中梓『診家正眼』）
^{へいびょう}
併病：もともと太陽病に罹っていて，治らずにまだ症状が残っているのに，陽明の症状が生じた場合を併病という．
^{ほんとんびょう}
奔豚病：下腹から喉に向かって何かがつきあがってくる状態で，神経症，発作性頻拍症などがこれに相当する．
^{ようめいびょう}
陽明病：便秘，腹痛，腹満，口渇，大汗，腹力は充実し腹部膨満する病気である．

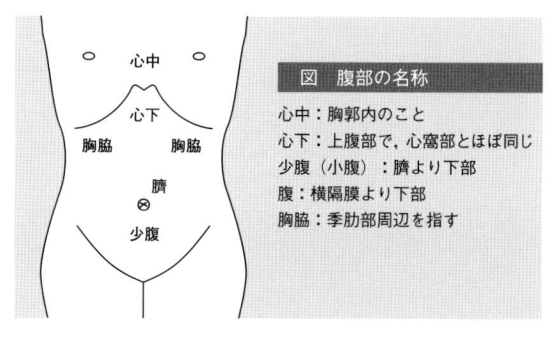

図　腹部の名称
心中：胸郭内のこと
心下：上腹部で，心窩部とほぼ同じ
少腹（小腹）：臍より下部
腹：横隔膜より下部
胸脇：季肋部周辺を指す

総説　傷寒論についての簡単な解説

　『傷寒論』は，後漢の時代（西暦25〜220年）の張仲景によって，著された書物と考えられています．『傷寒論』の序文には「私（張仲景）の一族は，もともと200人余りいたが，建安紀年（西暦196年）以来，10年経たないうちに，3分の2の人が死亡し，その7割は傷寒病（腸チフス様の急性熱性病）が原因である」とあり，西暦206年（196＋10）以降に『傷寒論』が書かれたことを示しています．張仲景は長沙（中国河南省南陽市）の太守（地方長官）でしたが，傷寒病のために多くの死亡者が出たことを悼み，多くの書物や薬方を集め『傷寒論』を著したと序文にあります．つまり，『傷寒論』は，腸チフスに似た急性熱性病の診断と治療について詳細に書かれた書物です．この時代（西暦105年頃）には，蔡倫が製紙法を発明しています．

　『傷寒論』は，西晋の時代（265〜316年）の王叔和によって再編集されました．宋（960〜1279年）の時代に印刷技術の発達に伴い，医学書の出版が盛んになり，林億によって『傷寒論』が印刷出版されました．宋代の『傷寒論』出版以前は，手書きによる写本によって伝えられてきましたので，多くの伝写の誤りが存在したと考えられます．そして，明（1368〜1644年）の趙開美の出版したものが，善本として現在に伝わっています．

　『傷寒論』の内容は，序文，全10巻，22篇から成ります．第2巻から第6巻までが主要な部分であり，太陽病上，太陽病中，太陽病下，陽明病，少陽病，太陰病，少陰病，厥陰病が記載されています．通常の『傷寒論』の解説書では，太陽病から厥陰病までが解説され，本書でも太陽病から厥陰病までについて解説し，太陽病上篇の冒頭から第1条として，条文に便宜上の番号を与えています．この太陽病，陽明病，少陽病，太陰病，少陰病，厥陰病という言葉は，腸チフスに似た急性熱性病（傷寒病）の病

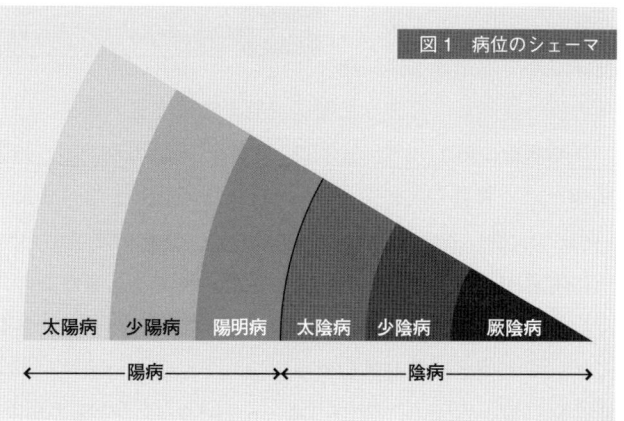

図1　病位のシェーマ

気の進行に伴って現れる病期（病位，病気の段階）を示しています．

『傷寒論』では，傷寒という病気を，太陽病，陽明病，少陽病，太陰病，少陰病，厥陰病の6つの病位に分け，それぞれの病位の症状と治療法を述べ，治療を施した場合の変化とその対処法について詳細に説明がなされています．

■表1　6病位の比較

	病位	治療法	代表的脈	代表的薬方
太陽病	表	発汗	浮	桂枝湯
陽明病	裏	瀉下	沈	大承気湯
少陽病	半表半裏	和解	弦	小柴胡湯
太陰病	裏	温補	沈細	小建中湯
少陰病	裏	温補	沈細	真武湯
厥陰病	裏	温補	沈細	烏梅丸

はじめの太陽病，陽明病，少陽病は，陽の病期であり，太陰病，少陰病，厥陰病は陰の病期です．陽の病期では，外からの邪気が体内に侵入し，生体の抵抗力（免疫力）と盛んに戦って，活発な発熱の反応を引き起こしています．太陰病，少陰病，厥陰病などの陰の病期では，生体の抵抗力（免疫力）が低下し，身体が弱ってきて（虚証）下痢や腹痛，冷えなどの症状が出現します．

6つの「病位」は，具体的にどのようなことを指すのかは，太陽病篇，陽明病篇，少陽病篇，太陰病篇，少陰病篇，厥陰病篇の冒頭に定義されています．

『傷寒論』の太陽病上篇の冒頭の第1条（p.5）には「太陽の病たる，脈浮，頭項強痛して悪寒す」とあり，太陽病とは，脈が浮（軽く橈骨動脈に触れてよく触れ，強く圧迫すると脈が触れにくい）で頭や後頸部が強ばって痛みを伴い，悪寒がする病気であると述べています．太陽病は，病気を引き起こす邪が身体の表面（表）にあり，発汗させて邪を汗と伴に身体の外へ排除してしまう治療法（発汗法）を行います．

■表2　6病位の病状

太陽病	脈が浮で頭や後頸部が強ばって痛みを伴い，悪寒
陽明病	胃家実（便秘）
少陽病	口苦，咽乾，目眩（めまい）
太陰病	腹が張って嘔吐し，食べ物が咽を通過せず下痢，腹痛
少陰病	脈微細，ただ寝ていたい
厥陰病	口渇，胸中が熱い，飢えているのに食べたくない，回虫を吐く

陽明病篇の第180条（p.151）には「陽明の病たる，胃家実，是れなり」とあり，陽明病とは，胃腸が実証である（便秘），とあります．また，第181条（p.152）には「更衣（大便）せず，内実，大便難の者，此れを陽明と名づく」とあり，便秘して，体内に実邪があり，大便が出にくい者は，陽明と名づけるのである，とあります．陽明病は，病気の原因である邪が身体の内部（裏）にあり，発熱や便秘があるので下剤を用いて，邪を大便と伴に身体の外へ排除してしまう治療法（瀉下法）を行います．

少陽病篇の冒頭の，第263条（p.195）に「少陽の病たる，口苦，咽乾，目眩なり」

とあり，少陽病というのは，口が苦くなったり，咽が乾いたり，めまいがする病気であるとあります．少陽病は，病気の原因である邪が身体の表面（表）と身体の内部（裏）の間（半表半裏）にあり，柴胡剤（小柴胡湯など）によって半表半裏にある邪を取り除く治療法（和法，和解法）を行います．

太陰病篇の冒頭の，第273条（p.199）に「太陰の病たる，腹満して吐し食下らず，自利益々甚し．時に腹自ら痛む．若し之を下せば，必ず胸下結鞕す」とあり，太陰病は，腹が張って嘔吐し，食べ物が咽を通過せず，下痢がひどくて，時々腹痛があり，下剤で下せば，必ず胸の下（心窩部）が硬くなる，とあります．太陰病は，身体の内部（裏）の胃腸が弱って（虚）冷えて（寒）嘔吐，下痢，腹満の症状が起こるので，小建中湯などで胃腸（裏）を温め補う治療（温補法）を行います．

少陰病篇の冒頭の第281条（p.205）に「少陰の病たる，脈微細，但だ寝んと欲す」とあり，少陰病は，脈が微細（糸を張った様に細く軟らかくまっすぐに触れ圧迫すると消えてしまう脈）で，ただ寝ていたいとあります．少陰病も，身体の内部（裏）の胃腸が弱って（虚）冷えて（寒）下痢の症状が起こるので，真武湯などで胃腸（裏）を温め補う治療（温補法）を行います．

厥陰病篇の冒頭の第326条（p.233）に「厥陰の病たる，消渇，気上りて心を撞き，心中疼熱，飢えて食を欲せず，食すれば則ち蚘を吐し，之を下せば利止まず」とあり，厥陰病は，口渇がひどく，気が上って心を突きあげて，胸の中が熱く耐えられない，飢えているのに食べたくない，食べると直ぐに回虫を吐き，下剤を与えれば下痢が止まらないとあります．

厥陰病は，陰証の極致で，最も寒が強く重篤な状態です．厥陰病の治療も身体の内部（裏）が弱って（虚）冷えて（寒）いるので，烏梅丸や当帰四逆加呉茱萸生姜湯などで身体の内部（裏）を温め補う治療（温補法）を行います．

以上が『傷寒論』の概略です．

日本における漢方医学の発展は江戸時代においてピークをむかえました．当時の多くの先達の経験の蓄積により，『傷寒論』の処方は，腸チフスに似た急性熱性病（傷寒病）だけでなく，今日一般の内科疾患（雑病，難病）に広く応用されるに至っています．例えば，慢性肝炎に小柴胡湯，アレルギー性鼻炎や気管支喘息に小青竜湯，慢性腎臓病に五苓散などが広く用いられています．これら以外にも，まだまだ，西洋医学で解決できない多くの難病に対して，漢方薬が応用できる可能性があり，『傷寒論』には多くの解決の糸口が示されています．

第1章 太陽病の脈証ならびに治を弁ずる〈上〉

第1条

太陽の病たる，脈浮，頭項強痛して悪寒す．

解説 太陽病とは，脈が浮で頭や後頸部が強ばって痛みを伴い，悪寒がする病気であると述べています．

この条文は太陽病とは何か，という定義を述べたものです．これは，かぜなどの急性熱病の初期によく見られる病状です．「浮脈」とは，軽く橈骨動脈に触れてよく脈が触れることができ，術者の指に強く力をいれて，橈骨動脈を圧迫して橈骨にまで到達する位置で，脈が触れにくい脈のことを言います．明の時代の『診家正眼』（李中梓）には，「浮脈は，浮は皮毛にあり，水に漂う木のごとし，軽く触れると強く感じ，力を入れて按じると，触れにくい」とあります（図2～5）．

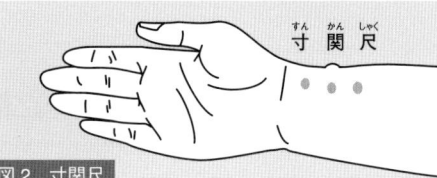

図2 寸関尺
橈骨茎状突起の内側における橈骨動脈の拍動部位が「関」で，1横指末梢部が「寸」，「関」の1横指中枢側が「尺」です．

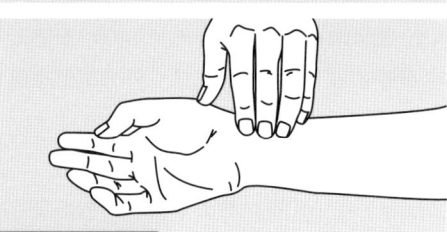

図3 脈診の方法
橈骨茎状突起の内側における橈骨動脈の拍動部位に術者の中指を触れ，この部位を「関」とし，より末梢部に指示を置き，この部位を「寸」とし，中指の近位部に薬指を最後に置きます．この部位を「尺」とします．

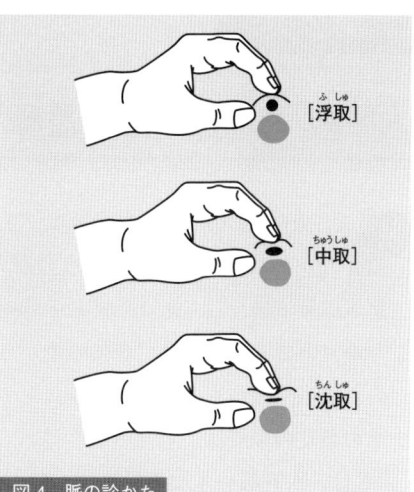

図4 脈の診かた
軽く橈骨動脈に触れることを「浮取」（または「軽按」，「挙」），術者の指に強く力を入れて，術者の指が橈骨動脈を強く押さえて橈骨にまで到達することを「沈取」（または「重按」，「按」）と言います．中位の力で橈骨動脈を按じることを「中取」と言います．

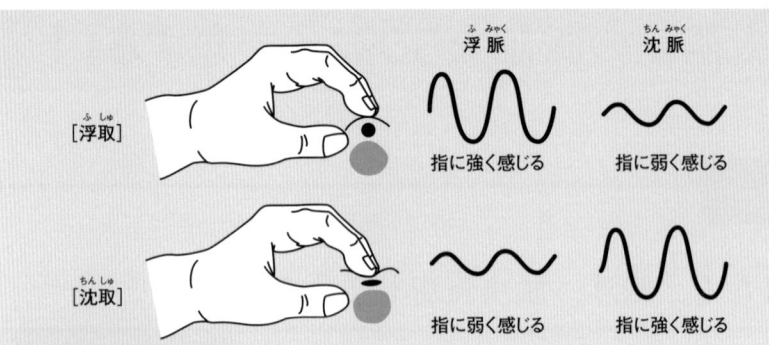

図5 浮脈と沈脈について

浮脈というのは、「浮取」でよく脈が触れることができ、「沈取」では脈が触れにくい脈を言います。ちなみに、陰病で出てくる沈脈は「浮取」で脈が触れにくく、「沈取」では脈がよく触れる脈を言います。

■表3 太陽病の要点

自覚症状	頭痛，頸肩の凝り，悪寒
他覚症状	浮脈（軽く橈骨動脈に触れてよく触れ，強く圧迫すると脈が触れにくい）
代表的薬方	桂枝湯，葛根湯，麻黄湯，大青竜湯

第2条

太陽病，発熱，汗出で，悪風，脈緩の者は，名づけて中風となす．

解説 　太陽病の虚証（体力が弱い人）で，発熱，発汗，悪風，脈緩の症状を有する者は，中風と名づけるというのが大意です．

　悪風は風に当たって寒けを感じる時を言い，悪寒は風に当たらなくても寒けを感じることを言います．悪寒は，身体の中から寒さを感じることで，悪風は，外の気温や風などのために，いつもより寒さが身にしみることです．

　この条文の中風は，急性熱病を言い，脳血管障害とは異なります．『診家正眼』には，「緩脈は，一呼吸に4つの拍動で，脈の往来は等しくて，風にそよぐ初春の柳のようである」とあります．

■表4 悪風と悪寒の違い

悪風	風に当たって寒けを感じる	悪寒	風に当たらなくても寒けを感じる

第3条

太陽病，或いは已に発熱し，或いは未だ発熱せず，必ず悪寒，体痛，嘔逆し，脈が陰陽倶に緊の者は，名づけて傷寒となす．

解説 太陽病で，悪寒，体痛，吐き気があり，脈診で寸脈（陽脈）と尺脈（陰脈）が緊（図6）であるものは，傷寒と名付ける，という内容です．

　この条文は傷寒について，述べています．「陰陽倶に緊」には，2つの意見があり，1つは，この「陰陽」を浮沈と考える説（清・柯琴『傷寒来蘇集』），つまり，陽脈を浮の位置の脈（軽く触れる），陰脈を沈の位置の脈（強く力をいれて圧迫）とする考えです．しかし，これは矛盾があります．太陽病は，浮脈であるのが大前提です．浮脈である太陽病の中で，軽く橈骨動脈に触れても，指に強く力をいれて橈骨動脈を按圧しても，緊であるということは，意味が通じません．もう1つは，「陰陽」を寸尺と考える説（森立之『傷寒論攷注』）です．森立之の説が無理がなく正しいと思われます．

　中風は太陽病の虚証で，傷寒は太陽病の実証（体力が充実している人）です．中風は，自汗がありますが，傷寒は無汗です．緊脈は，『漢方診療医典』には，「弦に似ていて，弦によりのかかった感じの脈」とあり，『診家正眼』には「緊脈は，有力で，左右に指を弾く，絞った綱の如し，切縄の状の如し」とあります．

■表5　太陽病の分類

太陽病（脈浮，頭項強痛，悪寒）の分類

太陽病虚証
■中風（発汗あり）
　発熱，悪風，頭項強痛，脈浮緩

太陽病実証
■傷寒（発汗なし）
　発熱，悪寒，体痛嘔逆，脈浮緊

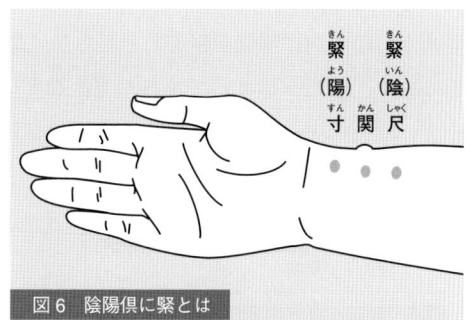

図6　陰陽倶に緊とは

脈診で寸脈（陽脈）と尺脈（陰脈）が緊（有力で，絞った綱の様である）であることです．

第4条

傷寒，一日太陽之を受く．脈，若し静かなるものは伝えずとなす．すこぶる吐せんとし，若しくは躁煩し，脈数急の者は伝うとなす．

解説 傷寒にかかって，1日目に，太陽の位置に邪が侵入し太陽病となったが，脈が静かな場合は，邪が他の病位に伝わらない．吐き気が起きたり，胸苦しく手足をばたばたして悶え（躁煩），脈が数で急な者は邪が他の病位に伝わったのである，というのが大意です．これは，いわゆる病位の伝変について述べたものです．

第5条

傷寒，二三日，陽明少陽の証，見れざる者は伝えずとなす．

解説 傷寒にかかって，2，3日しても，陽明病や少陽病の証が現れない者は，邪が太陽病から，他の病位（陽明病や少陽病など）に伝わっていないのである，という条文です．この条文は太陽病からどの病位に伝わるかという病位の伝変について言及しています．

実際の臨床においては，太陽病から少陽病へ病位が移ることが大部分です．一部は太陽病から陽明病に病位が移ることもあり，葛根湯証から白虎加人参湯証を呈する場合があります．また，冷え症で虚証の老人などは，「直中」と言って，邪は太陽病位を経ないで，直接に少陰病位に病気を引き起こすことがあります（図7）．

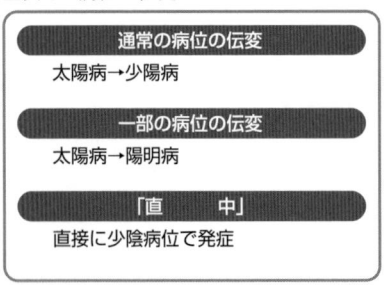

■表6　病位の伝変

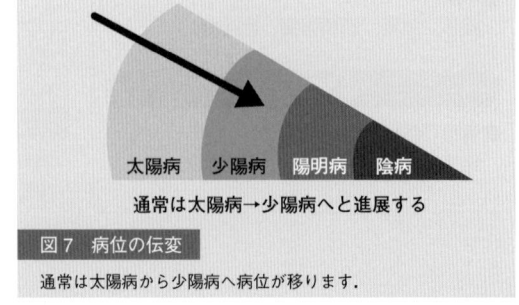

図7　病位の伝変

通常は太陽病から少陽病へ病位が移ります．

第6条

太陽病,発熱して渇し,悪寒せざる者,温病となす.若し汗を発し已り,身灼熱する者,名づけて風温という.風温の病たる,脈陰陽俱に浮,自汗出で,身重く,眠睡多く,鼻息必ず鼾し,語言出で難し.若し下を被る者は,小便利せず,直視失溲す.若し火を被る者は,微しく黄色を発し,劇しきものは則ち驚癇の如く時に瘛瘲す.若し火にて之を熏ずれば,一逆なほ日を引く,再逆は命期を促す.

解説 太陽病で,発熱して口が渇き,悪寒しない者は,温病である.若し,発汗して身体がたいへん熱い時は,風温という.風温病は,脈が陰陽俱に浮(寸脈[陽脈]と尺脈[陰脈]が浮)で,自然に汗が出て,身体が重く,たいへん眠く鼾をかき,話すことが困難である.もし誤って下剤を与えた時は,小便が少なく,両目を直視して小便失禁(失溲)する.もし誤って火熱を用いた治療法を受けると,少し皮膚は黄色になり,劇しい場合は小児の熱性けいれん(驚癇)のように,時に痙攣(瘛瘲)を起こす.もし火で熏ずれば,一度の誤った治療(一逆)は治癒までの日数を引き延ばし,二度の誤治(再逆)は寿命(命期)を短くする,というのが大意です.

一逆とは,下法や火法などの誤った1つの治療法.再逆とは,下法と火法,火法と熏法などの2つの誤った治療法のことです.

■表7 温病の定義

温 病	太陽病,発熱,口渇,悪寒無し

第7条

病，発熱悪寒する者あり，陽に発するなり．熱なく悪寒する者あり，陰に発するなり．陽に発するものは七日に愈ゆ．陰に発するものは六日に愈ゆ．陽数七，陰数六なるを以ての故なり．

解説　病気の症状で，発熱，悪寒がある者は，陽病（太陽病，少陽病，陽明病）から発病するのである．発熱がなくて悪寒する者は，陰病（太陰病，少陰病，厥陰病）から発病するのである．陽病から発病するものは，7日で治癒する．陰病から発病するものは，6日で治癒する．陽の数は7，陰の数は6である理由からである，というのが大意です．

実際の臨床の場では，6とか7とかの数字はこだわる必要はありません．

■表8　陽病と陰病の発病について

発熱，悪寒の者－陽病（太陽病，少陽病，陽明病）から発病
無熱，悪寒の者－陰病（太陰病，少陰病，厥陰病）から発病

第8条

太陽病，頭痛七日以上に至り，自ら愈ゆる者は其の経を行り尽すを以ての故なり．若し再経を作さんと欲する者，足の陽明に鍼し，経をして伝へざらしむるときは則ち愈ゆ．

解説　太陽病で，頭痛が7日以上たって，自然に治るのは，その経絡（太陽経，少陽経，陽明経，太陰経，少陰経，厥陰経の三陽経三陰経）を行り尽くすためである．若し再び経に侵入しようとする者は，足の陽明経に鍼をして，経を伝わらないようにすれば治癒する，という条文です．

鍼灸学では，人体には経絡という手や足，体幹と臓腑を連絡する筋道が存在すると考え，経絡には，気と血が運行していると考えています．経絡は手に，太陽経，少陽経，

陽明経，太陰経，少陰経，厥陰経という名前の付いた6本，足に太陽経，少陽経，陽明経，太陰経，少陰経，厥陰経の名前の付いた6本の合計12本の経絡があり，たとえば足の太陽膀胱経などと表現します。鍼灸の治療では，経絡の上のある穴（つぼ）に鍼や灸をして，臓腑や経絡を治療します．

■表9　手と足の経絡一覧

手の太陽小腸経	足の太陽膀胱経	手の太陰肺経	足の太陰脾経
手の少陽三焦経	足の少陽胆経	手の少陰心経	足の少陰腎経
手の陽明大腸経	足の陽明胃経	手の厥陰心包経	足の厥陰肝経

第9条

太陽病，解せんと欲する時は巳より，未の上に至る．

注　巳は午前9時から午前11時まで，未は午後1時から午後3時までを言います．

解説　太陽病が治る時は午前10時頃か午後2時頃までである，という条文です．

第10条

風家，表解して了了たらざる者は，十二日に愈ゆ．

解説　風邪にかかりやすい病人（風家）が，表症が改善しても爽快でない場合は，12日経つと治癒する，という条文です．

第11条

病人，身大熱し，反って衣を得んと欲する者は，熱皮膚に在り，寒骨髄に在るなり．身大寒し，反って衣を近づくを欲せざる者は，寒皮膚に在り，熱骨髄に在るなり．

解説 体表に熱がある人が，更に衣服を着たいと希望する時は，体内には寒があるのだと述べています．また，体表に寒がある人が，かえって衣服を着たくないと希望する時は，体内には熱があるというのです．

　この条文は重要です．漢方の治療原則を述べています．体内に寒があれば，温める治療（真武湯，四逆湯）を行い，体内に熱があれば，冷やす治療（白虎湯）を行うことです．ここでは体表に熱がある人が，更に衣服を着たいと希望する時は，体内には寒があるのだと述べています．体内に寒があれば四逆湯で温めるのが正しい治療です．また，体表に寒がある人が，かえって衣服を着たくないと希望する時は，体内には熱があるというのです．このような時には白虎湯などで冷やすのが正しい治療法です．体表に熱があっても体内には寒がある時（真寒仮熱）もあるし，熱がある時もあるということを述べています．一方，体表に寒があっても体内には熱がある時（真熱仮寒）もあるし，寒がある時もあるのです．体表の寒熱に惑わされないで，体内には真に何が邪気としてあるのかを見抜くことが大切です．

■表10　真寒仮熱と真熱仮寒

体表に熱，体内に寒 [真寒仮熱]	治療→温める治療（真武湯，四逆湯）
体表に寒，体内に熱 [真熱仮寒]	治療→冷やす治療（白虎湯）

第12条

太陽の中風，陽浮にして陰弱，陽浮の者は熱自ら発し，陰弱の者は汗自ら出ず．嗇嗇として悪寒し，淅淅として悪風し，翕翕として発熱し，鼻鳴，乾嘔の者は，桂枝湯之を主る．

第1章 太陽病の脈証ならびに治を弁ずる〈上〉

桂枝湯方

桂枝三両，皮を去る．芍薬三両．甘草二両，炙る．生姜三両，切る．大棗十二枚，擘く．右五味，三味を㕮咀し，水七升を以て，微火にて煮て三升を取り，滓を去り，寒温に適し，一升を服す．服し已り須臾に，熱稀粥一升余をすすり，以て薬力を助け，温覆すること一時許りならしむ．遍身漐漐として，微しく汗有るに似たる者は益々佳なり．水の流離するが如くならしむるべからず．病必ず除かず．若し一服にて汗出で，病差ゆれば，後服を停む．必ずしも剤を尽さず．若し汗せざれば，更に服すること前法に依る．又汗せざれば，後服は小しく其間を促し，半日許りに，三服を尽さしむ．若し病重き者は，一日一夜服し，周時之を観る．一剤を服し尽して，病証猶在る者は，更に作りて服す．若し汗出でざれば，乃ち服すること二三剤に至る．生冷，粘滑，肉麺，五辛，酒酪，臭悪等の物を禁ず．

注 嗇は，取り込む，収穫物を納屋にしまい込む，物を取り込んだだけで出さないさま，けちの意．嗇嗇は，縮こまった悪寒の状態の意味です．淅は，さらさらと米をとぐ意．淅淅は，水の流れや雨，風，鈴などがかすかにたてる音の形容．翕は，『説文解字』には「翕は，起なり」とあり，「集まる，おさめる，多くのものがいっせいに起こるさま」の意味があり，翕翕は，いっせいに体の中で発熱が起こる様子を形容しています．㕮咀は，薬を刻んで細かくすることです．須臾は，しばらく，少しの間のことです．漐々は，しっとりと汗の出るさまです．周時は，一昼夜，24時間のことです．一時は，現代の2時間．一日は，日の出から日没までの時間で六時，約12時間．半日は，一日の半分で三時，約6時間．一日一夜は，十二時，24時間．『医宗金鑑』には「以半日三時許為度」（半日を以て，三時許り度と為す）度は長さのこと，「一日一夜周十二時為度」（一日一夜周りて十二時，度と為す）という注釈があります．

解説 太陽病の中風で，脈診で寸脈(陽脈)が浮で，尺脈(陰脈)が弱（図8）である．寸脈(陽脈)が浮であるのは，自然に発熱し，尺脈(陰脈)が弱いのは，自然に発汗する．ぞくぞく（嗇嗇）として悪寒や水を注ぎかけられた様に（淅淅）悪風が起こり，いっせいに（翕翕）体の中で発熱し，鼻が鳴り（鼻鳴），からえずき（乾嘔）する者は，桂枝湯の主治である，というのが大意です．

また，薬の作り方，服用の仕方も重要です．桂枝，芍薬，甘草，生姜，大棗の五味細かく刻んで（㕮咀），水7升（約1400 mL）で，微火で煮て3升（約600 mL）を取り，滓を去って，飲みやすい温度で，1升を服用する．

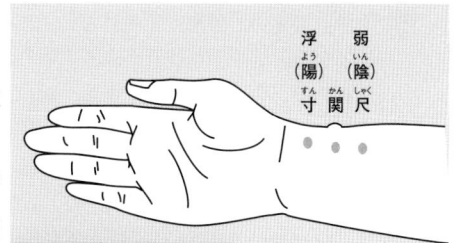

図8 陽浮にして陰弱

寸脈(陽脈)が浮（軽く圧迫してよく触れるが，強く圧迫すると脈が触れにくい）で，尺脈(陰脈)が弱（極めて軟かく沈んで細い脈）であることです．

服用し終わってしばらくして（須臾）熱い粥を1升（約200 mL）位すすって，薬の力を助ける．布団をかぶって温かくして2時間位して，全身からじわーと（漐々）汗をかくのが良い．汗がしたたる様に大量に発汗させるのは良くなくて，反って病気を除くことはできない．もし桂枝湯を一服飲んで発汗して，病気が治れば，もう服用する必要はない．もし発汗しなければ，同様に服用する．発汗しなければ，服用する間隔を短くして服用し，半日（約6時間）で3回飲んでしまう．もし病気が重い者は，1日1晩中，どんどん服用して一昼夜（周時）観察する．1日分（一剤）を飲み尽くして，まだ病気がある場合は，さらにもっと作って服用する．まだ発汗しなければ，2，3日分を作って服用する．生もの，冷たいもの，粘りがあったり，滑りがあったり，肉や穀類，辛い食品，酒や乳製品，臭悪の物は食べるべきではない，という条文です．

第13条

太陽病，頭痛，発熱，汗出で，悪風する者は，桂枝湯之を主る．

解説 太陽病で，頭痛，発熱があり自汗と悪風がある者は，桂枝湯の主治である，という条文です．自汗は重要です．第12条，第13条は桂枝湯の条文ですが，第13条の方が簡明で分かりやすいので，暗記するとよいでしょう．

応用 感冒，妊産婦の感冒，頭痛，神経炎

症例 29歳，女性．主訴は発熱，悪寒．199X年1月24日より，悪寒，38.2度の発熱，咽頭が腫れて痛い．悪寒や咳嗽はない．首が凝る．少し汗ばんでいる．1月24日，当院に初診となる．妊娠の可能性があるということで，漢方薬による治療を希望した．舌は舌質淡紅色で，舌苔は薄白苔である．脈は，浮弱である．桂枝湯証と判断した．桂枝湯エキス7.5gとして与え，桂枝湯エキスを服用し，煮込みうどんと温かいシチューを食べた後，少し横になった．しばらくして，少し発汗し，咽頭痛はやや改善し，気分がいくらか楽になった．1月25日朝起きて，気分が良くなり，体温36.5度となった．夕方には，体温は37度となり，1月26日には，体温36.7度で，ほとんどの症状は改善した．〔森由雄治験〕

名医の論説 〔吉益東洞〕桂枝湯，上衝，頭痛，発熱，汗出，悪風，腹拘攣する者を治す．（『方極』）

桂枝湯は漢方の最も基本となる処方です．多くの加減方があります．桂枝湯に黄耆を加えた桂枝加黄耆湯（金匱要略）という処方を紹介します．アトピー性皮膚炎という疾患がありますが，この病気は陽証で虚証が多いことから，陽証で虚証の桂枝加黄耆湯という処方が，アトピー性皮膚炎に有用であることを山田光胤が報告しました．実際には，桂枝加黄耆湯に荊芥2g，樸樕3gを加味します．筆者は，桂枝加黄耆湯に対してもいろいろな漢方薬を加減して，さまざまなアトピー性皮膚炎の治療に応用して，多くのアトピー性皮膚炎の患者を治療した経験があります．

桂枝湯の要点

自覚症状	頭痛，発熱，発汗，悪風
他覚症状	浮脈（軽く圧迫してよく触れるが，強く圧迫すると脈が触れにくい）

参考文献
山田光胤：陰陽虚実に基づく皮膚疾患の治療．漢方の臨床，42巻，2号，10頁，1995
大塚敬節：桂枝湯．漢方医学，128頁，創元社，2003

第14条

太陽病，項背強ばること几几，反って汗出で，悪風する者は，桂枝加葛根湯之を主る．

桂枝加葛根湯方

葛根四両，麻黄三両，節を去る．芍薬二両，生姜三両，切る．甘草二両，炙る．大棗十二枚，擘く．桂枝二両，皮を去る．
右七味，水一斗を以て，先ず麻黄，葛根を煮て，二升に減じ，上沫を去り，諸薬を内れ，煮て三升を取り，滓を去り，一升を温服す．覆いて微似汗を取り，粥を啜るを須いず．余は桂枝の法の如く，将息及び禁忌す．

解説 太陽病で，短い羽の鳥が飛ぶ様な形をして（几几）項や背中が強ばり，汗が出て，寒けがある者は，桂枝加葛根湯の主治である，という内容です．
　この条文は桂枝湯の適応症で，首や項や背中が強ばる者の治療について述べています．簡単に言えば，桂枝加葛根湯は葛根湯の虚証です．服薬の仕方も大切です．少し発汗（微似汗）させるのがよく，だらだら流れる程に発汗させてはいけません．桂枝加葛根湯の場合は，粥を啜らなくてもよいと記載されていますが，その他は桂枝湯の方法に準

じてよいとあります．

　この条文の桂枝加葛根湯の生薬の構成は葛根湯と同じになっています．麻黄が含まれているのは誤りです．実際には，桂枝加葛根湯を用いる時は，麻黄を除いて用います．将息は病状を考慮して薬の分量や服薬の時間などを加減することです．

応用　肩こり，頭痛，斜頸

55歳，女性，感冒．199X年4月27日，かぜをひいた．身体中が痛くて，咳もひどく苦しい．37度台の発熱が続き，汗もかいている．5月2日当院受診した．脈は浮弱，首の凝りがある．桂枝加葛根湯を与えて，2日で治癒した．〔森由雄治験〕

24歳，女性．約7ヵ月前に失業し，その1ヵ月後頃から頭痛が起こるようになった．約3ヵ月前よりひどい肩凝りと頭痛があり，某医院で筋緊張性頭痛と診断され，安定剤を服用したことがある．漢方治療を希望して，199X年7月9日，当院を初診．脈は沈．腹診では腹部は軟弱であり，臍の直上にしこりと圧痛（大塚の臍痛点，図10，p.35参照）がある．葛根湯に類似した証で虚証であることから，桂枝加葛根湯を処方した．8日後，肩凝りや頭痛が8割程消失した．臍の直上の圧痛は不明瞭となるが，しこりはある．14日後，頭痛無くなり良好であり，後の2週間で廃薬とした．〔森由雄治験〕

名医の論説　〔吉益東洞〕桂枝加葛根湯，桂枝湯証にして，項背強急する者を治す．（『方極』）

桂枝加葛根湯の要点（桂枝加葛根湯は葛根湯の虚証）

- **自覚症状**　項背強，頭痛，発熱，発汗，悪風
- **他覚症状**　浮脈（軽く圧迫してよく触れるが，強く圧迫すると脈が触れにくい）

第15条

太陽病，之を下して後，其の気上衝する者は，桂枝湯を与う可し．方，前法を用う．若し上衝せざる者は，之を与えず．

解説　太陽病で本来は行うべき治療ではない下剤を用いたところ，気が上衝（のぼせや激しい頭痛などを指す）した．このような時には桂枝湯を与えなさい，上衝しない者は与えてはいけない，という条文です．太陽病の基本的治療は発汗法です．太陽病と診断したのなら通常は下剤は用いることはありません．

第16条

太陽病、三日已に発汗し、若しくは吐し、若しくは下し、若しくは温鍼し、仍お解せざる者は、此れを壊病となす。桂枝之を与うるにあたらざるなり。其の脈証を観て、何の逆を犯せるかを知り、証に随って之を治せ。桂枝は本解肌となす。若し其人、脈浮緊、発熱汗出でざる者は、之を与うべからず。常に須らく此を識り、誤らしむること勿かれ。

解説 この章は太陽病で3日たって発汗させたり法や吐かせたり法や下剤をかけて大便を出させたり、温鍼を打ったりしても治らないものは誤った治療によって病状が大きく変化した状態（壊病）になったのだから、安易に桂枝湯を与えてはいけない。患者を丁寧に診察して脈をみて、どういう誤りをしたのかを知り、証に随って治療すべきである。桂枝湯は本来、肌表の邪気を解散する効能があり（解肌）、病人の脈が浮緊（軽く圧迫してよく触れるが強く圧迫すると脈が触れにくく、力が有り、絞った綱の様である）で、発熱して汗が出ない者は、桂枝湯を与えるべきではない。常にこのことを知って、誤った治療をしてはならない、という条文です。

温鍼については、鍼を刺して、温熱刺激を加える治療法です。『説文解字』に、「肌は肉なり」とあります。解肌は、肌表の邪気を解散することです（多紀元簡『傷寒論輯義』）。

第17条

若し酒客の病は、桂枝湯を与うべからず、之を得れば、則ち嘔す。酒客は甘きを喜まざるを以ての故なり。

解説 酒飲み（酒客）の病気には、桂枝湯を与えてはいけない、桂枝湯を与えると、嘔吐する。酒飲みは、甘い物を好まないからである、という内容です。

第18条

喘家、桂枝湯を作るに厚朴杏子を加えて佳なり．

解説 喘家とは気管支喘息を持病として持っている人と簡単に理解して良いと思います．感冒にかかって，すぐ喘々する人は，桂枝湯に厚朴と杏仁を加えるとよい，というのが内容です．

桂枝加厚朴杏子湯方

桂枝，三両，皮を去る．甘草，二両，炙る．生姜，三両，切る．芍薬，三両，大棗十二枚，擘く．厚朴，二両，炙り，皮を去る．杏仁，五十枚，皮尖を去る．
右七味，水七升を以て，微火にて煮て三升を取り，滓を去り，一升を温服す．覆いて微似汗を取る．

応用　感冒，気管支炎，気管支喘息

41歳，男性．200X年6月に，急に呼吸困難の症状が出現し，某病院内科で気管支喘息と診断され，気管支拡張剤などの投薬を受ける．気管支喘息発作は頻繁に出現するため，11月，知人の紹介で漢方治療を希望して当院を受診した．171cm，67kg，皮膚は浅黒くがっちりした体格である．汗をかきやすい．脈浮弱．桂枝加厚朴杏子湯（煎薬）を与えた．漢方薬を服用して，呼吸がすっきりとして，発作は全く起こらなくなった．約1年以上服用して良好な経過である．〔森由雄治験〕

名医の論説　〔浅田宗伯〕この方（桂枝加厚朴杏子湯）は，かぜを引き易い人（風家）喘咳する者に用ふ．老人など感冒の毎に喘する者，この方を持薬にして効あり．（『方函口訣』）

桂枝加厚朴杏子湯の要点

自覚症状	喘，頭痛，発熱，発汗，悪風
他覚症状	浮脈（軽く圧迫してよく触れるが，強く圧迫すると脈が触れにくい）

参考文献	大塚敬節：せきの永びく幼児．漢方診療三十年，111頁，創元社，1985

第19条

凡そ桂枝湯を服して吐する者は，其の後，必ず膿血を吐すなり．

解説 桂枝湯を服用して嘔吐する者は，その後に，必ず膿を含んだ血を吐くのである，という内容です．

第20条

太陽病，発汗，遂に漏れ止まず，其の人悪風，小便難，四肢微急し，以て屈伸し難き者は桂枝加附子湯之を主る．

桂枝加附子湯方

桂枝三両，皮を去る．芍薬三両．甘草三両，炙る．生姜三両，切る．大棗十二枚，擘く．附子一枚，炮じて皮を去り，八片に破る．
右六味，水七升を以て，煮て三升を取り，滓を去り，一升を温服す．本云う，桂枝湯に今附子を加う．将息，前法の如くす．

解説 太陽病で発汗剤を用いたところ，大量に発汗して汗が止まらなくなった．寒けがしたり，小便が少なくなったり，四肢が少し突っ張ったり（四肢微急），関節が曲がりにくくなった．こういう状態は桂枝加附子湯の主治であるという条文です．

大量に発汗すると，汗と共に「陽」が失われ，体液（津液）も失われます．「陽」が虚となる（「陽」が足らない）ことがこの病態の基本ですから，「虚は，これを補う」の治療原則により「陽」を補う治療が基本となります．附子を与えることにより失われた「陽」を補って治療することができるのです．附子はキンポウゲ科の多年草のトリカブト属の塊根で，冷えや疼痛を改善する効能があります．桂枝加附子湯は桂枝湯に附子を加えた処方です．

「大量に発汗して汗が止まらなくなった」状態を脱汗と言います．脱汗に用いられる処方には，桂枝加附子湯，真武湯，茯苓四逆湯，茯苓甘草湯などがあります．これらの処方は傷寒論の後の方で，出てきます．桂枝加附子湯，真武湯，茯苓四逆湯は附子を含む処方で附子剤と言いますが，脱汗の軽症には桂枝加附子湯，中等症には真武湯，重症には茯苓四逆湯を用います．脱汗に動悸を伴う時には茯苓甘草湯（処方は茯苓，桂枝，

生姜，甘草）を用います．実際には，桂枝加附子湯に，蒼朮と茯苓を加えて桂枝加苓朮附湯として，神経痛やリウマチに用いることが多いです．将息は病状を考慮して薬の分量や服薬の時間などを加減することです．

応用 感冒，神経痛，リウマチ，冷え症の腹痛，半身不随，小児麻痺

■表11 漢方の治療原則

虚は補い，実は瀉す

■表12 脱汗について

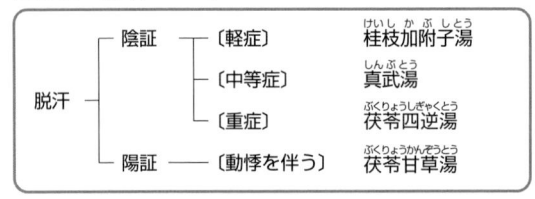

```
             ┌ 陰証 ┬ 〔軽症〕      桂枝加附子湯
             │      ├ 〔中等症〕    真武湯
脱汗 ───────┤      └ 〔重症〕      茯苓四逆湯
             └ 陽証 ── 〔動悸を伴う〕 茯苓甘草湯
```

症例 57歳，男性．主訴は身体が冷える．汗をかきやすい．50歳を過ぎてから季節の変わり目によく感冒にかかる．3，4年前頃より，身体が冷えて，汗をかきやすくなった．夏は冷房に弱い．最近，1ヵ月前より，朝37.2度前後の微熱がある．10分間歩くと，汗びっしょりになるので，いつも着替えを持ち歩いている．199X年6月29日，当院を紹介され受診した．顔色は悪い．舌は薄い白苔である．脈は沈細．血圧140/90．腹部は両側に軽い胸脇苦満がある．桂枝加附子湯（附子0.4g）を与えた．6日間服用して，熱は平熱となり，冷えはやや改善し発汗も減少した．24日間服用して，症状はかなり改善した．〔森由雄治験〕

名医の論説
〔吉益東洞〕桂枝加附子湯，桂枝湯証にして悪寒し，或いは支節微痛する者を治す．(『方極』)
〔浅田宗伯〕この方（桂枝加附子湯）も，汗出，悪風に用いるのみならずその用広し．『千金』には産後の漏汗，四肢微急に用いてあり．後世方には寒疝に用う．またこの方に朮を加えて，風湿或いは流注梅毒の骨節疼痛を治す．(『方函口訣』)

桂枝加附子湯の要点

自覚症状 発汗，悪風 小便難，四肢の突っ張り，屈伸し難い
他覚症状 沈脈（軽く圧迫して触れにくい，強く圧迫すると脈がよく触れる）

参考文献 大塚敬節：発作的に上腹部に痛みを訴える患者．漢方診療三十年, 108頁, 創元社, 1985

第21条

太陽病, 之を下して後, 脈促, 胸満する者は桂枝去芍薬湯之を主る.

> **桂枝去芍薬湯方**
> 桂枝三両, 皮を去る, 甘草二両, 炙る, 生姜三両, 切る, 大棗十二枚, 擘く.
> 右四味, 水七升を以て, 煮て三升を取り, 滓を去り, 一升を温服す. 本云う, 桂枝湯より, 今芍薬を去る. 将息, 前法の如くす.

解説　太陽病で, 下剤を与えた後に, 脈が速く (促), 胸が張って苦しくなる者 (胸満) は, 桂枝去芍薬湯の主治である, というのが大意です.

太陽病の治療の原則は, 発汗です. 下剤を与えることは誤治です. 促は『説文解字』には, 「促は, 迫なり」とあり, 「ちぢまる, せきたてる, いそぐ, せまる」などの意味です. 「脈促」は, 漢字の意味の通り, 「脈がはやい, せまる」という意味です. 王叔和の『脈経』の中に, 「促脈は, 来ること数にして, 時に, 一つ止まり復た来る」という文があり, 『傷寒論弁脈法第一』にも同様の文があります. 後の世の人は, この文を根拠に桂枝去芍薬湯の促脈を「脈は数で, 時々, 脈が止まったり, また回復して来る脈である」と解説している人がいますが誤りであると思います.

現代中国の成書で, 李心機著『傷寒論通釈』(人民衛生出版社, 2003年) に, 劉渡舟の治験例があります. 46歳の心筋炎の女性で, 胸満, 息切れの症状がある, 脈弦緩の患者を, 劉渡舟が治療しています. 筆者は桂枝去芍薬湯は「桂枝湯の証で胸満する者」に用いると考えています.

> **桂枝去芍薬湯の要点**
> 桂枝去芍薬湯証：桂枝湯証 ＋ 胸満

第22条

若し微悪寒する者は, 桂枝去芍薬加附子湯之を主る.

桂枝去芍薬加附子湯方

桂枝三両, 皮を去る. 甘草二両, 炙る. 生姜三両, 切る. 大棗十二枚, 擘く. 附子一枚, 炮じて皮を去り, 八片に破る.

右五味, 水七升を以て, 煮て三升を取り, 滓を去り, 一升を温服す. 本云う, 桂枝湯より, 今芍薬を去り, 附子を加う, 将息, 前法の如くす.

解説 桂枝去芍薬湯証の患者で少し悪寒する者は, 桂枝去芍薬加附子湯の主治であるという内容です.

症例 40歳, 男性. 主訴は咽頭痛, 胸が苦しい. 普段から胃の痛みがあり, 小建中湯を頻繁に服用している. 199X年12月23日, 電車の中の暖房が暑すぎて, 汗をかいて, その後冷えを感じた. 12月25日, 悪寒, 咽頭痛があり, 汗ばんで, 胸が苦しくて胸がつまる感じ（胸満）があるということで, 来院した. 発熱はない. 舌は淡紅色で, 舌苔は薄白苔である. 脈は, 沈細（軽く圧迫して触れ難い, 強く圧迫すると脈が触れ, 糸を張った様に細く軟らかくまっすぐに触れる脈）である. 腹部は特別な所見はない. 脈は沈細であるが, 悪寒, 発汗のある感冒であり桂枝湯証に似ているが, 胸が苦しくて胸がつまる感じ（胸満）により桂枝去芍薬湯の証かもしれないと考えた. さらに, 脈と悪寒を考慮して桂枝去芍薬加附子湯証と判断した. 桂枝去芍薬加附子湯証（桂枝4, 乾生姜1, 大棗4, 甘草2, 附子0.3g）を煎薬として与えた. 2日間服用して, ほとんどの症状は改善した.〔森由雄治験〕

第23条

① 太陽病, 之を得て八九日, 瘧状の如く, 発熱悪寒し, 熱多く寒少なし, 其の人嘔せず, 清便自可ならんと欲す, 一日二三度発す. ② 脈微緩の者は, 癒えんと欲すと為すなり. ③ 脈微にして悪寒する者, 此れ陰陽倶に虚, 更に発汗, 更に下し, 更に吐す可からざるなり. ④ 面色反って熱色有る者, 未だ解せんと欲せざるなり. 其の小しく汗出づるを得る能はざるを以て, 身必ず痒し, 桂枝麻黄各半湯に宜し.

（第23条の条文の中に, 理解をしやすくするために, ①, ②, ③, ④の区切りを筆者が入れました.）

桂枝麻黄各半湯方

桂枝一両十六銖，皮を去る，芍薬，生姜切る，甘草，炙る，麻黄各一両，節を去る，大棗四枚，擘く，杏仁二十四枚，湯に浸け皮尖及び両仁の者を去る．
右七味，水五升を以て，先ず麻黄を煮ること一二沸，上沫を去り，諸薬を内れ，煮て一升八合を取り，滓を去り，六合を温服す．本云う，桂枝湯三合，麻黄湯三合，併せて六合となし，頓服す．将息，上法の如くす．

注 瘧はマラリアのことです．

解説 この条文は複雑ですが，②と③は薬を服薬した後のことを記載しています．①は太陽病で8，9日経ってマラリアの病気のように発熱し，吐き気はなく（つまり少陽病ではないことを言っています），大便も普通に出ている（陽明病ではないことを言っています）状態には桂枝麻黄各半湯が良いと言っているのです．②は桂枝麻黄各半湯を服薬した後に，脈が微緩の者は，じきに治る状態にあることを言っています．③は桂枝麻黄各半湯を服薬した後に，脈が弱くて悪寒する者は，陰陽が共に虚しているので，さらに発汗，吐下などはしてはいけない．真武湯などで温めなければならないということを言っています．④は顔色が赤い時は，熱の邪気が体内に残っているので身体が痒いのである．さらに桂枝麻黄各半湯を与えて少し発汗させるのがよいだろうと述べています．

実際の臨床では筆者は，桂枝麻黄各半湯を「頭痛，悪風，発熱，発汗の症状に加えて，脈が浮で桂枝湯よりも緊張が良く，力がある状態」に用いています．後で出てきますが，桂枝麻黄各半湯に類似した処方に，桂枝二麻黄一湯，桂枝二越婢一湯の2方があります．基本的な症状は同じですが，桂枝二麻黄一湯では発汗傾向が強く，桂枝二越婢一湯では口が渇くという症状があります．

■表13 桂枝麻黄各半湯，桂枝二麻黄一湯，桂枝二越婢一湯の比較

	汗	口渇	脈	備考
桂枝麻黄各半湯	＋	－	浮やや有力	桂枝湯と麻黄湯の中間
桂枝二麻黄一湯	＋＋	－	浮やや有力	桂枝麻黄各半湯より発汗多い
桂枝二越婢一湯	＋	＋	浮やや有力	大青竜湯の虚証

応用 感冒，皮膚掻痒症

症例	10歳,男子.主訴は発熱.199X年1月24日午前6時半より,37.2度の発熱があり,午前8時半には,38.2度の発熱となる.のどがいがらっぽい感じがして,顔が赤く,少し発汗があり,口渇はない.胸部には,ラ音は無い.舌の舌質は淡紅色で,舌苔は薄白苔である.脈診は,浮で有力である.腹診は特別な所見はない.桂枝麻黄各半湯証と判断し,桂枝麻黄各半湯(煎薬)を与えた.昼から夕にかけて,尿が6回多量に出て,排尿の度に,気分が良くなり,顔の赤みもうすくなった.発汗はなかった.1月25日朝,37度の発熱があったが,その後は発熱はなく,ほとんどの症状は改善した.〔森由雄治験〕
名医の論説	〔浅田宗伯〕この方(桂枝麻黄各半湯)は外邪の壊症になりたる者に活用すべし.類瘧(マラリア)の者はもちろん,その他,風疹(蕁麻疹)を発して痒痛する者に宜し.一男子,風邪後腰痛止まず,医,疝として療し,その痛みますます劇し.一夕,この方を服せしめ,発汗して脱然として癒ゆ.(『方函口訣』)
参考文献	藤平 健:咳の漢方治療経験.漢方臨床ノート治験篇,90頁,創元社,1986.

桂枝麻黄各半湯の要点

自覚症状	発汗,頭痛,悪風,発熱,熱多寒少,身痒し
他覚症状	浮脈(軽く圧迫してよく触れるが,強く圧迫すると脈が触れにくい),顔色が赤い

第24条

太陽病,初め桂枝湯を服し,反って煩して解せざる者,先ず風池,風府を刺し,却って桂枝湯を与えれば即ち癒ゆ.

解説 太陽病で,初めに桂枝湯を服用したが,いらいらして,症状が改善しない場合は,まず風池,風府を鍼で刺して,その後に桂枝湯を与えればすぐに治る,という内容です.風池は,足の少陽胆経の穴であり,風府は督脈の穴です(図9).

図9 風池,風府

風府は,後頭部正中で髪の生え際より1寸上の位置です.風池は,風府より2横指外側(胸鎖乳突筋と僧帽筋の上端付着部の陥凹部の中)に位置しています.

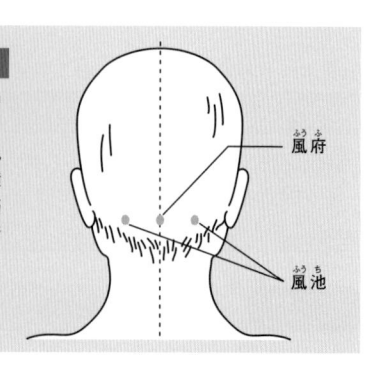

太陽病の脈証ならびに治を弁ずる〈上〉 第1章

第25条

桂枝湯を服し，大いに汗出でて，脈洪大の者は，桂枝湯を与えること前方の如くす．若し形，瘧の如く日に再発する者は，汗出れば必ず解す．桂枝二麻黄一湯に宜し．

桂枝二麻黄一湯方

桂枝一両十七銖，皮を去る，芍薬一両十六銖，麻黄十六銖，節を去る，生姜一両六銖，切る，杏仁十六箇，皮尖を去る，甘草一両二銖，炙る，大棗五枚，擘く．
右七味，水五升を以て，先ず麻黄を煮ること一二沸，上沫を去り，内諸薬を内れ，煮て二升を取り，滓を去り，一升を温服す．日に再服す．本云う，桂枝湯二分，麻黄湯一分，合して二升となす，分ちて再服す．今合して一方となす，将息，前法の如くす．

解説 桂枝湯を服用して，大量に発汗して，脈が洪大（脈が来る時は大きく盛んであり脈の去る時は衰えた感じの脈）である者は，桂枝湯を前方の様にして，与える．もし症状がマラリアのように，熱が再び上昇するものは，桂枝二麻黄一湯で発汗すれば必ず治る．
桂枝二麻黄一湯を用いた症例については，17歳の男子で，桂枝麻黄各半湯の適応症に似た感冒の人で，汗を多くかくという患者に用いてよかったことがあります．

桂枝二麻黄一湯の要点

自覚症状	発汗多い，発熱，咳嗽
他覚症状	浮脈（軽く圧迫してよく触れるが，強く圧迫すると脈が触れにくい）

第26条

桂枝湯を服し，大いに汗出でて後，大煩渇して解せず，脈洪大の者は白虎加人参湯之を主る．

白虎加人参湯方

知母六両，石膏一斤，砕く，綿にてつつむ，甘草二両炙る，粳米六合，人参三両，右五味，水一斗を以て，米を煮て熟す，湯成り，滓を去り，一升を温服す．日に三服す．

解説

桂枝湯を服用した後，大量の汗が出て，ひどく咽が渇いて，病気が治らない，脈が洪大の者は白虎加人参湯の主治である，という条文です。

白虎加人参湯は重要な処方です。白虎加人参湯は陽明病の薬であり，白虎湯類の症状は，一般に，四大証（大熱，大汗，大渇，脈洪大）として要約されます。簡単に言えば，白虎加人参湯は身体中に熱の邪気が充満した状態と理解してよいでしょう。煩渇は胸苦しくて喉が渇くことです。『診家正眼』には，「洪脈は，極めて大きく，洪水の様であり，来る時は盛んであり，去る時は衰えた脈である」とあります。

症例

68歳，主婦．主訴は発熱，譫語，口渇です．199X年6月21日の夜より，突然に38から39度の発熱を生じ，夜間，意味不明のうわ言を言う．咳嗽なく，頭痛や嘔吐もない．約7日間大便がない．市販の解熱剤を服用しても，下熱しない．このような状態が5日間続いている．6月25日午後3時頃に，足が寒いと訴える．午後7時，往診の依頼があり，診察した．患者はひどく口渇を訴え，水を大量に飲む．尿は少量ずつ頻回である．顔は赤く，全身に発汗が見られる．特に額に大粒の汗が見られる．診察時，尿失禁の状態で，自分で便所まで歩行することができない．舌は水を飲んだ直後であり，湿っていて，黄色の舌苔が見られる．脈診は洪，大，数．腹診は全体に軟弱で，硬結や圧痛は見られない．患者を一通り診察し終わって再び望診し，10分間ほど，脈診をしながら，『類聚方廣義』に目をやりながら考え，白虎加人参湯証かもしれないと考えた．患者の症状を検討した．足が寒いという訴えは，白虎加人参湯証の真熱仮寒か，真武湯証の仮熱真寒かということが，問題となる．望診では顔が赤く，舌診で黄色の舌苔がみられ，脈は洪大，数であることから，真熱仮寒であると考えられた．また，譫語，発熱，便秘という症状から，承気湯類との鑑別が問題となる．腹診所見では，全体に軟弱で，硬結や圧痛は見られないため，承気湯類で下すべき証ではないと判断した．以上の所見から，白虎加人参湯証と判断した．

午後8時頃，白虎加人参（石膏30，知母10，粳米16，甘草4，人参6g）を1回に煎じ，その3分の1を服用させた．20分後，「気分が良い，楽になった」と言い，発汗は止まっていた．約1時間後，ひどい口渇はなくなっていた．午後10時前に白虎加人参湯を服用し，午後10時過ぎには，患者は安らかな様子で眠った．翌日の6月26日朝，さらに，白虎加人参湯を服用し，患者は元気になり，便所も1人で行くことができる様になった．6月26日昼頃，往診に出かける予定でいたが，患者は家族とともに来院した．顔色は赤くなく，脈は沈実，舌は舌苔なく淡紅色であった．腹部は軟弱である．便秘が続いているので，大黄甘草湯を処方し，排便があり，治癒した．〔森由雄治験〕

名医の論説

〔尾台榕堂〕霍乱（嘔吐下痢症）で，吐瀉の後，大熱煩躁，大渇引飲，心下痞鞕，脈は洪，大の者を治す．（『類聚方廣義』）

白虎加人参湯の要点

自覚症状	大汗，大煩渇，発熱
他覚症状	洪大脈（脈が来る時は大きく盛んであり，脈の去る時は衰えた感じの脈）

参考文献 矢数道明：白虎加人参湯．臨床応用漢方処方解説，521頁，創元社，1975

第27条

太陽病，発熱，悪寒し，熱多く寒少なく，脈微弱の者は，此れ陽無き也．発汗す可からず．桂枝二越婢一湯に宜し．

桂枝二越婢一湯方

桂枝皮を去る，芍薬，麻黄，甘草各十八銖，炙る，大棗四枚，擘く，生姜一両二銖，切る，石膏二十四銖，碎き，綿にてつつむ．
右七味，水五升を以て，麻黄を煮ること一二沸，上沫を去り，諸薬を内れ，煮て二升を取り，滓を去り，一升を温服す．本云う，当に裁て越婢湯，桂枝湯となし，えを合して一升を飲む．今合して一方となす．桂枝湯二分，越婢湯一分．

解説 太陽病で，発熱や悪寒がして，熱が多く寒が少ない時は桂枝二越婢一湯で治療するのがよい．脈が微弱（極めて細く軟らかで，圧迫すると消えてしまい，指の下で微かに触れる）の者は，陽が無いのであるから，発汗してはいけない，というのが大意です．

「脈微弱の者は，此れ陽無き也．発汗す可からず」は，桂枝二越婢一湯を服用した後の，脈が変化した場合のことを述べています．この条文からは桂枝二越婢一湯の証は明確ではないのですが，構成生薬を考えますと太陽病の中篇に出てくる大青竜湯に似ていまして，私は大青竜湯の虚証と考えています．感冒に対しての桂枝二越婢一湯の用い方としては，1）発汗があり桂枝湯証に似ているが，脈は力があり，口渇が加わった様な場合，2）大青竜湯証に似ているが，脈が大青竜湯証にしては弱い場合の，以上2つの場合が考えられます．

応用 感冒，インフルエンザ，関節リウマチ（朮と附子を加えることが多い）

症例 26歳，女性，妊娠7ヵ月．B型インフルエンザ．200X年3月7日，夕方に寒け，38度の発熱．3月8日当院受診．38.2度の発熱，口渇，頭痛，発汗があり，脈浮数有力．舌はピンク色で薄い白苔あり．腹診では腹力は中等度，特別な腹証はない．鼻汁の検査でインフルエンザB型陽性．桂枝二越婢一湯（煎薬）を4日分与えた．その夜に発汗し，尿が多量に出た．翌日解熱した．夜に1回，37.8度の熱が出たがすぐに解熱した．3月10日受診．脈やや浮数．口苦なし．口渇なし．3月12日，脈緩．治癒した．6月1日，正常分娩で2974gの女児出産．〔森由雄治験〕

桂枝二越婢一湯の要点（大青竜湯の虚証）

- **自覚症状** 発汗，口渇，発熱．
- **他覚症状** 浮脈で有力（軽く圧迫してよく触れるが，強く圧迫すると脈が触れにくい，桂枝湯の脈より力ある）

第28条

桂枝湯を服し，或いは之を下し，なお頭項強痛，翕翕発熱，無汗，心下満微痛，小便不利の者，桂枝去桂加茯苓白朮湯之を主る．

桂枝去桂加茯苓白朮湯方
芍薬三両，甘草二両，炙る．生姜，切る．白朮，茯苓各三両．大棗十二枚，擘く．
右六味，水八升を以て，煮て三升を取り，滓を去り，一升を温服す．小便利すれば則ち愈ゆ．本云う，桂枝湯より，今桂枝を去り，茯苓，白朮を加う．

解説 桂枝湯を服用し，あるいは下剤で下した後，首と項が強く痛み，いっせいに（翕翕）体の中で発熱し，無汗，胃の辺りが張って少し痛み（心下満微痛），尿が少ない時には桂枝去桂加茯苓白朮湯の主治である，という条文です．

漢方の基本的な病理概念の「気，血，水」の中のうちで，この条文は「水の病気」であり，水毒（病的な体液の偏在）が病気の原因と考えられます．肩や首の凝りがあって，葛根湯などが無効の場合に用いてもよい場合があります．桂枝去桂加茯苓白朮湯の，「去桂」は誤りであるという意見もありますが（『類聚方廣義』『医宗金鑑』），実際の治療経験から判断すると，この桂枝去桂加茯苓白朮湯のままが正しいと考えます．

太陽病の脈証ならびに治を弁ずる〈上〉 第1章

症例 28歳，女性．主訴は発熱，腹痛．199X年6月9日より，腹痛があり軟便気味であった．6月10日，熱感があり，腹痛と軟便も続いていた．6月11日，37.3度の発熱と上腹部痛と首肩の凝りを訴えて，午後，当院を受診した．自汗はない．咳や喉の痛みはない．二便は正常．脈は沈，細．腹診では腹部は軟で上腹部に圧痛がある．頸部にも圧痛がある．小便不利はないが，桂枝去桂加茯苓白朮湯を煎じ薬で与えた．6月11日の夜と，6月12日の朝，服用して，しばらくの間眠り，少し発汗して解熱して治癒した．
〔森由雄治験〕

名医の論説 〔目黒道琢〕雑病の頭項強痛にこの方（桂枝去桂加茯苓白朮湯）を用いて，しばしば効を得たり，心下満を第一の的とすべし．（『饕英館療治雑話』）

桂枝去桂加茯苓白朮湯の要点

| 自覚症状 | 発熱，首の凝り，胃痛，無汗，尿少ない |
| 他覚症状 | 心窩部痛 |

参考文献 藤平 健：桂枝去桂加茯苓白朮湯証は意外に多い．漢方臨床ノート論考篇，386頁，創元社，1986

第29条

傷寒，脈浮，自汗出で，小便数，心煩，微悪寒，脚攣急するに，反って桂枝湯を与えて，その表を攻めんと欲するは，此れ誤り也．之を得て便ち厥し，咽中乾き，煩躁し，吐逆の者は，甘草乾姜湯を作りて之を与え，以て其の陽を復す．若し厥癒え足温まる者は，更に芍薬甘草湯を作りて之を与えれば，其の脚即ち伸ぶ．若し胃気和せずして譫語する者は，少しく調胃承気湯を与う．若し重ねて発汗し，復た焼鍼を加うる者は，四逆湯之を主る．

甘草乾姜湯方 甘草四両, 炙る, 乾姜二両. 右二味, 水三升を以て, 煮て一升五合を取り, 滓を去り, 分温再服す.
芍薬甘草湯方 白芍薬, 甘草各四両, 炙る. 右二味, 水三升を以て, 煮て一升五合を取り, 滓を去り, 分温再服す.
調胃承気湯方 大黄四両, 皮を去り, 清酒にて洗う, 甘草二両, 炙る, 芒消半升. 右三味, 水三升を以て, 煮て一升を取り, 滓を去り, 芒消を内れ, 更に火に上せ微しく煮て沸さしめ, 少少えを温服す.
四逆湯方 甘草二両, 炙り, 乾姜一両半, 附子一枚, 生にて用う, 皮を去り, 八片に破る. 右三味, 水三升を以て, 煮て一升二合を取り, 滓を去り, 分温再服す. 強人には大附子一枚, 乾姜三両を可なり.

解説 　傷寒で, 脈浮, 自汗, 小便数, 胸がいらいらして苦しくなる（心煩）, 微かな悪寒, 下肢の筋肉が突っ張って屈伸できない状態（脚攣急）の症状がある時には桂枝湯を与えるのは誤りである. 桂枝湯を服用してすぐ身体が冷え, 咽が乾き, 胸中に熱と不安があり手足をばたつかせ（煩躁）, 嘔吐する時には甘草乾姜湯を作って, 陽を回復させるのがよい. もし冷えが改善し, 足が温まる時には芍薬甘草湯を作って与えれば, 脚の攣急が改善し, 下肢が伸びる. もし, 胃腸の働きが悪く（胃気和せず）便秘してうわ言（譫語）を言う場合には, 調胃承気湯を少量与えるとよい. もし, 重ねて発汗して加熱した鍼で治療（焼鍼）などを行った時には四逆湯で治療する, 以上が第29条の大意です.

　「脈浮, 自汗, 小便数, 心煩, 微悪寒, 脚攣急」の症状は, 桂枝湯の証に似ていますが, 実は, 桂枝加附子湯証であったのに, 誤って桂枝湯を与えてしまったために生じた病態の治療法を述べています.「身体が冷え, 咽が乾き, 煩躁し, 嘔吐する時」という症状に対して, 順序立てて処方を与えて治療しています. 実際の治療の参考になり, 有益な文章です.

　まず甘草乾姜湯で温め, 下肢がひきつれている場合は, 芍薬甘草湯で治療します. 便秘し, うわ言に対して, 承気湯で治療します. 甘草乾姜湯は温める薬. 芍薬甘草湯は下肢の攣縮を取って, 下肢を伸ばす薬. 調胃承気湯は下剤. 四逆湯は重症の冷えを治す薬.

と簡単に理解してよいでしょう．

甘草乾姜湯の症例

57歳，女性．200X年10月，膵臓癌の手術の後より，唾液が夕方から口の中に溜まりはじめ，唾液が溜まると吐き出すため唾液に悩まされ，夜は眠れなくなった．翌年12月当院を初診となる．血圧140/80．脈は沈細，腹診では腹力は弱く，左右の季肋部に軽度の抵抗感がある．甘草乾姜湯を処方した．4日後，唾液は，少しよい気がする．11日後，唾液はほとんど出なくなり改善した．〔森由雄治験〕

甘草乾姜湯の応用

急性胃腸炎，遺尿，頻尿，花粉症，唾液の過剰．花粉症に対して筆者は，甘草乾姜湯を甘草末1g，乾姜末1gを1日分として粉末で用いています．

甘草乾姜湯の名医の論説

〔吉益東洞〕甘草乾姜湯，厥して煩躁し，涎沫多き者を治す．（『方極』）

〔尾台榕堂〕老人，平日小便頻数に苦しみ，涎を吐し，短気し（息切れ），眩暈して起歩し難き者にこの方（甘草乾姜湯）宜し．（『類聚方廣義』）

甘草乾姜湯の要点

自覚症状 四肢の冷え，咽の渇き，煩躁，唾液多い，水様の痰を吐く

他覚症状 沈脈（軽く圧迫して触れにくい，強く圧迫すると脈がよく触れる）

甘草乾姜湯の参考文献

荒木性次：甘草乾姜湯の証．新古方薬嚢，88頁，方術信和会，1989

芍薬甘草湯の症例

こむら返りに芍薬甘草湯

71歳，男性．高血圧症と肝炎の既往歴のある患者である．199X年5月，山に登った時こむら返りが生じた．その後ほぼ毎日夜にこむら返りが続いた．いくつかの病院で治療を受けたが改善しないので，翌年1月14日，こむら返りを何とか治療して欲しいと言うことで当院を受診した．芍薬甘草湯（芍薬6，甘草6g）を与えた．服用した晩より，今まで毎日生じていたこむら返りが消失した．〔森由雄治験〕

下肢の痙攣に芍薬甘草湯

人力車の車夫が，空腹で一生懸命働き，遠隔の土地を走って，自宅へ帰るとすぐに倒れた．歩くことができず，下肢は痙攣して，苦痛は堪えがたいものである．私の友人の藪井修庵医師が芍薬甘草湯を処方したところ，すぐに治癒した．（堀越兆淳『温知医談』）

芍薬甘草湯の応用

腹痛，こむら返り

芍薬甘草湯の名医の論説

〔尾台榕堂〕腹中攣急して痛むを治す．小児の夜啼して止まず，腹中攣急の甚だしき者にもまた奇効あり．（『類聚方廣義』）

〔浅田宗伯〕この方（芍薬甘草湯）は脚攣急を治するが主なれども，諸家，腹痛及び脚気，両足或いは膝頭痛み屈伸すべからざる者，その他諸急痛に運用す．（『方函口訣』）

芍薬甘草湯の要点

自覚症状　腹痛，足のけいれん，こむら返り，急な疼痛

症例　調胃承気湯の症例

小児の嘔吐に調胃承気湯

7ヵ月，男児，体重8 kg．199X年11月25日夜，1度嘔吐した．26日朝も3回嘔吐して，青い顔をしている．今日は大便が出ていない．26日午前9時半頃，当院を受診した．胸部は異常ない，腹部は脹っている印象である．尿は異常ない，口渇はない．小児の宿食と診断して，調胃承気湯エキス1gを与えた．自宅に帰宅して，午前10時に服用して約10分後に大便した．普通の大便であった．午後3時にガスと軟便があり，以後3回排便して，元気になり，嘔吐はなく，顔色も良好となって治癒した．〔森由雄治験〕

調胃承気湯の応用　便秘，嘔吐

調胃承気湯の名医の論説

〔浅田宗伯〕この方（調胃承気湯）は，承気湯の軽剤なり，故に胃に属すといい，胃気を和すといい，少々与うといい，大小承気の如く腹満燥尿を主とせず，ただ熱の胃に属して内壅する者を治す．雑病に用いるも皆この意なり．（『方函口訣』）

調胃承気湯の要点

自覚症状　便秘，嘔吐
他覚症状　腹部の脹り（腹満）

調胃承気湯の参考文献　荒木性次：調胃承気湯の応用例．新古方薬嚢，203頁，方術信和会，1989

症例　四逆湯の症例

62歳，女性．昨日より，腹満があり，199X年1月30日早朝から，水様の下痢便6回，むかむかと吐き気があり，当院を受診した．手足は冷える．脈は沈細，腹力は弱く，左右の下腹部に軽度の圧痛がある．四逆湯（附子0.7g）を与えた．昼に，薬を服用して

1回下痢があり，夜に服用してからは，下痢は止まり，吐き気も消失した．1月31日，排便ない．2月1日，1回少量の軟便が出た．2月3日，軽度の腹満があり，四逆湯（附子1.2g）を与え，1日服用して，完全に治癒した．〔森由雄治験〕

四逆湯の応用　下痢，急性大腸炎

四逆湯の名医の論説	〔吉益東洞〕四逆湯，四肢厥逆し，身体疼痛し，下痢清穀，或いは小便清利の者を治す．（『方極』） 〔浅田宗伯〕この方（四逆湯）は陰証正面の治方にて，四肢厥逆し，下痢清穀等が目的なり．（『方函口訣』）

四逆湯の要点

自覚症状	四肢の冷え，身体疼痛，未消化の下痢便
他覚症状	沈脈（軽く圧迫して触れにくい，強く圧迫すると脈がよく触れる）

四逆湯の参考文献	大塚敬節：四逆湯，茯苓四逆湯．症候による漢方治療の実際，351頁，南山堂，2000

第30条

問うて曰く，証陽旦に象る．法を按じて，之を治す．而るに増劇しく，厥逆，咽中乾き，両脛拘急して譫語す．師の曰く，夜半に手足当に温まるべく，両脚当に伸ぶべしと言えど，後，師の言の如し．何を以て，此を知る．答えて曰く，寸口の脈浮にして大，浮は風となす．大は虚となす．風は則ち微熱を生じ，虚は則ち両脛攣つる．病形，桂枝に象どる．因って附子を加えて，其の間に参え，桂を増し，汗をして出さしむ．附子は経を温む．亡陽するが故なり．厥逆，咽中乾き，煩躁し，陽明内に結ばれ，譫語煩

乱するは，更に甘草乾姜湯を飲ましめて，夜半に陽気還り，両足当に熱すべし．脛尚微しく拘急するは，重ねて芍薬甘草湯を与う．爾して乃ち脛伸ぶ．承気湯を以て微溏すれば，則ち其の譫語を止む．故に病の愈ゆ可きを知る．

注 陽旦は，桂枝湯の別名なり（成無已『注解傷寒論』）．「陽明内に結ばれ」とは，便秘のことです．微溏は軟便のことです．

解説 お尋ねいたします．症状が桂枝湯（陽旦）に似ているので，桂枝湯証と考えて治療したが，病状は，益々激しくなり，手足が冷え，咽が乾き，両下肢がひきつれて（両脛拘急），うわ言（譫語）をいう．先生がおっしゃるには，夜半に手足は温まり，両下肢はひきつれが無くなり，伸びると．その後に，先生の言う通りになりました．先生は，何によってこのことを知ったのですか．

　先生が答えて言うには，橈骨動脈の寸の位置の脈が浮で大であるからである．浮は風を示し，大は虚を示す．風は微熱を生じ，虚は両下肢がひきつれる．症状は桂枝湯に似ているが，実は，桂枝湯に附子を加えて治療すべきであったのである．ところが桂枝湯を多く与えて，発汗させてしまったのである．附子は経絡を温める効能がある．陽気が失われるために，手足が冷え，咽が乾き，悶え苦しみ，便秘し，うわ言を言い（譫語），精神錯乱（煩乱）になる．治療としては甘草乾姜湯を服用させると，夜半に陽気が回復し，両足が温かくなってくる．少し下肢（脛）がひきつれている場合（拘急）は，さらに芍薬甘草湯を与えると，ひきつれが消失して下肢は伸びるようになる．便秘に対しては承気湯を与えて，少し下痢させれば，すぐにうわ言は止む，このことによって病気が治癒したことを知るのである，というのが大意です．

　この条文は，前の29条（p.29）とほぼ同じ内容の文章です．桂枝湯に似た症状の患者で，実は，桂枝加附子湯の証の患者に，桂枝湯を誤って与えてしまったために生じた誤治の場合に対する治療法が述べられています．

第2章　太陽病の脈証ならびに治を弁ずる〈中〉

第31条

太陽病，項背強ばること几几，汗無く，悪風するは，葛根湯之を主る．

葛根湯方

葛根四両，麻黄三両，節を去る．桂枝二両，皮を去る．生姜三両，切る．甘草二両，炙る．芍薬二両，大棗十二枚，擘く．
右七味，水一斗を以て，先ず麻黄，葛根を煮て，二升を減じ，白沫を去り，諸薬を内れ，煮て三升を取り，滓を去り，一升を温服す．覆いて微し汗に似たるを取る．余は桂枝の法の如く，将息及び禁忌す．諸湯皆此れに傚う．

注　後漢の時代の1斗は1.981リットル（1斗は，10升）です．

解説　太陽病で首や肩が凝り，無汗，寒けがある者は，葛根湯の主治である，という条文です．「汗無く」は重要です．「汗無く」は実証であることを意味し，「汗あり」は虚証です．感冒の初期で「汗あり」の時は桂枝湯で，「汗無く」の時は葛根湯や麻黄湯などを用います．汗の有無は処方を決める要点です．葛根湯の虚証の病態には桂枝加葛根湯を用います．また，葛根湯の特有の腹証として大塚の臍痛点があります．大塚の臍痛点とは臍直上に存在するしこりと圧痛を言います（図10）．

葛根，麻黄，桂枝，生姜，甘草，芍薬，大棗の7つの生薬を，水1斗に入れて，まず麻黄，葛根を煮て，2升を減らし，あくを除いて，他の薬を入れ，3升にまで煮つめて，滓を去って，1升を温めて服用する．布団をかぶって微し汗をかくようにする．それ以外は桂枝湯の飲み方に準じて，病状によって用量用法を加減し禁忌を考慮し，諸々の薬方はこれに傚って行う，ということです．

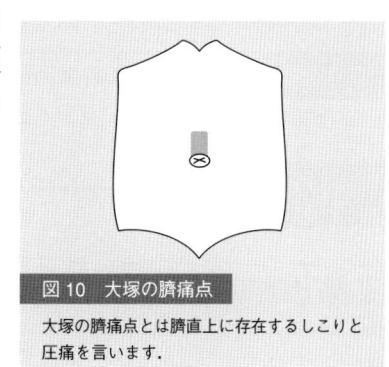

図10　大塚の臍痛点
大塚の臍痛点とは臍直上に存在するしこりと圧痛を言います．

応用 感冒, 三叉神経痛, 感冒性胃腸炎, 副鼻腔炎, 中耳炎, 接触性皮膚炎.

症例 「葛根湯で死亡した胎児を娩出した例. 官吏, 玉井某の妻, 23歳, 初めての妊娠で8ヵ月になり, 全身の浮腫, 寒さを嫌い, 肩背中が強張り, 心下鞕満, 息切れが出現した. 治療を産科の某医師に依頼した. 4, 5日して益々激しくなり, 私に治療を依頼された. 脈伏弦, 面色は青, 舌上滑白, 上腹部 (中脘) より下腹部に至るまで紫黒の斑点が出現し, 胎動無く, 口中に汚い息をして, 胎児が死亡しているのがわかった. 症状に緩急があり, 緩の時はよく話をして口渇して水を飲む. 急の時は, 人事不省, 硬直性の痙攣になる. 死亡した胎児を出さないと, 母体が死んでしまう. 先ず, 痙攣を治療しようと葛根湯を連続して服用させた. 諸症状はしだいに改善し, 3日にして死亡した胎児を娩出して治癒した.」(清川玄道『温知医談』)

症例 37歳, 男性. 199X年1月11日の夕方, 頭痛, 発熱 (体温は計っていないがかなり熱感があった) 項部の痛み, 咽頭痛があり, 脈浮緊である. 葛根湯エキス2.5g服用した. 夜間に尿が多量に出た. 発汗はなかった. 翌朝は爽快な状態で治癒しているのがわかった. 〔森由雄治験〕

名医の論説
〔吉益東洞〕葛根湯, 項背強急し, 発熱, 悪風し, 或いは喘し, 或いは身疼痛する者を治す.(『方極』)
〔尾台榕堂〕この方(葛根湯)は項背強急を主治するなり. 故に能く驚癇(けいれん性疾患), 破傷風, 産後の感冒, 卒痙(突然にくる痙攣), 痘瘡初起等の角弓反張, 上竄(目をつり上げ)搐搦, 身体強直する者を治す.(『類聚方廣義』)

葛根湯の要点

自覚症状	発熱, 頭痛, 悪風, 肩凝り, 無汗
他覚症状	浮脈(軽く圧迫してよく触れるが, 強く圧迫すると脈が触れにくい)
	臍の上のしこりと圧痛, 腹力は中等度

参考文献 大塚敬節:葛根湯. 漢方医学, 124頁, 創元社, 2003

第32条

太陽と陽明との合病の者は, 必ず自下利す. 葛根湯之を主る.

太陽病の脈証ならびに治を弁ずる〈中〉 第2章

解説 太陽病と陽明病との合病は，必ず自然に下痢する．これは葛根湯の主治である，という条文です．

合病については，議論のあるところで，学者によって合病などの定義が異なります．成無己の『注解傷寒論』には，「傷寒には，合病があり，併病がある．もともと太陽病に罹っていて，治らずにまだ症状が残っているのに，陽明の症状が生じた場合は，併病という．2つの経がともに邪を受け，相い合わさって病む者は合病という」とあります．

奥田謙蔵の『傷寒論講義』には，「病の所在一途にして，同時に其の勢を二途或は三途に現す者は，之を合病と云ふ」と述べられており，この説明は理解しやすいと思われます．「項背強ばり，汗無く，悪風する」の太陽病（葛根湯証）に，「下痢」の陽明病（に類似した）の症状が客病変（客症状）として同時に存在する病態と考えられます（図11）．葛根湯で治療すれば，「項背強ばり，汗無く，悪風する」太陽病の症状と「下痢」の症状も同時に消失します．即ち，この条文は第31条の「太陽病，項背強ばり，汗無く，悪風する」葛根湯の証にただ下痢が加わったものと考えることができます．

『傷寒論』と同じ後漢の時代の漢字字典である『説文解字』には，「合は，合口なり」，つまり，「口が合う」ことです．または，「器の口」と「フタ」があうという意味の会意文字です．意味は，「あう，あわせる，かさなる」などです．太陽病（項背強ばり，汗無く，悪風）に陽明病（下痢）が合わさった状態と考えられます．

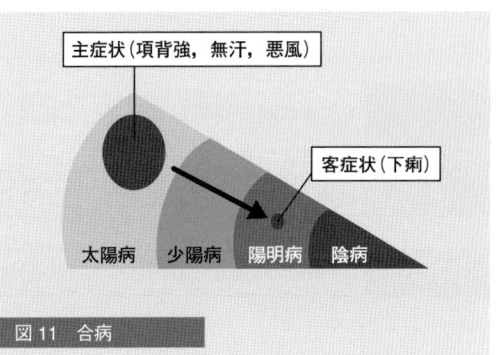

図 11 合病
太陽病と陽明病との合病は，主病変(主症状)は，「項背強ばり，汗無く，悪風する」の太陽病(葛根湯証)にあるが，「下痢」の陽明病の症状も客症状(客症状)として同時に存在する病態と考えられます．

症例 34歳，女性，三叉神経痛の治療経験．主訴は右顔面の痛み．約7ヵ月前から右顔面の疼痛が出現し，某総合病院の耳鼻咽喉科で三叉神経痛と診断された．この数日間，夜間，疼痛のために眠ることができないとの訴えで199X年5月31日，当クリニックを受診した．肩凝りがある．脈は沈細で，舌は薄い白苔がある．腹診では腹力は中等度で，大塚の臍痛点（臍の直上に太さ約2mm，長さ半横指の索状物が存在し，この部位に一致して圧痛がある）が見られる．顔面は三叉神経の第2枝と第3枝の領域に疼痛が見られる．大塚の臍痛点は葛根湯の腹証であるので，葛根加朮附湯の証と診断した．葛根加朮附湯（附子0.5g）を投与して，6月1日より顔面の疼痛はかなり改善して夜は眠ることができた．6月4日より顔面の疼痛はほとんど消失した．約1ヵ月後，顔面の疼痛は改善し，大塚の臍痛点も不明瞭になっていた．〔森由雄治験〕

第33条

太陽と陽明との合病，下利せず但だ嘔する者は，葛根加半夏湯之を主る．

葛根加半夏湯方

葛根四両，麻黄三両，節を去る．甘草二両，炙る．芍薬二両，桂枝二両，皮を去る．生姜二両，切る．半夏半升，洗う．大棗十二枚，擘く．

右八味，水一斗を以て，先ず葛根麻黄を煮て，二升を減じ，白沫を去る．諸薬を内れ，煮て三升を取り，滓を去り，一升を温服す．覆いて微似汗を取る．

解説 太陽病と陽明病との合病で，下痢はなく，吐き気のある者は，葛根加半夏湯の主治である，という条文です．葛根湯証で吐き気のある時には，葛根加半夏湯を用います．

名医の論説
〔吉益東洞〕葛根加半夏湯，葛根湯証にして嘔する者を治す．（『方極』）
〔浅田宗伯〕この方（葛根加半夏湯）は合病の嘔を治するのみならず，平素停飲ありて本方を服し難く或いは酒客外感などに反て効を得るなり．（『方函口訣』）

参考文献 大塚敬節：急性扁桃腺炎．漢方診療三十年，創元社，1985

第34条

太陽病，桂枝証，医かえって之を下し，利遂に止まず，脈促の者，表未だ解せざるなり．喘して汗出づる者，葛根黄芩黄連湯之を主る．

葛根黄芩黄連湯方

葛根半斤，甘草二両，炙る．黄芩三両，黄連三両．

右四味，水八升を以て，先ず葛根を煮て，二升を減じ，諸薬を内れ，煮て二升を取り，滓を去り，分温再服す．

第2章 太陽病の脈証ならびに治を弁ずる〈中〉

解説 太陽病で桂枝湯の証なのに，医師が下剤を与えてしまったところ，下痢がとまらなくなった．脈は促脈で，頭痛や発熱などの表証がまだ残っている．喘々して，発汗する者は，葛根黄芩黄連湯の主治である，という条文です．

葛根黄芩黄連湯は発熱があって下痢する時に用いられます．漢方医学的には「陽の下痢」を治療する方剤です．藤平健著『傷寒論演習』には，葛根黄芩黄連湯について，「葛根黄芩黄連湯は葛根湯と黄芩湯との合方だと思います．」と述べられています．これは，卓見です．即ち，葛根黄芩黄連湯証は葛根湯証と黄芩湯証の併存する状態であると考えられます．この考えに基づいて，実際の患者に，葛根黄芩黄連湯を用いたところ確かに効果がありました．また，筆者の経験では葛根黄芩黄連湯の腹証としては心窩部の圧痛と大塚の臍痛点がよくみられます（図12）．

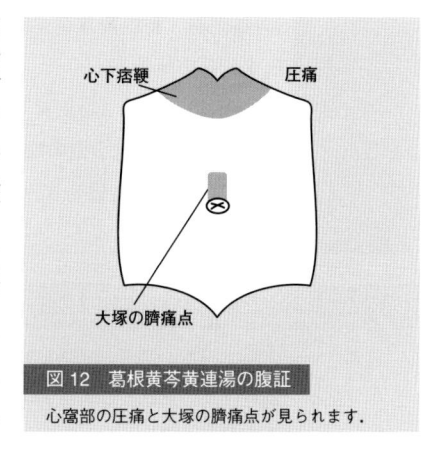

図12 葛根黄芩黄連湯の腹証
心窩部の圧痛と大塚の臍痛点が見られます．

応用 急性胃腸炎，急性気管支炎

症例 「一小児，5，6歳．感冒にかかり，喘々して汗が出た．私（岡田昌春）は小青竜加石膏湯を2，3日用いたが効果はなかった．河内全節君の亡父の河内全庵医師は，子供を診察して言うには『これは胸中の鬱邪によるものであり，この様な病気に葛根黄芩黄連湯を用いた経験がある』と．はたして葛根黄芩黄連湯を用いてみると直ぐに喘は止み汗も止まり治癒した．」（岡田昌春『温知医談』）

症例 急性胃腸炎に葛根黄芩黄連湯．31歳，女性．主訴は発熱，下痢，嘔吐．199X年6月15日頃より感冒にかかり発熱があった．6月18日夜，4回嘔吐した．6月19日朝から，茶色い水様の下痢が6回あり，早朝にも3回嘔吐があった．腹痛があり，上腹部にはつかえる感じがある．午前に当クリニックを受診した．発汗はない．咳嗽もない．肩凝りもない．尿は異常はない．望診では元気のない様子．舌にはわずかに白苔がある．脈は沈細．腹診では，腹部は心下痞鞕があり，心下部から臍上にかけて圧痛もある．臍直上にしこりと圧痛がある（大塚の臍痛点，図12参照）．

以上の所見から，大塚の臍痛点がみられるので，これは葛根湯証であり，太陽病と考えられる．また，吐き気と嘔吐，心下痞鞕，腹痛，下痢，舌の白苔は少陽病の所見と考えられ，黄芩湯証と思われる．即ち，葛根湯証と黄芩湯証の併存する状態であり，葛根黄芩黄連湯の証である．葛根黄芩黄連湯を，昼，夕，夜と与えた．午前中は6回の下

痢があったが，葛根黄芩黄連湯を服用してから下痢はしていない．6月20日，下痢はない．嘔吐もない．腹証は軽度の腹皮拘急がある．大塚の臍痛点は不明瞭である．腹痛はかなり改善している．6月21日，腹痛はない．ほとんどの症状は改善した．〔森由雄治験〕

名医の論説

〔吉益東洞〕葛根黄芩黄連湯，項背強急し，心下痞し，心悸して下痢する者を治す．(『方極』)

〔浅田宗伯〕此方（葛根黄芩黄連湯）は，表邪陥下の下痢に効あり．尾州の医師は，小児早手（小児の疫痢）の下痢に用いてしばしば効ありと言う．余も小児の下痢に多く経験せり．此方の喘は熱勢の内壅する処にして主証にあらず．(『方函口訣』)

葛根黄芩黄連湯の要点（葛根湯と黄芩湯の合方）

自覚症状	下痢，喘鳴，頭痛，発熱，発汗
他覚症状	促脈（速い，せまる脈）
	心窩部痛，臍の上のしこりと圧痛

第35条

太陽病，頭痛，発熱，身疼，腰痛，骨節疼痛，悪風，汗無くして喘する者は，麻黄湯之を主る．

麻黄湯方

麻黄三両，節を去る．桂枝二両，皮を去る．甘草一両，炙る．杏仁七十箇，皮尖を去る．
右四味，水九升を以て，先ず麻黄を煮て，二升を減じ，上沫を去り，諸薬を内れ，煮て二升半を取り，滓を去り，八合を温服す．覆いて微似汗を取る．粥を啜るを須いず，余は桂枝の法の如く将息す．

解説 太陽病で，頭痛，発熱，身体が疼み，腰痛，関節の痛みがあり，寒け，無汗で，喘々する者は，麻黄湯の主治である，という条文です．麻黄湯は太陽病の実証に用いる薬方です．骨節疼痛は関節の痛みでいわゆる節々の痛みのことです．無汗は重要です，太陽病の実証であることを示しています．

症例 5ヵ月，男児，感冒．199X年6月1日より，鼻水と咳嗽出現，ぜいぜいするという．体温37度，脈浮緊．麻黄湯エキス2gを1日分として与え，1日で鼻水と咳嗽喘鳴は改善した．〔森由雄治験〕

症例 74歳，女性，感冒．199X年1月20日より，38度の発熱と咳嗽と咽頭痛が出現し，節々の痛みがある．発汗はない．脈浮，緊である．麻黄湯エキスを与え，その夜発汗して解熱した．21日，咽頭痛は改善したが，咳嗽は残っている．麻杏甘石湯と小柴胡湯のエキスを2日分与えて，ほぼ治癒した．〔森由雄治験〕

名医の論説
〔尾台榕堂〕初生児の時々，発熱あり，鼻が塞がって通ぜず，哺乳することができない者は，此の方を用いると直ぐに治る．(『類聚方廣義』)
〔浅田宗伯〕此方（麻黄湯）は太陽傷寒，無汗の症に用いる．桂麻の辨，仲景氏厳然たる規則あり，犯すべからず．また喘家風寒に感じて発する者，此方を用いれば速に癒ゆ．朝川善庵，終身この一方にて喘息を防ぐと言う．(『方函口訣』)

麻黄湯の要点

自覚症状 頭痛，発熱，悪寒，無汗，喘鳴
他覚症状 浮脈（軽く圧迫してよく触れるが，強く圧迫すると脈が触れにくい）
緊脈（有力で，絞った綱の様である）

第36条

太陽と陽明の合病，喘して胸満する者は，下す可からず．麻黄湯に宜し．

解説 太陽病と陽明病の合病で，喘々して胸が張って苦しい者は，下剤を用いて下してはいけない．麻黄湯を投与するとよい，という条文です．

第37条

太陽病，十日以去，脈浮細にして臥を嗜む者は，外已に解するなり．設し胸満脇痛する者は，小柴胡湯を与う．脈但浮の者は，麻黄湯を与う．

小柴胡湯方

柴胡半斤，黄芩，人参，甘草，炙る，生姜各三両，切る，大棗十二枚，擘く，半夏半升，洗う．
右七味，水一斗二升を以て，煮て六升を取り，滓を去り，再煎し三升を取り，一升を温服す．日に三服す．

解説　太陽病で，10日たって，脈が浮で細であり，横になっているのを好む者は，外証がすでになくなったのである．もしも，胸満脇痛する者は，小柴胡湯を与える．脈がただ浮の者は，麻黄湯を与える，という内容です．小柴胡湯は，少陽病の代表処方で，急性病だけでなく，慢性病にも応用されます．胸脇苦満は小柴胡湯の重要な腹証です（図13）．

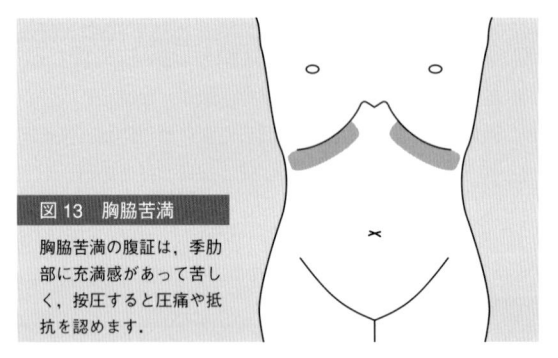

図13　胸脇苦満
胸脇苦満の腹証は，季肋部に充満感があって苦しく，按圧すると圧痛や抵抗を認めます．

症例　「早井村，駐在所の坂井氏の妻，年齢27歳．妊娠5ヵ月で感冒にかかり，頭痛，発熱，左頸部に瘰々と凝結し，これを按圧すればひどく痛み，飲食の毎に咽の中も痛む．舌上白苔，体表に熱があり，脈は数急，口渇があるが吐き気があり，下腹部は微じ痛んだ．小柴胡湯を与えて，2服で諸症状はすみやかに消失した．」（山田業精『井見集附録』）

名医の論説
〔尾台榕堂〕柴胡の諸方は皆能く瘧（マラリア）を治す．要は胸脇苦満の症を目的とすべし．初生児にして時々故なく発熱し胸悸し，或いは吐乳する者，之を変蒸熱と称し，此の方（小柴胡湯）に宜し．（『類聚方廣義』）

〔浅田宗伯〕此の方（小柴胡湯）は，往来寒熱，胸脇苦満，黙々として飲食を欲せず，嘔吐，或いは耳聾が目的なり．（『方函口訣』）

太陽病の脈証ならびに治を弁ずる〈中〉 第2章

小柴胡湯の要点

自覚症状 頭痛，発熱，吐き気，往来寒熱，めまい
他覚症状 弦脈（琴の弦を按ずるような脈）
　　　　　胸脇苦満

参考文献 大塚敬節：漢方診療の思い出．漢方の珠玉，136頁，自然と科学社，2000

第38条

太陽中風，脈浮緊，発熱，悪寒，身疼痛，汗出でずして煩躁する者は，大青竜湯之を主る．若し脈微弱，汗出で悪風する者は，之を服すべからず．之を服せば，即ち厥逆し，筋惕肉瞤す，此を逆と為す也．

大青竜湯方

麻黄六両，節を去る，桂枝二両，皮を去る，甘草二両，炙る，杏仁四十枚，皮尖を去る，生姜三両，切る，大棗十枚，擘く，石膏，雞子大の如く，砕く．
右七味，水九升を以て，先ず麻黄を煮て，二升を減じ，上沫を去り，諸薬を内れ，煮て三升を取り，滓を去り，一升を温服す．微似汗を取る．汗出ずること多き者は，温粉にて之を粉す，一服にて汗する者は，後服を停む．若し復た服し，汗多ければ亡陽，遂に虚し，悪風，煩躁し，眠るを得ざるなり．

解説　太陽病の中風の証で，脈が浮で緊，発熱と，悪寒，身体が痛み，汗は出ないで，胸苦しく手足をばたばたして悶える（煩躁）のは，大青竜湯の主治である．もし，脈が微弱で，汗が出て悪風する者は，大青竜湯を服用してはいけない．もし服用すると，すぐに手足が冷えて（厥逆），筋肉がぴくぴくする（筋惕肉瞤）．これは正しくない治療である，という内容です．

　この条文は太陽病の実証で麻黄湯証よりも熱の邪気が強く，煩躁つまり胸苦しく手足をばたばたして悶える症状が加わったものです．脈浮緊，発熱，悪寒，身疼痛，無汗，煩躁が大青竜湯の主症状です．インフルエンザに大青竜湯証がしばしばみられます．「煩躁」について，煩は胸中の熱と不安を言い，躁は手足をばたばたさせることです．脈が

微弱で，汗が出ていて悪風する者には桂枝湯を与えるべきです．誤って，桂枝湯証の患者に大青竜湯を与えると，手足が冷え，筋肉がぴくぴくするようになります．このような場合には，真武湯や茯苓四逆湯を急いで与えて治療します．雞子大とは鶏卵大のことです．

応用　インフルエンザ，急性腎炎，急性結膜炎，強膜炎

症例 A型インフルエンザに大青竜湯．35歳，主婦．200X年2月2日より，軽度の咽頭痛が出現し，2月3日午後に38度，夜には，38.8度の発熱．2月4日，午前に咳嗽，鼻水，咽頭痛，寒気，腰痛が見られ，当院を受診した．脈診は浮緊で，発汗はない．胸部腹部は正常．インフルエンザを疑い，迅速診断キットにて，A型インフルエンザと診断した．患者は妊娠の可能性があり，漢方薬での治療を希望した．証は，脈浮緊，無汗，発熱により大青竜湯の適応と判断した．大青竜湯を煎じ薬で処方し，その夜少し発汗して良い気分となった．翌日2月4日来院してもらい，経過を聞き，続いて大青竜湯を服用した．2月7日，大半の症状は改善したが，少し咳が残るため，小柴胡湯加桔梗石膏を与え治癒した．〔森由雄治験〕

症例 37歳，女性．199X年1月29日，悪寒，発熱40.2度，無汗，息苦しい，腰背部痛がある．脈・浮，緊，数．大青竜湯の証と判断し，大青竜湯（麻黄6，石膏20，桂枝3，杏仁5，甘草2，大棗3，生姜2g）を煎じ薬で投与して，1月30日，発汗して下熱し，1月31日，症状改善し，治癒した．〔森由雄治験〕

名医の論説
〔吉益東洞〕大青竜湯，喘及び咳嗽し，渇して水を飲まんと欲し，上衝し，或いは身疼し，悪風寒ある者を治す．（『方極』）
〔浅田宗伯〕此の方（大青竜湯），発汗峻発の剤はもちろんにして，その他，溢飲（水毒），或いは肺脹（気管支喘息），その脈緊，大，表症盛んなる者に用いて効あり．また天行赤眼或いは風眼（流行性結膜炎）の初期，此の方に車前子を加えて大発汗する時は奇効あり．蓋し，風眼は目の疫熱なり．故に峻発にあらざれば効なし．方位は麻黄湯の一等重きを此の方とするなり．（『方函口訣』）

大青竜湯の要点（麻黄湯証 ＋ 煩躁）

- 自覚症状　頭痛，発熱，悪寒，無汗，口渇，煩躁
- 他覚症状　浮脈（軽く圧迫してよく触れるが，強く圧迫すると脈が触れにくい）
　　　　　　緊脈（有力で，絞った綱の様である）

第2章 太陽病の脈証ならびに治を弁ずる〈中〉

第39条

傷寒，脈浮緩，身疼まず，但だ重く，乍ち軽き時有り，少陰の証無き者，大青竜湯にて之を発す。

解説 傷寒で，脈は浮で緩であり，身体は疼痛はなく，ただ身体が重く，或いはすぐに身体が軽くなる時もあり，少陰病の証が無い者は，大青竜湯で発汗すると良い，という内容です。

この条文は，少陰病に似た大青竜湯の適応症があることを述べています。大青竜湯を用いる時は大部分は第38条の症状ですが，ごく一部に第39条のような少陰病に似た症状もみられます。

■表14　発汗の強さ

発汗の強さ ↑
- 大青竜湯
- 麻黄湯
- 葛根湯
- 桂枝二越婢一湯
- 桂枝麻黄各半湯
- 桂枝二麻黄一湯
- 桂枝湯

■表15　大青竜湯，麻黄湯，葛根湯の比較

	麻黄(両)	桂枝(両)	甘草(両)	杏仁(枚)	生姜(両)	大棗(枚)	石膏	葛根(両)	芍薬(両)	脈	汗	症状
大青竜湯	6	2	2	40	3	10	雞子			浮緊	無	煩躁 口渇
麻黄湯	3	2	1	70						浮緊	無	喘
葛根湯	3	2	2		3	12		4	2	浮	無	項背強急

第40条

傷寒，表解せず，心下に水気あり，乾嘔し，発熱して欬し，或いは渇し，或いは噎し，或いは小便不利し，或いは喘する者は，小青竜湯之を主る。

小青竜湯方

麻黄，節を去る．芍薬，細辛，乾姜，甘草，炙る．桂枝各三両，皮を去る．五味子，半升，半夏，半升，洗う．

右八味．水一斗を以て，先ず麻黄を煮て，二升を減じ，上沫を去り，諸薬を内れ，煮て三升を取り，滓を去り，一升を温服す．若し渇すれば，半夏を去り，栝楼根三両を加う．若し微利すれば，麻黄を去り，蕘花，一雞子の如きものを熬りて赤色ならしめ加う．若し噎する者は，麻黄を去り，附子一枚を炮じて加う．若し小便不利，少腹満の者は，麻黄を去り，茯苓四両を加う．若し喘すれば，麻黄を去り，杏仁半升を皮尖を去りて加う．且つ蕘花利を治さず，麻黄喘を主る．今此語えに反す．疑うらくは仲景の意に非ず．

解説 傷寒で，表証が残っていて，心窩部（心下）に水毒（水気）があり，からえずきや発熱して咳があり，或いは喉が渇き，或いはむせて（噎），或いは小便が少なくなり，或いは喘々する者は，小青竜湯の主治である，という内容です．小青竜湯の虚証には，苓甘姜味辛夏仁湯を用います．虚証の花粉症などに用います．

応用　気管支喘息，アレルギー性鼻炎

症例 19歳，男性．小児の頃から，鼻づまりがあり，アレルギー性鼻炎と診断されている．漢方治療を希望して，200X年1月25日，当院を受診．183 cm，72 kg，やや浅黒い皮膚をしている．脈は沈細，腹力は中等度である．小青竜湯を与えた．2週間服用して，鼻づまりの症状は著明に改善した．その後継続して服用しているが，ほとんど鼻づまりの症状はみられない．〔森由雄治験〕

症例 50歳，男性．研究所職員．199X年3月1日初診．小児の頃から気管支喘息と診断されている．一時，喘息発作は落ち着いていたが，最近，頻繁に喘息発作が起こる．週に2～3回の喘息発作が起こり，漢方薬での治療を求めて来院した．脈は沈，腹証は腹力は中等度で，緊張はよい．小青竜湯を与えたところ，著明な効果を得て，ほとんど喘息発作が起こらなくなった．約3年間服用して，廃薬した．〔森由雄治験〕

名医の論説
〔目黒道琢〕表には寒邪あり，裏には水気あり，其の水寒逆して咳するを治す．（『餐英館療治雑話』）
〔浅田宗伯〕この方（小青竜湯）は，表解せず，而して心下に水気ありて咳喘する者を治す．この方を諸病に用いる目的は，痰沫，咳嗽，裏熱なきの症を主とす．もし老痰になりて熱候深き者は，清肺湯，清湿化痰の類に宜し．（『方函口訣』）

第41条

傷寒，心下に水気あり，欬して微喘し，発熱し，渇せず，湯を服し已り，渇する者は，寒去り解せんと欲するなり．小青竜湯之を主る．

解説 傷寒で，心下に水気があって，咳して微し喘々し，発熱し，口渇はない者は，小青竜湯の主治である．小青竜湯を服し終わり，口渇する者は，寒が去って治ろうとする状態である，という内容です．

「湯を服し已り，渇する者は，寒去り解せんと欲するなり」は，小青竜湯を服用した後のことを述べた文章です．心下の水気（水毒）が，小青竜湯では最も重要なポイントであり，欬は咳と同じです．「心下の水気」が原因となって咳や気管支喘息を引き起こすのです．

小青竜湯の要点

- 自覚症状　頭痛，発熱，悪風，咳，喘鳴，乾嘔（からえずき）
- 他覚症状　[腹証] 両腹直筋の攣急（上部）

第42条

太陽病，外証未だ解せず，脈浮弱の者は，当に汗を以て解すべし，桂枝湯に宜し．

桂枝湯方

桂枝，皮を去る．芍薬，生姜，各三両，切る．甘草，二両，炙る．大棗，十二枚，擘く．
右五味，水七升を以て，煮て三升を取り，滓を去り，一升を温服す．須臾にして，熱稀粥一升を啜り，薬力を助け，微汗を取る．

解説 太陽病で，外証がまだ解していない，脈が浮で弱い者は，発汗させて解すのがよく，桂枝湯を与えるとよい，という内容です．脈の浮弱がポイントです．

第43条

太陽病，之を下し，微喘の者，表未だ解せざるが故なり，桂枝加厚朴杏子湯之を主る．

桂枝加厚朴杏子湯方

桂枝，三両，皮を去る．甘草，二両，炙る．生姜，三両，切る．芍薬，三両，大棗十二枚，擘く．厚朴，二両，炙り，皮を去る．杏仁，五十枚，皮尖を去る．
右七味，水七升を以て，微火にて煮て三升を取り，滓を去り，一升を温服す．覆いて微似汗を取る．

解説 太陽病であるのに，下剤を与えて下したところ，微し喘々するようになった．これは，発熱，悪寒などの表証の症状がまだ残っているからである，このような症状の時には桂枝加厚朴杏子湯の主治である，というのが大意です．桂枝加厚朴杏子湯は第18条（p.18）で解説したように，虚証の気管支喘息などに用いられますが，第43条のような場合もあります．

参考 『神農本草経』には，杏仁については「杏核，味甘，温．川谷に生ず．欬逆上気，雷鳴，喉痺，下気，産乳，金瘡，寒心，奔豚を主る」（杏核は杏仁のこと），また厚朴については「厚朴，味苦，温．中風，傷寒，頭痛，寒熱，驚気，血痺死肌を主る」とあります．

第44条

太陽病，外証未だ解せざる者は，下すべからず．之を下すを逆となす．外を解せんと欲する者は，桂枝湯に宜し．

太陽病の脈証ならびに治を弁ずる〈中〉 第2章

解説　太陽病で，体表の症状が残っていて治っていない者は，下剤で下してはいけない．下剤で下すのは誤治である．外の症状を治そうとする者は，桂枝湯を与えるとよい，という条文です．

第45条

太陽病，先ず汗を発して解せず．而るに復た之を下す．脈浮の者は愈えず．浮は外に在りとなす．而るに反って之を下す．故に愈えざらしむ．今，脈浮，故に外に在り，当に須らく外を解すべし則ち愈ゆ．桂枝湯に宜し．

解説　太陽病で，発汗したが治らない，さらに下剤を与え下痢させた．脈浮の者は治らない．脈が浮であることは病気が外にあることを意味する．発汗するのが正しい治療法であるのに，下剤で下してしまった．だから治癒しないのである．今は脈が浮であり，病気は外にあるので，外が治れば直ぐに治癒する．桂枝湯を与えるのがよい，というのが大意です．

第46条

太陽病，脈浮緊，汗無く，発熱，身疼痛し，八九日解せず，表証なお在り．此れ当に其の汗を発すべし．薬を服し已って微しく除く．其の人，発煩，目瞑，劇しき者は必ず衄す．衄すれば乃ち解す．然る所以の者は，陽気，重きが故なり．麻黄湯之を主る．

注　瞑は，目をつぶる，ねむる，目がくらむこと．

> **解説** 太陽病で，脈が浮で緊であり，汗は無く，発熱して，身体が痛む．8，9日経っても治癒しないで，表証は残っている．この場合は発汗すべきである．発汗薬を服用して少し症状は取り除かれたが，病人がいらいら（発煩）し，目がくらみ（目瞑），劇しい者は必ず鼻血（衄）がでる．鼻出血すると治る．これは，陽気が過剰であるからであり，麻黄湯の主治である，という条文です．

第47条

太陽病，脈浮緊，発熱身に汗無く，自衄する者は愈ゆ．

> **解説** 太陽病で，脈が浮で緊であり，発熱して身体に汗は無く，鼻出血（衄）する者は自然に治る，という条文です．

第48条

二陽の併病，太陽初め病を得るの時，其の汗を発し，汗先ず出づるも徹せず．因って陽明に転属し，続いて自ら微汗出で，悪寒せず．若し太陽病の証，罷まざる者は下すべからず．之を下すを逆となす．此の如きは小しく汗を発すべし．設し面色縁縁として正赤の者，陽気，怫鬱として表に在り．当に之を解するに之を熏ずべし．若し汗を発すれど徹せず．言うに足らず．陽気，怫鬱として越するを得ず．当に汗すべくして汗せざれば，其の人躁煩し，痛む処を知らず，乍ち腹中に在り，乍ち四肢に在り，之を按じて得べからず．其の人，短気但坐す．汗出づるも徹せざるを以ての故なり．更に発汗すれば則ち愈ゆ．何を以てか汗出づ

るること徹せざるを知る．脈濇（しょく）を以ての故に知るなり．

注 『説文解字』には，「併は並なり」とあります．

解説 2つの陽病（太陽病と陽明病）の併病は，初め太陽病になって，発汗させたが，十分に発汗できなかったので，陽明病になり，微し汗が出て，悪寒はない．太陽病の証が，残っている場合は下してはいけない．下すのは誤った治療である．この場合は少し発汗させるのがよい．もし全体に（縁縁）顔色がまっ赤な色（正赤）の者は，陽気が身体の表面に塞がってこもっている（怫鬱）として体表にある．これを治療するに薫ずる方法がよい．発汗法が十分でなく，陽気が塞がってこもっている（怫鬱）と外にでることができず発汗すべきであるが発汗できないと，胸苦しく手足をばたばたして悶える（躁煩）．痛みは腹中にあったり，四肢にあったり痛む場所が一定していない．息切れがあり，ただ座位の状態である．これは，発汗が十分でなかったためである．更に発汗すれば直ぐに治る．どうして発汗が不十分であることを知ることができるのか．これは，脈が小刀で竹を削るように渋滞した脈（濇）であることで知ることができるのである，というのが大意です（図14）．

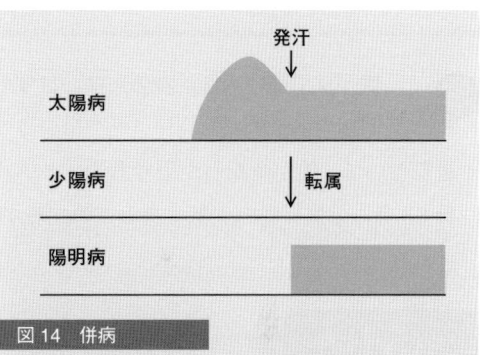

図14 併病

太陽病と陽明病の併病は，初め太陽病で，発汗させたが，十分に発汗できなかったので，陽明病になり，微し汗が出て，悪寒はない状態となり，太陽病と陽明病の両方の症状が併存しています．

第49条

脈浮数の者は，法当に汗出でて愈ゆべし．若し之を下し，身重く心悸する者は汗を発すべからず．当に自汗出でて乃ち解すべし．然る所以の者は，尺中の脈微，此れ裏虚す．須らく表裏実し，津液自ら和すれば，便ち自汗出でて愈ゆべし．

| 解説 | 脈が浮で数の者は，発汗して治るはずである．もし，下剤を与えて下痢させ，身体が重く動悸する場合は，発汗させてはいけない．自然に発汗して治癒させるべきである．尺脈が微であるのは，裏が虚していることを示す．治療は，表と裏を充実させ，津液が調和すれば，自然に発汗して治るはずである，というのが大意です．

第50条

脈浮緊の者は，法当に身疼痛すべし．宜しく汗を以て之を解すべし．もし尺中遅なる者は，汗を発すべからず，何を以てか然るを知る．栄気足らず，血少きを以ての故なり．

| 解説 | 脈が浮で緊の者は，身体が痛いはずである．発汗させて治癒させるとよい．尺脈が遅である者は，発汗させてはいけない．どうして分かるかというと，栄気が不足していて，血が少ないためである，というのが大意です．
　第53条に栄気は脈内の気であるとの記載があります．

第51条

脈浮の者，病表に在り．汗を発すべし，麻黄湯に宜し．

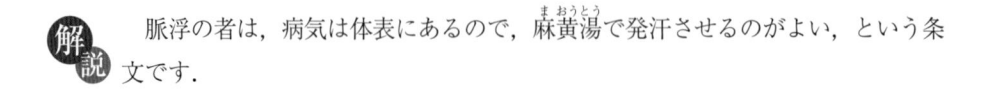

| 解説 | 脈浮の者は，病気は体表にあるので，麻黄湯で発汗させるのがよい，という条文です．

第52条

脈浮にして数の者，汗を発すべし，麻黄湯に宜し．

解説 脈が浮で数の者は，発汗させるべきであり，麻黄湯を用いるのがよい，という条文です。

第53条

病常に自汗出づる者は，此れ栄気和すとなす．栄気和す者は，外諧はず．衛気，栄気と共に和諧せざるを以ての故に爾り．栄は，脈中を行き，衛は脈外を行くを以て，復た其の汗を発し，栄衛和すれば則ち愈ゆ．桂枝湯に宜し．

解説 病人が，いつも自然に発汗する者は，栄気が和しているのである．栄気が和している者は，外が整っていない．衛気と栄気とが調和していないからである．栄は，脈の中を行き，衛は脈の外を行くので，発汗して，衛栄を調和すれば直ぐに治る，桂枝湯を与えるのがよい，というのが大意です．「栄（営）は水穀の精気である（素問・痺論篇）」とあり，栄（気）は，食物を消化して得た栄養成分です．また，「栄（営）気なるものは，脈に注ぎ，化して血となる（霊枢・邪客篇）」とあり，血液とほぼ同じものと考えられます．「衛気は分肉を温め，皮膚を充たし腠理を肥やして，関闔（汗腺の開閉）司るものなり（霊枢・本臓篇）」とあります．

第54条

病人蔵に他病無く，時に発熱し自汗出でて，愈えざる者は，此れ衛気和せざるなり．其の時に先だちて，汗を発すれば則ち愈ゆ．桂枝湯に宜し．

解説 病人が，内臓には病気がなく，時々発熱して自然に発汗するが，治らない者は，衛気と栄気とが調和していないからである．発熱する前に，発汗させると直ぐ治る．桂枝湯を与えるのがよい，という条文です．

第55条

傷寒，脈浮緊，汗を発せず，因って衄を致す者は，麻黄湯之を主る．

解説 傷寒にかかり，脈が浮で緊，汗はなく，鼻出血（衄）する者は，麻黄湯の主治である，という条文です．

第56条

傷寒，大便せざること六七日，頭痛，熱有る者は，承気湯を与う．其の小便清なる者，裏に在らず，仍ち表に在るを知るなり．当に須く汗を発すべし．若し頭痛する者は必ず衄す．桂枝湯に宜し．

解説 傷寒にかかり，6，7日大便がでないで，頭痛と発熱がある者は，承気湯を与える．小便の色が透明である者は，病気は裏にはなく，体表にあることがわかり，発汗させるべきである，桂枝湯を与えるとよい．もし頭痛する者は必ず鼻出血（衄）する，というのが大意です．

第57条

傷寒，発汗已に解し，半日許りにして復た煩し，脈浮数の者は，更に発汗すべし．桂枝湯に宜し．

解説 傷寒にかかり，発汗して一時治ったが，半日位してまた煩して，脈が浮で数の者は，さらに発汗すべきである，桂枝湯を与えるとよい，というのが大意です．

第58条

凡そ病，若しくは発汗し，若しくは吐し，若しくは下し，若しくは亡血し，津液を亡するも，陰陽自ら和する者，必ず自ら愈ゆ．

解説 たいていの病気は，発汗させたり，吐かしたり，下したりして，血液や体液が失われても，陰陽が自然に調和する者は，必ず自然に治る，という条文です．

第59条

大いに之を下して後，復た発汗し，小便不利の者は，津液を亡するが故なり．之を治すること勿れ．小便利するを得ば，必ず自ら愈ゆ．

解説 強い下剤で下した後に，また発汗させて，小便が出なくなった者は，津液が欠乏したためであり，特別に薬を与える必要はない．小便が出るようになれば，必ず自然に治る，という条文です．

第60条

之を下して後，復た発汗すれば，必ず振寒し，脈微細なり．然る所以の者は，内外俱に虚するを以ての故なり．

解説 下剤で下した後に，また発汗させれば，必ず寒けを感じて振るえて，脈が微で細となる．これは身体の表と裏がともに虚するためである，という条文です．

第61条

之を下して後，復た発汗，昼日，煩躁，眠るを得ず，夜にして安静，嘔せず，渇せず，表証無く，脈は沈微，身に大熱無き者は乾姜附子湯之を主る．

乾姜附子湯方
乾姜一両，附子一枚，生にて用う．皮を去り，八片に切る．
右二味，水三升を以って，煮て一升を取り，滓を去り，頓服す．

解説 下剤を与えて下した後，また発汗させて，昼間は煩躁して，眠れず，夜になって安静を保ち，嘔気もなく，口渇もなく，表証もない．脈は沈微で体表に発熱がないときには乾姜附子湯の主治である，という条文です．

乾姜附子湯の治験例はほとんどありません．実際の臨床では乾姜附子湯よりも四逆湯（甘草，乾姜，附子）や茯苓四逆湯（甘草，乾姜，附子，人参，茯苓）を用いることが多いです．

名医の論説〔吉益東洞〕乾姜附子湯，下痢，煩躁して厥する者を治す．(『方極』)

乾姜附子湯の要点
- 自覚症状　下痢，煩躁，無熱
- 他覚症状　沈脈（軽く圧迫して触れにくい，強く圧迫すると脈がよく触れる）
　　　　　　微脈（極めて細く軟らかで，圧迫すると消えてしまう）

第62条

発汗後，身疼痛，脈は沈遅の者は，桂枝加芍薬生姜各一両人参三両新加湯之を主る．

第2章 太陽病の脈証ならびに治を弁ずる〈中〉

桂枝加芍薬生姜各一両人参三両新加湯方

桂枝,三両,皮を去る.芍薬,四両.甘草,二両,炙る.人参,三両.大棗,十二枚,擘く.生姜,四両.
右六味,水一斗二升を以て,煮て三升を取り,滓を去り,一升を温服す.本云う,桂枝湯に,今,芍薬生姜人参を加う.

解説 発汗した後に,身体が痛み,脈が沈遅の者は,桂枝加芍薬生姜各一両人参三両新加湯の主治である,という条文です.心下痞鞕（図15）が重要です.発汗したために,身体の陽気や津液が,失われて虚証になった状態です.

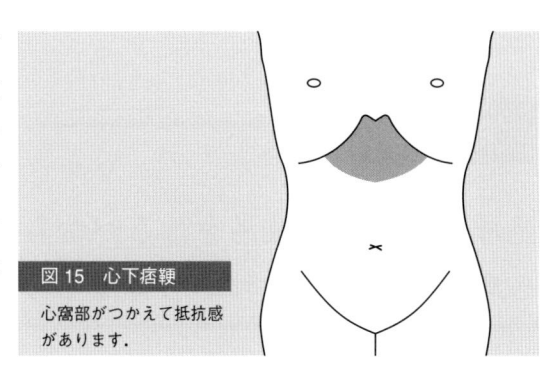

図15 心下痞鞕
心窩部がつかえて抵抗感があります.

症例「一老人,数日間,便秘して上逆（のぼせ）目眩（めまい）の症状が出現した.ある医師は下剤の備急円を与えたが,大便の通じがないので2倍量の備急円を与えた.すると下痢が数回あってから身体が麻痺し,上逆が益々ひどくなってまた便秘となった.他の医師に治療を求めたところ,大量の大承気湯を与えた.1服で便がでずに,3服で下痢をしたが身体が痛くて寝ることもできない.また,便秘になり,別の医師の治療を求めた.その医師は地黄剤を与えたが,上逆はひどく,顔は酔ったようになり,便秘はつづいた.ここで吉益南涯先生に診察を依頼してきた.南涯先生が診るところでは,心下痞鞕し下腹部には力がない.よって桂枝加芍薬生姜各一両人参三両新加湯を与えた.すると上逆は改善して大便も出るようになった.2,3日経つと,痛みはなくなり,寝ることもできて,大便も出て,20日間ですべての症状は治癒した.」（吉益南涯『成蹟録』）

名医の論説〔吉益東洞〕桂枝加芍薬生姜人参湯,桂枝湯証にして,心下痞鞕,身疼痛,及び嘔ある者を治す.（『方極』）

桂枝加芍薬生姜各一両人参三両新加湯の要点

- **自覚症状** 頭痛，発熱，発汗，悪風　身疼痛
- **他覚症状** 沈脈（軽く圧迫して触れにくい，強く圧迫すると脈がよく触れる）
  遅脈（1回の呼吸の時間に脈拍が3回以下のもの）
  心下痞鞕の腹証

第63条

発汗後，更に桂枝湯を行るべからず．汗出でて喘し大熱無き者は，麻黄杏仁甘草石膏湯与うべし．之を主る．

麻黄杏仁甘草石膏湯方

麻黄，四両，節を去る．杏仁，五十箇，皮尖を去る．甘草，二両，炙る．石膏，半斤，碎き，綿にてつつむ．右四味，水七升を以て，麻黄を煮て，二升を減じ，上沫を去り，諸薬を内れ，煮て二升を取り，滓を去り，一升を温服す．本云う黄耳杯と．

解説　太陽病で，発汗した後には，更に桂枝湯を投与すべきではない．汗が出て，喘々して，体表の熱（大熱）がない者には，麻黄杏仁甘草石膏湯（麻杏甘石湯と略称す）与うべきである，という内容です．肺に熱の邪気が存在する状態です．

応用　気管支喘息の発作の治療，慢性期の気管支喘息の治療（柴胡剤と併用するとよい）

症例　「麻杏甘石湯治験　渡辺氏の2歳の小児．明治2X年8月．頻回の下痢と時々乳を嘔吐する．2日経って咳嗽喘鳴が出現し，ほとんど馬脾風（咽喉ジフテリア）の状態である．診察するに，表に大熱があるが汗なし，鳩尾（みぞおち）に大いに動悸があり腹部は微し張っている．麻杏甘石湯を2服与えると諸々の症状はすべて消失した．」（山田業精『井見集附録』）

症例　21歳，女性．199X年10月12日の夜より，37度の発熱が出現した．翌朝，咳，痰，咽頭痛があり発汗もしている．発熱はない．脈浮で力はある．麻杏甘石湯エキスを与えた．翌日は咳，痰などの症状は著明に改善した．4日間で略治．〔森由雄治験〕

名医の論説	〔浅田宗伯〕この方（麻杏甘石湯）は麻黄湯の裏面の薬にて，汗出で而して喘すと云うが目的なり．熱内裏に沈淪（しずむ）して，上肺部に燻蒸する者を麻（黄）石（膏）の力にて解するなり．（『方函口訣』） 〔尾台榕堂〕（麻杏甘石湯）喘咳止まず，面目浮腫，喉乾口渇，或いは胸痛する者を治す．（『類聚方廣義』）

麻黄杏仁甘草石膏湯の要点

- 自覚症状　喘鳴，咳，発汗，口渇
- 他覚症状　腹力は中等度以上で実証

第64条

発汗過多，其の人，叉手して自ら心を冒い，心下悸し，案ずるを得んと欲する者は桂枝甘草湯之を主る．

桂枝甘草湯方
桂枝四両，皮を去る．甘草二両，炙る．
右二味，水三升を以て，煮て一升を取り，滓を去り，頓服す．

解説　汗が多く出て，両手を組み合わせて（叉手）胸をおおい，動悸を感じて胸を押さえようとする時には桂枝甘草湯の主治である，という条文です．過剰な発汗により，陽気が失われ，胸中の陽気が不足した状態です．

桂枝甘草湯は発作性の動悸，期外収縮などの状態に用います．エキス剤が無いので，私は桂枝甘草湯を，1回分桂枝末0.3g，甘草末0.3gを混合して粉末として与えて治療します．この方法で効果があった症例を多数経験しています．

症例　桂枝甘草湯で動悸を治療した症例．31歳の主婦で動悸を主訴に受診した．時々，動悸を感じ，動悸は2，3時間続くという．桂枝甘草湯を煎薬で与えた．動悸の時，短時間煎じて服薬するように説明した．動悸の発作の時，服薬して，約30分位で動悸は消失した．〔森由雄治験〕

名医の論説	〔吉益東洞〕桂枝甘草湯，上衝急迫する者を治す．（『方極』）

桂枝甘草湯の要点

自覚症状 発汗，発作的な動悸

第65条

発汗後，其の人臍下悸する者は奔豚をなさんと欲す．茯苓桂枝甘草大棗湯之を主る．

茯苓桂枝甘草大棗湯方

茯苓，半斤，桂枝，四両，皮を去る．甘草，二両，炙る．大棗，十五枚，擘く．
右四味，甘爛水一斗を以て，先ず茯苓を煮て，二升を減じ，諸薬を内れ，煮て三升を取り，滓を去り，一升を温服す．日に三服す．
甘爛水を作るの法，水二斗を取り，大盆の内に置き，杓を以て之を揚げ，水上に珠子五六千顆相逐るもの有り，取りて之を用う．

解説 発汗の後，臍の下で動悸がする者は，まさに奔豚病を発病する状態であり，茯苓桂枝甘草大棗湯の主治である，という条文です．茯苓桂枝甘草大棗湯は苓桂甘棗湯と略称されます．

奔豚病とは，下腹から喉に向かって何かがつきあがってくる状態で，神経症，パニック症候群，発作性頻拍症などがこれに相当します．

症例「一女子．年20代前半．流行病で腹痛，下痢，微嘔の症状が出現．某医師は，対症療法の薬を処方したが，症状は不変であったので，患者の家族は私（岡田昌春）に治療を託した．脈は微数で熱候があるので，黄連湯を与えたところ，下痢，微嘔の症状は止んだ．夜に急に心下（心窩部）へ衝逆が起こり，一晩中続いて眠ることができない．翌朝，診察すると奔豚病の症状があるので，苓桂甘棗湯加半夏呉茱萸に処方を変えた．1，2日して診察するとこの女子が云うには『病気になる前に戸棚に蛇がとぐろをまいているのを見て驚いた』．夫より，『夫人は毎夜蛇の夢をみている』と言われた．更に，最近，回虫2，3匹を嘔吐して気分は爽快ではない．寒熱発作あるので，看護人も，流行病かと私に質問したが，私は，心下へ衝逆が起こるものは驚き恐れより来るものであり，寒熱往来は回虫によるもので，心配無用と説明した．その後，蛇滅門草の苗を持って行って示し，この草を盆栽にして枕元に置いておけば，蛇は近づくことはできないと説明した．患者はたいへん喜んで，私の言う通りにして，いつもの薬と回虫薬を服用

し，私の薬を服用して徐々に全治した．」（岡田昌春『温知医談』）

名医の論説	〔吉益東洞〕苓桂甘棗湯，臍下悸して，攣急上衝する者を治す．（『方極』） 〔浅田宗伯〕この方（苓桂甘棗湯）は，臍下の動悸を主とす．大棗は能く臍下の動を治するものなり．この臍下の動悸上に盛なる者を桂枝加桂湯とす．桂枝加桂湯の臍下を去て心下にのみあるを茯苓甘草湯とす．（『方函口訣』）

茯苓桂枝甘草大棗湯の要点

自覚症状 臍下の動悸，発汗

第66条

発汗後，腹張満の者は，厚朴生姜半夏甘草人参湯之を主る．

厚朴生姜半夏甘草人参湯方

厚朴，半斤，炙り，皮を去る．生姜，半斤，切る．半夏，半升，洗う．
甘草，二両．人参，一両．
右五味，水一斗を以て，煮て三升を取り，滓を去り，一升を温服す．日に三服す．

解説 　発汗した後，腹が張って腹満する者は，厚朴生姜半夏甘草人参湯の主治であるという条文です．厚朴生姜半夏甘草人参湯は，虚証の腹満に用います．発汗後に脾胃の虚証になったものと考えられます．

症例 「48歳の船主．若い頃は非常に頑健で，病気にかかったことがなかったが，戦争で銃貫創で，胸部から弾丸を摘出してからは，身体に異和を感じ，疲労し易く，食事は不進ではないが，美味を感じたことがなく，現在では，腹中常に雷鳴して放屁があり，便は下痢ではないが，いつも軟便である．脈は微弱で細くて遅い．腹部は腹筋は菲薄で軟弱で，殊に小腹部は抵抗は少しもない．診察中に腹雷鳴している．腹満雷鳴，放屁を目標に，厚朴生姜半夏甘草人参湯を投薬した．服薬してから程なく，腹満は非常に快方になり，同時に放屁があって，雷鳴も軽減した．随って食事も近頃は，美味を感じ，元気もだんだん出て来たと言っている．服薬中のものである．」（高橋道史『漢方の臨床』11巻．7号，19頁，1964年）

名医の論説	〔尾台榕堂〕霍乱にして，吐瀉後なお満痛し，嘔吐気ある者を治す．張満はいわゆる実満に非ざるなり．(『類聚方廣義』) 〔浅田宗伯〕この方（厚朴生姜半夏甘草人参湯）は，中気虚して腹満する者を治す．故に古人は太陰の主方とす．厚朴七物や厚朴三物の跡にて用うることあり．また平胃散の虚症に与えて能く効あり．(『方函口訣』)

厚朴生姜半夏甘草人参湯の要点

自覚症状	発汗，腹が張る，ガス，腹痛，吐き気
他覚症状	弦脈（琴の弦を按ずるような脈）

第67条

傷寒，若しくは吐し，若しくは下して後，心下逆満，気上って胸を衝き，起てば則ち頭眩し，脈沈緊，発汗すれば則ち経を動かし，身振振として揺をなす者は茯苓桂枝白朮甘草湯之を主る．

茯苓桂枝白朮甘草湯方

茯苓四両，桂枝三両，皮を去る．白朮，甘草各二両，炙る．
右四味，水六升を以て，煮て三升を取り，滓を去り，分温三服す．

解説 　傷寒で，吐いたり，下したりして，胸部が張っている（心下逆満），気が上って胸を衝き，起き上がろうとするとめまい（頭眩）が起こり，脈は沈緊である．このような状態の時に発汗させると，ふらふら（身振振）としてめまいが起こる．このような時は，茯苓桂枝白朮甘草湯（苓桂朮甘湯）の主治であるという条文です．

苓桂朮甘湯は普通，非回転性めまいに用いられます．ちなみに，回転性めまいには沢瀉湯（沢瀉，白朮）を用います．私はかつて，60歳の婦人で，ふらふらと揺れる眩暈（非回転性）の患者に苓桂朮甘湯を用いて著効を得たことがあります．

太陽病の脈証ならびに治を弁ずる〈中〉 第2章

症例
「苓桂朮甘湯で梅核気（咽に梅の種の様なもので塞がった感じがすること）を治す．一婦人，40余歳．ある日，咽の中に物があるような感じがした．飲み込もうとしても飲み込めず，吐こうとしても吐けない．このようなことが10数日続いている．食欲や便通は普通である．ただ頭が重く，眩暈し，気うつのような症状である．私（山田業精）のところを受診した．診察したところ梅核気であり，すぐ，半夏厚朴湯を与えたが少しも効かない．もう一度，丁寧に診察したところ，脈は沈，緊であり，苓桂朮甘湯の証と診断した．苓桂朮甘湯を3日分服用して全治した．」（山田業精『井見集附録』）

名医の論説
〔吉益東洞〕心下悸，上衝，起てば則ち頭眩し，小便不利の者を治す．（『方極』）
〔浅田宗伯〕この方（苓桂朮甘湯）は支飲を去るを目的とす．気咽喉に上衝するも，目眩するも，手足振掉（ゆれること）するも，皆水飲によるなり．起きれば則ち頭眩すと云うが大法なれども，臥して居て眩暈する者にても，心下逆満さえあれば用うるなり．（『方函口訣』）

苓桂朮甘湯の要点
- 自覚症状　心窩部の張り，動悸，めまい，
- 他覚症状　沈脈（軽く圧迫して触れにくい，強く圧迫すると脈がよく触れる）
　　　　　　緊脈（有力で，絞った綱の様である）

第68条

発汗，病解せず，反って悪寒する者は虚するが故也．芍薬甘草附子湯之を主る．

芍薬甘草附子湯方
芍薬，甘草各三両，炙る．附子一枚，炮じて，皮を去り，八片に破る．
右三味，水五升を以て，煮て一升五合を取り，滓を去り，分かち温め三服す．疑うらくは仲景方に非ず．

解説　発汗したが，病気は治らないで，悪寒がある者は身体が虚しているためである．芍薬甘草附子湯の主治である，という条文です．この方は芍薬甘草湯に附子を加えたものと考えるとさまざまな疼痛疾患に応用できます．
　私はよく腰痛に用いています．

症例 64歳，女性．痩せた体格をしている．仕事で無理をして，腰痛が出現．漢方薬を希望して，199X年12月9日当院を受診した．手足は冷える．腹直筋は拘急して突っ張っている．よって，芍薬甘草附子湯エキスを与えたところ，腰痛は徐々に改善して7日後にほぼ略治．〔森由雄治験〕

名医の論説 〔浅田宗伯〕この方（芍薬甘草附子湯）は発汗後の悪寒を治するのみならず，芍薬甘草湯の症にして，陰位に属する者を治す．(『方函口訣』)

芍薬甘草附子湯の要点（芍薬甘草湯証 ＋ 冷え）

自覚症状 発汗，悪寒，疼痛

第69条

発汗，若しくは下し，病なお解せず，煩躁する者は，茯苓四逆湯之を主る．

茯苓四逆湯方

茯苓四両，人参一両，附子一枚，生にて用い，皮を去り，八片に破る．甘草二両，炙る．乾姜一両半，右五味，水五升を以て，煮て三升を取り，滓を去り，七合を温服す．日に二服す．

解説 発汗したり，下したりしても，病気が依然として治らず，胸苦しく手足をばたばたして悶える（煩躁）者は，茯苓四逆湯の主治であるという条文です．

煩躁が重要です．茯苓四逆湯は，陽が失われ煩躁を生じた病態に用います．実際には，次の症例のように急性大腸炎の時で煩躁を伴う場合によく用いられます．その他，私は茯苓四逆湯を陰病で煩躁があるときに用いています．

症例 急性大腸炎に茯苓四逆湯．45歳，男性．主訴は下痢，腹痛．前日，ずっと冷房の効いた会場に居たため，疲れて体調を崩した．200X年7月31日昼，冷房の効いた検査室で裸になり心電図検査を受けた．その時，ぞくぞくと寒けがした．昼食後，少量の氷菓子を食べた．午後は，体のだるさと疲れを感じ，腹部が張る感じがした．腹部が張る感じは深夜まで続き，夜になって，しくしくと間欠的な腹痛と腹部がゴロゴロと鳴る症状が出現した．腹痛は，腹部を手の掌で圧すと痛みは軽快した．8月1日午前0時，腹部

が絞られる様な痛みとともに水様性下痢便が出現した．全身に発汗があった．朝まで，頻回に，下痢と腹痛があり，真武湯エキスを2回服用した．午前9時半，附子理中湯エキスを服用した．全身の発汗があり，腹痛はやや改善した．午後0時半，昼食を少量とったが，腹がすぐに張ってきて苦しくなり，腹痛も出現した．臍にお灸をして，腹痛はやや改善した．午後2時，再び附子理中湯エキスを服用した．腹痛はやや楽である．午後7時半，未消化の下痢便と腹痛があった．午後9時，未消化の下痢便と腹痛があり，多量の発汗と全身が非常にだるくて何とも言えない不安感や胸苦しい感じが出現した．これは「煩躁」であり，茯苓四逆湯証に間違いないと考え，茯苓四逆湯（附子0.4g）を煎じた．煎薬を服用して，体が温まり，たいへん気分が良くなった．午後11時，軽い腹痛が生じたが，すぐ軽快した．以降ひどい腹痛はほとんどなく，下痢も全くなくなり，治癒した．〔森由雄治験〕

名医の論説

〔尾台榕堂〕霍乱の重症，吐瀉の後，厥冷，筋惕，煩躁，熱無く，渇無く，心下痞鞕，小便不利，脈微細の者この方を用うべし．服後小便利する者救うこと得べし．諸の久病，精気衰微，乾嘔不食，腹痛，溏泄，悪寒，面部，四肢微腫する者を治す．（『類聚方廣義』）

〔浅田宗伯〕この方（茯苓四逆湯），茯苓を君薬とするは煩躁を目的とす．『本草』に云う，茯苓は煩満を主とす．古義と云うべし．四逆湯の症にして，汗出で煩躁止まざる者，この方にあらざれば救うこと能わず．（『方函口訣』）

茯苓四逆湯の要点（四逆湯証 ＋ 煩躁）

- 自覚症状　発汗，下痢，煩躁，冷え
- 他覚症状　沈脈（軽く圧迫して触れにくい，強く圧迫すると脈がよく触れる）

第70条

発汗後，悪寒する者は虚するが故なり．悪寒せず，但だ熱する者は，実なり，当に胃気を和すべし．調胃承気湯を与う．

調胃承気湯方
芒消半升，甘草二両，炙る．大黄四両，皮を去り，清酒にて洗う．
右三味，水三升を以て，煮て一升を取り，滓を去り，芒消を内れ，更に煮て両沸し，頓服す．

解説 発汗の後，悪寒する者は虚するためであり，悪寒せず，熱する者は，実証（便秘）である，当に胃腸の働き（胃気）を調和すべきであり，調胃承気湯を与えるとよい，という条文です．調胃承気湯は，第29条（p.29）で解説しました．

第71条

太陽病，発汗後，大いに汗出で，胃中乾き，煩躁して，眠ることを得ず．水を飲むを得んと欲するものは，少々与えて之を飲ましめ，胃気をして和せしむれば則ち癒ゆ．若し脈浮，小便不利，微熱，消渇する者は，五苓散之を主る．

五苓散方

猪苓十八銖，皮を去る．沢瀉一両六銖，白朮十八銖，茯苓十八銖，桂枝半両，皮を去る．
右五味，搗きて散となす．白飲を以て和す．方寸匕を服す．日に三服す．多く煖水を飲み，汗出でて愈ゆ．法の如く将息す．

解説 太陽病で，発汗した後，大いに汗が出て，胃腸の中が乾き，胸苦しく手足をばたばたして悶えて（煩躁），眠ることができない．病人が水を飲みたい場合には，少し水を与えると胃腸の働き（胃気）が改善して直ぐよくなる．もし脈が浮で小便が少なく，微熱があり，咽が渇く時には，五苓散の主治である，というのが大意です．五苓散は小便不利，口渇，嘔吐や下痢などが主な症状です．いわゆる，「吐き下し」で熱によるものに効果があり，寒によるものは人参湯です．嘔吐や下痢を伴うウイルス性胃腸炎に用いる機会が多くあります．

症例 10歳，男子．主訴は発熱，頭痛，嘔吐．199X年8月10日夜より，38度の発熱と頭痛があり嘔吐が2回あったという．二便は正常という．首の強張りもなく，自汗があった．8月11日も発熱と頭痛と嘔吐が続いた．午後8時に往診を依頼され，診察した．口渇なく，嘔吐は食後しばらくしてから起こり，飲水後すぐには起こらない．顔は軽度の赤みがあり，舌は薄い白苔がある．脈は浮，数で，腹診は特別な所見はない．
五苓散を用いた．五苓散を小匙に1杯を投与後，少し発汗して嘔吐は無くなり，翌朝，解熱して，すべての症状は消失して治癒した．〔森由雄治験〕

症例 10歳，男子．主訴は発熱，腹痛，嘔吐，下痢．199X年12月21日夜8時頃より，腹痛を生じ，12月22日明け方より，3回嘔吐し，午前9時半に1回下痢をし，腹痛は持続しており，38.1度の発熱があり，軽度の口渇もある．体がだるくてふらふらするという．母親に手足を揉んでもらうと少し楽な様子である．尿量，尿の回数は普通である．腹痛の為，炬燵の中で背中を丸めて腹を手で抑えている．顔は赤く，舌は薄い白苔がある．脈は浮，数で，腹診では臍を中心に圧痛がある．熱性の霍乱（吐き下し）と診断し，五苓散を小匙に1杯を投与した．その後，りんごの擂った物を与えた後に，五苓散とりんごを嘔吐した．直ぐに，五苓散を小匙に1杯を投与した．そして，絶食にして夕方まで寝かせた．午後5時半，体温は36.9度となり，吐き気，腹痛は改善し，顔の赤みも消失した．お粥を食べ，治癒した．〔森由雄治験〕

名医の論説
〔吉益東洞〕五苓散，消渇，小便不利，或いは渇して水を飲まんと欲し，水入れば則吐く者を治す．（『方極』）
〔浅田宗伯〕この方（五苓散）は，傷寒渇して，小便不利が正面なれども，水逆の嘔吐にも用い，また蓄水の癲眩（てんかんの一種）にも用いその用広し．（『方函口訣』）

五苓散の要点
自覚症状	口渇，発熱，尿減少，嘔吐，浮腫
他覚症状	浮脈（軽く圧迫してよく触れるが，強く圧迫すると脈が触れにくい）

第72条

発汗し已り，脈浮数，煩渇する者は，五苓散之を主る．

解説 発汗した後，脈が浮で数で，いらいら（煩）して渇する者は，五苓散の主治である，というのが大意です．

第73条

傷寒，汗出でて渇する者は，五苓散之を主る．渇せざる者は茯苓甘草湯之を主る．

茯苓甘草湯方

茯苓二両，桂枝二両，皮を去る．甘草一両，炙る．生姜三両，切る．右四味，水四升も以て，煮て二升を取り，滓を去り，分かち温め三服す．

解説　傷寒にかかって，汗が出て口渇する者は，五苓散の主治である．口渇がない者は茯苓甘草湯の主治である，という条文です．

五苓散については第71条（p.66）ですでに述べました．茯苓甘草湯の主な症状は，発汗（脱汗），動悸，尿減少です，口渇はありません．

症例　56歳，女性．動悸を主訴に受診．199X年1月頃より，突然，どきどきする発作が毎日出現するようになった．病院の内科で検査を受け，心臓は異常ないといわれた．神経内科でも問題ないといわれた．インデラルを処方されたが効果なく，1月中旬，当院で桂枝甘草湯を処方されるも効果ない．4月30日，再度当院受診．小太りで，汗かきやすい．動悸の発作は毎日ある．脈は滑．脈拍数100/分，整．水毒を考え，茯苓甘草湯を与えたところ，7日後に来院．動悸はおさまり，大変良くなったという．ほとんど苦痛を感じない状態であるという．茯苓甘草湯を1ヵ月分処方した．1日分の薬を3日ぐらいかけて服用して動悸は消失している．〔森由雄治験〕

名医の論説　〔吉益東洞〕茯苓甘草湯，心下悸し，上衝して嘔する者を治す．（『方極』）

茯苓甘草湯の要点

自覚症状	多汗（脱汗），動悸，尿減少，口渇無い
他覚症状	浮脈（軽く圧迫してよく触れるが，強く圧迫すると脈が触れにくい） 数脈（1回の呼気吸気の時間に，脈拍が6以上のもの）

太陽病の脈証ならびに治を弁ずる〈中〉 第2章

第74条

中風，発熱，六七日，解せずして煩，表裏の証有り．渇して水を飲まんと欲し，水入れば則ち吐く者は，名づけて水逆と曰う．五苓散之を主る．

解説 感冒で，発熱して，6，7日経過しても，治らないで，いらいらして苦しみ，表証（頭痛，発熱，悪寒など）と裏証（便秘や下痢など）が有る．口渇があって水を欲しがるが，水を飲むと直ぐに嘔吐するのは水逆というのである．このような症状がある時には，五苓散の主治である，という条文です．

第75条

未だ脈を持せざる時，病人手叉して自ら心を冒う．師因って教え試みに欬せしむ．而るに欬せざる者はこれ必ず両耳聾して，聞ゆること無きなり．然る所以の者は，重ねて発汗するを以て，虚するが故に，此の如し．発汗後，水を飲むこと多ければ，必ず喘す．水を以て，之に灌ぐも亦喘す．

解説 まだ脈をみる前，病人が手を胸の上で交叉（手叉）していて，師が病人に，咳するように言っても咳をしないのは，必ず両耳が聞こえないのである．それは，重ねて発汗したために，虚証になったためである．発汗した後，水をたくさん飲めば，必ず喘々する．水を灌いでも喘々する，というのが大意です．

第76条

発汗後，水薬口に入るを得ざるを逆となす．若し更に発汗すれば，必ず吐下止まず．発汗吐下後，虚煩，眠るを得ず．若し劇しき者は，必ず反覆顛倒，心中懊憹す，梔子豉湯之を主る．若し少気の者は，梔子甘草豉湯之を主る．若し嘔する者は，梔子生姜豉湯之を主る．

梔子豉湯方

梔子十四箇，擘く．香豉四合，綿にて裹む．
右二味，水四升を以て，先ず梔子を煮て，二升半を得，豉を內れ，煮て一升半を取り，滓を去り，分かちて二服となす．一服を温進す．吐を得る者は，後服を止む．

梔子甘草豉湯方

梔子十四箇，擘く．甘草二両，炙る．香豉四合，綿にて裹む．
右三味，水四升を以て，先ず梔子甘草を煮て，二升半を取り，豉を內れ，煮て一升半を取り，滓を去り，分かちて二服となす．一服を温進す．吐を得る者は，後服を止む．

梔子生姜豉湯方

梔子十四箇，擘く．生姜五両，香豉四合，綿にて裹む．
右三味，水四升を以て，先ず梔子生姜を煮て，二升半を取り，豉を內れ，煮て一升半を取り，滓を去り，分かちて二服となす．一服を温進す．吐を得る者は，後服を止む．

注　「逆」は，ここでは水逆（水を飲むと直ぐに嘔吐する）のことを指す．

解説　発汗した後に，水分や湯薬を口に受け付けないのは水逆である．もしも更に発汗させれば，必ず嘔吐や下痢が止まらなくなる．発汗させたり，嘔吐させたり，下したりした後，悶え苦しんで（虚煩），眠れなくなった．更に症状の劇しい者は，必ずあちこちと寝返りを繰り返し（反覆顛倒），胸の中が悶え苦しむ（心中懊憹）のである，このような症状の時には，梔子豉湯の主治である．若し呼吸が浅い（少気）時には，梔子甘草豉湯の主治である．若し吐き気がある者は，梔子生姜豉湯の主治である．というのが大意です．心中懊憹と身体の熱感が梔子豉湯を用いる目標です．

太陽病の脈証ならびに治を弁ずる〈中〉 第2章

> **症例**「私が昔，田舎にいた時，常州の小栗に，年齢は21歳位の一婦人がいた．急に胸痛が起こり，言葉を言うことができない程，痛みはひどいものであった．数種類の処方を試みたが効果はなかった．梔子豉湯を与えたところ，1服で胸痛はすぐにおさまった．
> 野州今市に傘屋の15，6歳になる子供がいた．気持ちが沈んで抑鬱状態となり，いろいろな治療を受けたが効果はなかった．私が診察したところ，心煩して，眠ることができないという．梔子豉湯を与えたところ，数ヵ月で全治した．」（『長沙腹診考』）

名医の論説
〔吉益東洞〕梔子豉湯，心中懊憹する者を治す．（『方極』）
〔六角重任〕（梔子豉湯は）心中懊憹或いは煩熱し，胸中塞ぐ者を治す．（『古方便覧』）

梔子豉湯の要点

自覚症状 心中懊憹，身熱

第77条

発汗若しくは之を下し，而して煩熱，胸中窒る者は，梔子豉湯之を主る．

解説 発汗したり，下したりした後，いらいらして発熱（煩熱）し，胸の中が窒がる者は，梔子豉湯の主治である，というのが大意です．

第78条

傷寒五六日，大いに之を下して後，身熱去らず，心中結痛する者，未だ解せんと欲せざるなり，梔子豉湯之を主る．

解説 傷寒にかかってから5，6日経過して，強い下剤で下したが，身熱が去らないで胸の中に結ばれて痛む（心中結痛）者は，まだ病気が治ろうとする状態ではないので，梔子豉湯の主治である，という条文です．

第79条

傷寒，下して後，心煩，腹満，臥起安からざる者は，梔子厚朴湯之を主る．

梔子厚朴湯方

梔子十四箇，擘く．厚朴四両，炙り，皮を去る．枳実四枚，水に浸し，炙り黄ならしむ．
右三味，水三升半を以て，煮て一升半を取り，滓を去り．二服に分ち，一服を温進す．吐を得る者は，後服を止む．

解説 傷寒にかかって，下剤で下した後に，いらいらして（心煩），腹が張り，横になっても起きても安らかでない者は，梔子厚朴湯の主治である，という条文です．

症例 「嘈雑（胸やけ）治験 高崎町赤坂水車千歳屋龍蔵と云う者，かつて嘈雑にかかり，山田業広医師の診察を受けた．診察すると，心腹が張っていたので，まず半夏瀉心湯を与えたが効果はなかった．再び考えて梔子厚朴湯加大黄を与えたところ，その苦痛は直ぐに治った．所謂，心煩，腹満，臥起安からざるということに基づいて処方したのである．」（山田業広『井見集附録』）

名医の論説 〔吉益東洞〕梔子厚朴湯，胸脇煩満する者を治す．（『方極』）

梔子厚朴湯の要点

自覚症状 いらいらして，腹が張り，寝ても起きても不安

第80条

傷寒，医丸薬を以て大いに之を下し，身熱去らず，微煩する者は，梔子乾姜湯之を主る．

梔子乾姜湯方

梔子十四箇，擘く，乾姜二両，
右二味，三升半の水を以て，煮て一升半を取り，滓を去り，二服に分ち，一服を温進す．吐を得る者は，後服を止む．

解説 傷寒にかかり，医師が強い下剤の丸薬で下したが，身熱が去らないで，少しいらいらする（微煩）者は，梔子乾姜湯の主治である，という条文です．

名医の論説 〔吉益東洞〕梔子乾姜湯，心中微煩する者を治す．（『方極』）

第81条

凡そ梔子湯を用うるに，病人，旧，微溏する者，之を与え服すべからず．

解説 病人が下痢の傾向がある場合には梔子剤を服用すべきではないという条文です．溏は，下痢，軟便のことです．

第82条

太陽病，発汗，汗出解せず，其の人なお発熱，心下悸，頭眩，身瞤動，振振として地に擗おれんと欲する者は，真武湯之を主る．

真武湯方

茯苓，芍薬，生姜各三両，切る．白朮二両，附子一枚，炮じ，皮を去る．八片に破る．
右五味，水八升を以て，煮て三升を取り，滓を去り，七合を温服す．日に三服す．

解説 　太陽病で，発汗したが，治らない．病人はなお発熱や心窩部の動悸やめまい（頭眩），身体がぴくぴくしたり（身瞤動），ふらふらして倒れそうになる．このような場合は真武湯の主治である，というのがこの条文の大意です．

　真武湯はたいへん重要な処方です．少陰病の感冒で，39度台の発熱があっても真寒仮熱と判断したら真武湯で温めなければなりません．沈細の脈が大切です．また，真武湯の腹証として臍左2横指のところにしばしば圧痛があります．

症例 　「庭瀬医員，森田晃卿の娘，年齢9歳．下痢が長期間続いて止まない．食事の量は少なく，顔面四肢に軽度の浮腫があり，脈は沈細で，舌苔はなく乾燥している．晃卿医師は痎癇（自家中毒）と診断し投薬したが効果はなかった．私（浅田宗伯）は真武湯加人参を与えたところ徐々に治癒した．」（浅田宗伯『橘窓書影』）

症例 　18歳，男性．主訴は発熱，全身倦怠．199X年7月23日，喉の痛みが起こり，呼吸しづらい状態となり，発汗もあった．7月24日，午前の熱は38.6度あり，夕方は39.3度の発熱があった．西瓜，桃を食べて市販のカゼ薬を服用し，その後腹痛があった．身体がだるい．7月25日，午前は39.1度の発熱があり，発汗して喉の疼痛は改善した．その後イブプロフェンを2錠服用して，多量の汗をかいた．身体はだるく，起きるのがつらい状態であるが，家族と共に当院に来院した．咳嗽はない．下痢もない．口渇があり，少し動くと動悸がする．尿は少量で濃い色をしている．舌には薄い白い苔があり，脈は沈細で数．腹診では腹力は中等度で特別な所見はない．陰証で虚証と考え，真武湯エキス7.5gを与えた．経過・25日の夕に真武湯を服用して，夜は楽に眠ることができた．7月26日，喉の疼痛やだるさは半分位改善．熱は36.6度と解熱．脈は沈細．7月29日，食事をおいしく摂取でき，ほとんどの症状は改善した．〔森由雄治験〕

名医の論説
〔尾台榕堂〕腰疼，腹痛，悪寒し，下利日に数行，夜間尤も甚だしい者，これ疝痢と称す，この方（真武湯）に宜し．産後下利，腸鳴，腹痛，小便不利，支体酸軟，或いは麻痺し，水気あり．悪寒発熱，咳嗽止まず，漸く労状となる者，尤も難治となす，この方（真武湯）に宜し．(『類聚方廣義』）

〔浅田宗伯〕此方（真武湯）は内に水気ありと云ふが目的にて，他の附子剤と違って水飲のために心下悸し，身瞤動すること振振として地にたおれんとし，或は麻痺不仁，手足引きつることを覚え，或は水腫小便不利，その腫虚濡にして力なく，或は腹以下に腫ありて，臂肩胸背，羸痩，その脈微細，或は浮腫にして大に心下痞悶して飲食美ならざる者，或は四肢沈重，疼痛不痢する者に用ひて効あり．(『方函口訣』）

真武湯の要点	
自覚症状	下痢，四肢の冷え，動悸，腹痛，めまい
他覚症状	沈脈（軽く圧迫して触れにくい，強く圧迫すると脈がよく触れる） 腹診では腹部は軟弱で，臍左外側2横指に圧痛あり

第83条

咽喉乾燥する者は，発汗すべからず．

解説 咽喉が乾燥する者は，発汗してはいけない，という内容です．

第84条

淋家は，発汗すべからず，発汗すれば，必ず便血す．

解説 現在，淋の病気（尿が少量ずつしか出ない病気）にかかっている者は，発汗させてはいけない，もし発汗させると，必ず小便に血が混じる（便血），という内容です．

第85条

瘡家，身疼痛するといえども，発汗すべからず．汗出づれば則ち痙す．

解説 身体に傷のある者（瘡家）は，痛みがあるが，発汗してはいけない．汗が出れば直ぐに痙攣を起こす，という条文です．

第86条

衄家，発汗すべからず，汗出づれば必ず，額上，陥り，脈急緊，直視眴ずることあたわず．眠ることを得ず．

解説 鼻出血しやすい者（衄家）は，発汗させてはいけない，汗が出れば必ず，額が陥凹して，脈は急に緊となり，直視して眼を動かすことができず．眠ることもできなくなる，という内容です．

第87条

亡血家，発汗すべからず，発汗すれば則ち寒慄して振う．

解説 貧血を持っている人（亡血家）は，発汗させてはいけない，発汗すれば直ぐに寒くて振るえる，という条文です．

第88条

汗家，重ねて発汗すれば，必ず恍惚として心乱れ．小便し已って陰疼む．禹余糧丸を与う．

解説 汗をかきやすい人（汗家）が，さらに発汗させると，必ず恍惚となって心が乱れて，小便した後に陰部が痛む．禹余糧丸を与えると良い，という条文です．禹余糧丸についての詳細は不明です．

第89条

病人寒有り，復た発汗し，胃中冷ゆれば，必ず蚘を吐す．

解説 病人が冷えがあり，発汗させると，胃の中が冷えて，必ず回虫（蚘虫）を吐く，という条文です．

第90条

本発汗し，而して復之を下す，此を逆となすなり．若し先ず発汗するは，治，逆となさず．本先ず之を下し，而して反って之を汗するを，逆となす．若し先ず之を下すは，治，逆となさず．

解説 本来は発汗すべきなのに，これを下すのは，逆の治療である．もし先ず発汗させるのは，逆の治療ではない．本来は下すべきなのに，反対に発汗させるのは，逆の治療である．この時にまず下すのは，逆の治療ではない，というのが大意です．

第91条

傷寒，医之を下し，続いて下利を得，清穀止まず，身疼痛する者は，急いで当に裏を救うべし．後，身疼痛し，清便自ら調う者，急に当に表を救うべし．裏を救うには四逆湯に宜し．表を救うには桂枝湯に宜し．

| 解説 | 傷寒にかかって，医師が下剤で下したところ，下痢になり不消化便（清穀）が止まらなくなってしまった．身体が痛む者は，急いで裏（身体の中）を救うべきである．その後，身体が痛み，下痢便が自然に改善する者は，急に表（身体の表面）を救うべきである．裏を救うには四逆湯が宜しい．表を救うには桂枝湯が宜しい．というのが大意です．重要な条文です． |

第92条

病，発熱，頭痛，脈反って沈，若し差えず，身体，疼痛するものは，当に其の裏を救べし．

四逆湯方

甘草二両，炙る．乾姜一両半，附子一枚，生にて用い，皮を去り，八片に破る．
右三味，水三升を以て，煮て一升二合を取り，滓を去り，分ち温め再服す．強人は大附子一枚，乾姜三両可なり．

| 解説 | 病人が，発熱，頭痛の症状があるのに，脈が反って沈である．もし治癒しないで，身体が痛む者は，裏（身体の中）をまず治療すべきであるという条文です．桂枝湯については第12条（p.12）で，四逆湯については第29条（p.29）において解説しました． |

第93条

太陽病，先ず下して愈えず．因って復，発汗す．此れを以て，表裏倶に虚し，其の人，因って冒を致す．冒家汗出ずれば自ら愈ゆ．然る所以の者は，汗出で表和するが故なり．裏未だ和せざれば，然る後に復た之を下す．

> 解説　太陽病で，まず下剤を与えて下したが病気は治らず，さらに発汗させた．その結果，表裏ともに虚して，冒の病気（頭を物でおおわれた感じで，ぼんやりした状態）になった．冒の病気になった者は発汗すれば自然に治る．汗が出て表が調和するからである．裏がまだ和していなければ，後にまた下剤を与えて下す，というのが大意です．

第94条

太陽病，未だ解せず．脈陰陽倶に停であるものは，必ず先ず振慄し，汗出でて解す．但だ陽脈微の者は，先ず汗出でて解し，但だ陰脈微の者は，えを下して解す．若しえを下さんと欲せば，調胃承気湯に宜し．

> 解説　この条文は，「脈陰陽倶停」についての多くの議論があり明解な解説はなく，難解です．漢方の古典である，素問，霊枢，難経および『傷寒論』の他の箇所に「脈停」についての記載はありません．また，「停」は「微」であるという説があります．森立之『傷寒論攷注』には，「脈停ということは，浮でなく，沈でなく弦細であり，弦細に停まっていることを指しており，停は脈の名前ではない」とありますが，代表的な日本の学者である中西深齊，山田正珍，浅田宗伯らは解説をしていません．
> 　『説文解字』には「停は止なり」とあり，これに従って解釈しますと，太陽病で，まだ治癒していなくて，脈診で寸脈（陽脈）が停（止まる）で，尺脈（陰脈）が停（脈陰陽倶に停）であるものは，必ずまず振るえて，発汗して治る．ただ陽脈（寸脈）が微の者は，まず発汗して治癒する．陰脈（尺脈）が微の者は，下剤で下して治る．下そうとする時は，調胃承気湯を与えるのがよい，ということになります．

第95条

太陽病、発熱汗出づる者は、此れ栄弱衛強となす。故に汗を出さしむ、邪風を救わんと欲する者は、桂枝湯に宜し。

解説 太陽病で、発熱して汗が出る者は、栄（栄気は脈中をめぐり全身を栄養する）が弱く、衛（衛気は脈外をめぐり全身の防衛する機能がある）が強いのである。だから発汗させるのである、邪風（外邪、風の邪気）から身体を救おうとする場合は、桂枝湯を与えるのが良い、というのが大意です。第53条、第54条（p.53）にも栄衛についての条文がありますので参考にして下さい。

第96条

傷寒、五六日、中風、往来寒熱、胸脇苦満、嘿嘿として飲食を欲せず、心煩喜嘔、或いは胸中煩して嘔せず、或いは渇し、或いは腹中痛み、或いは脇下痞鞕し、或いは心下悸し、或いは小便不利し、或いは渇せず、身に微熱あり、或いは欬する者は、小柴胡湯之を主る。

小柴胡湯方

柴胡半斤、黄芩三両、人参三両、半夏半升、洗う、甘草、炙る、生姜各三両、切る、大棗十二枚、擘く。
右七味、水一斗二升を以て、煮て六升を取り、滓を去り、再煎して三升を取る。一升を温服す、日に三服す。若し胸中煩して嘔せざれば、半夏人参を去り、栝楼実一枚を加う。若し渇すれば、半夏を去り、人参を前に合せて四両半とし栝楼根四両を加う。若し腹中痛めば、黄芩を去り、芍薬三両を加う。若し脇下痞鞕すれば、大棗を去り、牡蛎四両を加う。若し心下悸、小便不利すれば、黄芩を去り茯苓四両を加う。若し渇せず、外に微熱有れば、人参を去り、桂枝三両を加え、温覆して微しく汗すれば愈ゆ。若し欬すれば、人参 大棗 生姜を去り、五味子半升、乾姜二両を加う。

解説 傷寒にかかって，5，6日たって，悪寒のある時には熱はなく，悪寒が止むと熱が出て（往来寒熱）や胸から脇にかけてつまった様に苦しく（胸脇苦満），気分が悪く黙っていて（嘿嘿）食欲もない．胸は悶えて苦しく（心煩），しばしば吐き気がある（喜嘔）．このような時には小柴胡湯の主治であるという条文です．

「或いは」以下はあえて解釈しなくてもよいでしょう．この病期を少陽病と言います．日本漢方では，胸脇苦満とは柴胡剤を用いる目標となる腹証の一つです．胸脇苦満という腹証は，季肋部に充満感があって苦しく，按圧すると圧痛や抵抗を認めるものです．小柴胡湯については，第37条（p.42）ですでに解説しました．

症例 16歳の男子．199X年1月17日より38度の発熱，市販薬を服用して37度となる．発熱，咽頭痛がある．19日に来院した．体温は37.5度．脈はやや浮．中位の体格，腹証は明確な胸脇苦満が左右にある腹力は中等度．小柴胡湯桔梗石膏を与えて翌日に解熱し，3日後には略治．〔森由雄治験〕

症例 「小柴胡湯加牡蛎治験　同僚の佐藤伯林の妻，年30余歳．外患に罹り，諸薬効なし．其の症は，自汗，盗汗止む時なし．汗は頸以上に出る．胸中苦満し安眠せず．悪寒はない．日晡（夕方）には潮熱して五心煩熱，小便不利，飲食物は心下部に留まって，下の方へは行かない．心下部を按圧すると，水の音がする．脈は弦数，山田業広医師は，柴胡桂枝乾姜湯の症候であるけれども姜，桂の2味を用いるのは難しい，として小柴胡湯加牡蛎を与えたところ，自汗，盗汗は直ぐに止み，胸中苦満少し去り，飲食物は心下部に留まることなく，小便は通利し，その夜は安眠できた．その後，宋版大柴胡湯加牡蛎に転じた．」（山田業広『井見集附録』）

第97条

血弱く気尽き，腠理開き，邪気，因って入り，正気と相搏ち，脇下に結ぶ．正邪分争し，往来寒熱，休作時有り，嘿嘿として飲食を欲せず．蔵府相連り，其痛必ず下る．邪高く痛下し．故に嘔せしむなり，小柴胡湯之を主る．柴胡湯を服し已り，渇する者，陽明に属す．法を以て之を治す．

解説 血が弱くなり，気も足らなくなると，皮膚の体液のにじみ出る所で，気血の流通する出入り口（腠理）が開いて，邪気が皮膚から体内に侵入して，身体の正気と戦って，脇の下に集まる．正気と邪気が争い，悪寒のある時には熱はなく，悪寒が止むと熱が出たり（往来寒熱），発熱しない時もある．気分が悪くだまりこくっている状態（嘿嘿）で飲食を欲しないで，五臓六腑（蔵府）に伝わって，痛みは下行していく．邪の移動により上方から下方へ痛みも移り，吐き気が起こるようになる，このような状態は小柴胡湯の主治である．小柴胡湯を服用した後，渇する者は，陽明に属するのであり，治療原則に従って治療する，という内容です．

第98条

病を得て六七日，脈遅浮弱，悪風寒，手足温，医二三之を下し，食すること能わずして脇下満痛，面目及び身黄，頸項強り，小便難の者は，柴胡湯を与う．後，必ず下重す．本渇して水を飲み，而して嘔する者は，柴胡湯与うるに中らざるなり．穀を食する者は噦す．

解説 病気になって6，7日が経ち，脈が遅（1回の呼吸の時間に脈拍が3回以下のもの）で浮（軽く圧迫してよく触れるが，強く圧迫すると脈が触れにくい），弱（きわめて軟で指の下に微かに触れる脈），悪風寒があり，手足は温かで，医師は2，3回下剤で下したところ，食べることができなくなり，脇の下が張って痛み，顔面や目，身体に黄疸があり，頸や項は強張り，小便が出にくい者は，柴胡湯を与えると良い．服用した後には，必ず下重（裏急後重，しぶりばら）し，口渇して水を飲み，吐き気がある者は，柴胡湯を与える証ではない．穀物を食べる者はしゃっくり（噦）する，という条文です．

第99条

傷寒四五日，身熱悪風，頸項強り，脇下満，手足温にして渇する者は，小柴胡湯之を主る．

解説 傷寒にかかって，4，5日経ち，身熱，悪風，頸と項が強張り，脇の下が張って，手足が温で，口渇する者は，小柴胡湯の主治である，という条文です．

第100条

傷寒，陽脈濇，陰脈弦，法当に腹中急痛すべき者は，先ず小建中湯を与え，差えざる者は小柴胡湯之を主る．

小建中湯方

桂枝三両，皮を去る．甘草二両，炙る．大棗十二枚，擘く．芍薬六両，生姜三両，切る．膠飴一升．
右六味，水七升を以て，煮て三升を取り，滓を去り，飴を内れ，更に微火に上せて消解し，一升を温服す．日に三服す．嘔家は建中湯を用うべからず．甜きを以ての故なり．

解説 傷寒にかかって，寸脈が濇（小刀で竹を削るように渋滞した脈）で，尺脈が弦（琴の弦を按ずるような脈）の場合には，腹部の痛みがあるはずであるが，その時には先ず，虚証に対して用いる小建中湯を与え，治らない時は，より実証の薬である小柴胡湯を投与すべきである，という条文です．

実際の臨床おいては，明確に虚証か実証か分からないことが多々あります．そのような場合に，先ず虚証に与える処方を用いてみることは，大切な治療原則です．その後で，虚証の薬が効果なかった時にはより実証の薬を用いてみるのです．小建中湯には，腹皮拘急という重要な腹証があります（図16）．小建中湯は，急性胃腸炎，夜尿症，慢性胃炎，便秘などの治療に応用されます．

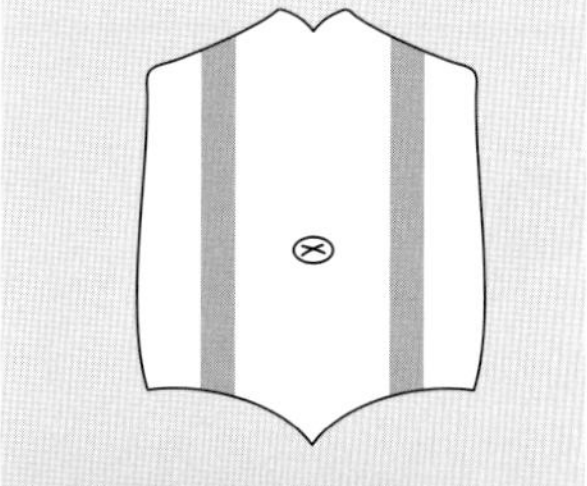

図16 腹皮拘急
腹直筋の緊張を言います．

症例 急性胃腸炎の腹痛に小建中湯．40歳，女性．下痢，腹痛を主訴として受診した．199X年4月13日夜，暴飲暴食をして翌朝，激しい腹痛と4回の水様性下痢が出現した．顔は苦悶状で，蒼白で，油汗があり，脈では沈である．腹部は全体に痛みがあり，腹部を按圧すると激しい腹痛を訴える．小建中湯を与えて，約2時間して，腹痛は，ほとんど消失した．その後，腹痛や下痢はなく治癒した．〔森由雄治験〕

症例 鼻出血に小建中湯．8歳，女子．6歳の時より，時々鼻出血がある．最近では，ほぼ毎日，鼻血がでる．1日に2回でることもある．200X年6月9日，当院初診．腹診では，腹皮拘急の所見があり，小建中湯を処方した．小建中湯を服用して2週間の間には，鼻出血は1回だけみられた．1ヵ月後，全く鼻出血はない．3ヵ月後も全く鼻出血はみられなくなった．〔森由雄治験〕

名医の論説 〔吉益東洞〕小建中湯，裏急，腹皮拘急，及び急痛する者を治す．(『方極』)
〔浅田宗伯〕この方（小建中湯）は，中風虚して腹中引ぱり痛を治す．すべて古方書に中と云うは脾胃のことにて，建中は脾胃を建立するの義なり．(『方函口訣』)

参考文献 大塚敬節：小建中湯．漢方医学，135頁，創元社，2003

第101条

傷寒，中風，柴胡証有るときは，但だ一証を見せば便ち是なり．必ずしも悉く具えず．凡そ柴胡湯の病証にして之を下し，若し柴胡の証，罷まざる者は，復た柴胡湯を与う．必ず蒸蒸として振い，却って復た発熱し汗出でて解す．

解説 傷寒や中風で，柴胡の証が有るときには，一つの証だけあればよく，すべての証がなくてもよい．柴胡湯の病証であるのに，これを他の下剤で下した時に，柴胡の証が残っているものは，また柴胡湯を与える．必ず内熱によって身体が蒸されるようになり（蒸蒸），身体は振るえ，発熱し汗が出て治る，というのが大意です．

第102条

傷寒二三日，心中悸して煩する者は，小建中湯之を主る．

解説 傷寒にかかって，2，3日して，胸が動悸していらいらする者は，小建中湯の主治である，という条文です．

第103条

太陽病，過経十余日，反って二三之を下し，後四五日，柴胡の証なほ在る者は先ず小柴胡湯を与う．嘔止まず，心下急，鬱鬱微煩する者は，未だ解せずと為す也．大柴胡湯を与えて之を下せば，則ち癒ゆ．

大柴胡湯方

柴胡半斤，黄芩三両，芍薬三両，半夏半升，洗う，生姜五両，切る，枳実四枚，炙る，大棗十二枚，擘く，右七味，水一斗二升を以て，煮て六升を取り，滓を去り再煎す．一升を温服す．日に三服す．一方，大黄二両を加う．若し加えざれば，恐らく大柴胡湯となさず．

注 鬱鬱は心が晴れないようす．

解説 太陽病になって，10数日経った時，下剤で下してしまった．その後4，5日経っても，柴胡の証が，依然として在る者は先ず小柴胡湯を与えなさい．嘔き気が止まず，心窩部がつまって（心下急），心が晴れず（鬱鬱）少しいらいらする（微煩）場合は，まだ治っていないのである．大柴胡湯を与えて，大便を出せばすぐ治癒するという条文です．

実際の臨床では，大柴胡湯は腹力の充実と強い胸脇苦満（図17）を目標にして用いられます．

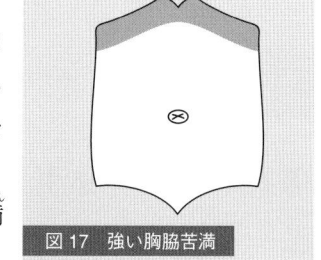

図17　強い胸脇苦満

症例 アレルギー性鼻炎に大柴胡湯．200X年5月19日初診．35歳，男性．高脂血症と鼻づまりを治療してほしいと訴えて来院した．7年前より高脂血症を指摘されており，またアレルギー性鼻炎もあり，最近は，鼻づまりが特にひどいという．身長173cm，体重82kg，がっちりとした良い体格をしており，脈は沈，腹証は，腹力は充実して，強い胸脇苦満がある．顔面に直径3mmの疣がある．大柴胡湯加薏苡仁8g（薏苡仁は疣の治療のために加えた）を煎じ薬で処方した．2週間後，鼻の症状の6割の症状は改善した．1年服用しているが鼻症状は良好である．高脂血症については不変である．〔森由雄治験〕

症例 「黒田侯篤之丞，年齢14歳．参勤交代で江戸へ向かう途中で，痢疾（急性下痢症）に罹った．江戸に着いた後，ある日，70〜80回も下痢と腹痛があり，寒熱往来，口渇，嘔吐があり，食欲はなく，疲労が甚だしい．私（浅田宗伯）はこれは邪気が盛んな状態であると判断し，この邪気を取り除かなければ，後に必ず大きな害になるであろう．虚している様に見えるが，実際は虚しているのではない，補剤を与えるべきではないと黒田侯の家臣に説明した．私の言に従い，大柴胡湯で下すこと2日で腹痛は大いに去り下痢は半減した．翌日，黄芩加半夏生姜湯を与えたところ，吐き気は止み食欲は進み，7，8日で下痢は治った．平素，腹皮拘急と微かな胸脇苦満があり，身体を動かすと食べた物が心下部につかえるので四逆散加呉茱萸茯苓を与えて徐々治癒した．」（浅田宗伯『橘窓書影』）

名医の論説
〔吉益東洞〕大柴胡湯，小柴胡湯の証にして，腹満拘攣，嘔劇しき者を治す．（『方極』）
〔浅田宗伯〕この方（大柴胡湯），少陽の極地に用うるは勿論にして，心下急，鬱々微煩と云う目的として世の所謂癇症の鬱塞に用いるときは非常の効を奏す．（『方函口訣』）

大柴胡湯の要点
自覚症状　便秘，心窩部がつまって苦しい，腹が張る
他覚症状　腹力の充実，強い胸脇苦満

第104条

傷寒十三日解せず，胸脇満して嘔し，日晡所潮熱を発し，已にして微利し，此れ本と柴胡の証，之を下して以て利を

得ず，今反って利する者は，医丸薬を以て之を下せるを知る．此れ其の治に非ざるなり．潮熱する者は，実なり．先ず宜しく小柴胡湯を服して以て外を解すべし．後，柴胡加芒消湯を以て之を主る．

柴胡加芒消湯方

柴胡二両十六銖，黄芩一両，人参一両，甘草一両，炙る，生姜一両，切る．半夏二十銖，本と云う，五枚，洗う．大棗四枚，擘く，芒消二両．
右八味，水四升を以て，煮て二升を取り，滓を去り，芒消を内れ，更に煮て微沸し，分温再服す．解せざれば更に作る．

注 日晡所は，午後4時頃，日暮れ．潮熱は，発熱が潮水のように一定の時刻に体温が上昇するもの．微利は，少し下痢すること．

解説 傷寒の病になって，13日過ぎても治らず，胸脇苦満になり，吐き気が起こり，日暮れになると決まって発熱し，軽い下痢をする．元々，柴胡の証であり，下剤で下しても下痢しないはずであるのに，今かえって下痢するのは，医師が間違って丸薬の下剤で下したためである．潮熱する者は，実証であるから，小柴胡湯を服用して外証を解すべきである．その後で，柴胡加芒消湯で治療すべきである，というのが大意です．柴胡加芒消湯は，小柴胡湯加芒消であるという説と大柴胡湯加芒消であるという2つの説があります．以下の症例を読みますと，筆者は大柴胡湯加芒消が正しいと考えます．

症例 「岩代国岩瀬郡字六軒58番地，28歳，男．明治2X年1月，寒い日に薄着をして仕事をして誤って下肢を挫いた．その後に下腹部が膨張して左の臍下部に，腹の皮が膨隆して異常な状態となった．寒熱往来，疼痛はひどく，2，3の西洋医や2つの郡の病院長（大学卒業生）は灌腸したり，様々な治療をしたが効果はなかった．病院長は開腹手術を勧めたが，患者と大半の家族は納得したが，家族のひとりは，手術してもしなくても助かる見込みは少ないという病院長の説明に納得せず，他の家族と相談した結果，手術はせず，私（上野龍臣）に治療をゆだねた．私は大柴胡加硝湯の大剤を与えた．5時間位して3回下痢をした．3日服用しても疼痛が続くので茈芃を加えた．疼痛は無くなり，腹部の膨隆も消失した．食は進まないので陶氏理中湯山査麦芽を与えて調理し，40日余りで完全に治癒した．」（上野龍臣『継興医報』）

症例「下埴生郡矢口村，18歳の男，ある日，農家自家製の小麦饅頭を過食した．夜になって急に嘔吐下痢甚だし．某医師に治療を依頼し，巫神湯加藿香（原南陽）を投与され下痢は止んだが嘔吐はひどくなった．夜に家人が私の家の木戸を叩き往診の依頼をした．行って診察すると，脈は沈細にして四肢厥冷，胸膈苦悶，心下硬塞，煩躁甚だしく大便はなく冷水を飲むと直ぐに吐く．診察を終えて，牙関反弓，直視して人事不省．ある医師は，これは驚風（熱性けいれん，てんかんなどを指す）を兼ねているのだと言う．私はこれは驚風に似ているが食毒によるものである．直ぐに胸膈の硬塞を蕩滌（洗い流す）しなければ救うことはできない．則，大柴胡加芒硝湯であると．薬を作り冷飲させると明朝に至って，諸症状は半減し二便は快利す．しかし，まだ冷水を欲しがり，眠ることを欲す．大柴胡加芒硝湯を続けて投与す．午後になって少し，しゃっくりが出た．竹葉石膏湯を三日与え，十余日調理して治癒した．」（下村啓三郎『和漢医林新誌』）

名医の論説
〔吉益東洞〕柴胡加芒消湯，小柴胡湯の証にして，苦満解け難き者を治す．（『方極』）
〔浅田宗伯〕この方（柴胡加芒消湯），成無己は小柴胡に加うれども入門（『医学入門』）に従いて大柴胡に加うべし．何となれば柴胡証にして陽明に及ぶ者に用うれば也．故にその熱候鬱々微煩にはあらで日晡所潮熱を発するなり．芒消は，即胃中の凝滞の実熱を去るために用う．（『方函口訣』）

柴胡加芒消湯の要点（大柴胡湯より便秘の程度が重い）
自覚症状　ひどい便秘，心窩部がつまって苦しい，腹が張る
他覚症状　腹力は充実，強い胸脇苦満

■表16　小柴胡湯，大柴胡湯，柴胡加芒消湯の比較

	柴胡	黄芩	甘草	生姜	半夏	大棗	枳実	芒消
小柴胡湯	0.5斤	3両	3両	3両	0.5升	12枚		
大柴胡湯	0.5斤	3両		5両	0.5升	12枚		
柴胡加芒消湯	2両16銖	1両	1両	1両	20銖	4枚	4枚	2両

第105条

傷寒十三日，過経，譫語する者，熱有るを以てなり．当に湯を以て，之を下すべし．若し小便利する者は，大便当に鞕かるべし．しかるに反って下利し，脈，調和する者は，

医丸薬を以て之を下すを知る．其の治に非ざるなり．若し自下利する者は，脈当に微，厥すべし．今反って和する者は，此れ内実となすなり，調胃承気湯之を主る．

> **解説**　傷寒にかかって13日経って，経を過ぎ（太陽病から陽明病に移ったこと），うわ言（譫語）を言うのは熱があるからである．湯液の下剤で下すべきである．もし小便利する者は，大便は硬いはずであるが，逆に下痢し，脈が，他の症状と調和している者は，医師が下剤の丸薬で下したのを知ることができる．これは，正しい治療ではない．もし自然と下痢する者は，脈は微（極めて細く軟らかで，圧迫すると消えてしまう），厥（手足厥冷）となるはずであるが，脈が調和しているものは，内が実証であることを示しているのであり，調胃承気湯の主治である，というのが大意です．

第106条

太陽病，解せず，熱膀胱に結び，其の人狂の如く，血自ら下る．下る者は癒ゆ．其の外解せざる者は，尚お未だ攻む可からず．当に先ず外を解すべし．外解しおわって，但だ少腹急結する者は，乃ち之を攻む可し．桃核承気湯に宜し．

桃核承気湯方

桃仁五十箇，皮尖を去る．大黄四両，桂枝二両，皮を去る．甘草二両，炙る．芒消二両．
右五味，水七升を以て，煮て二升半を取り，滓を去り，芒消を内れ，更に火に上せ微沸し，火より下し，食に先ちて五合を温服す，日に三服す．当に微利すべし．

> **解説**　太陽病で，治癒しない時，熱が膀胱に集まってしまい，狂人の如くになる．その時，瘀血（血液の循環障害，局所にうっ滞した病的な血液）が自然に下れば治癒する．外証が改善しない時には，攻めてはいけない．先ず，外証を治療すべきである．外証が治って，少腹急結の症状があれば，桃核承気湯で攻めるべきである，というのが

大意です.
　桃核承気湯の腹証は，実証の瘀血（図18）の腹証を目標に用いますが，桂枝茯苓丸の証よりも実証です．成書によく記載されている少腹急結（左腸骨窩の索条物で，指頭で擦過すると，ひどく痛みを感じ膝を屈曲させるという）という特殊な腹証は，ほとんど見られません．

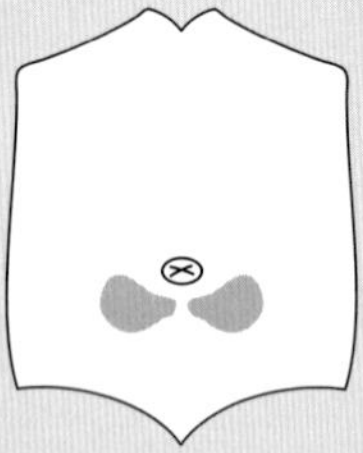

図18　実証の瘀血（小腹鞕満）

小腹鞕満は，下腹部が膨満して抵抗，圧痛のあるものを言います．

応用　産後の精神障害，月経困難症，打撲症

症例　34歳，女性．200X年3月26日，月経前緊張症候群の治療を希望して来院．既往歴・抑うつ神経症と診断されたことがある．約6ヵ月前に精神不安があり，薬物を用いての服薬自殺を図る．現病歴・月経の10日から2週間前になると，精神が不安状態となり，家族のささいな言葉で，感情が爆発したり，人格が変わって服を投げつけたり，雑誌を破ったりする．月経時には月経痛がある．自分の月経前に起こる症状を漢方で治療できないかと言う訴えで受診．胃腸が弱い．時々，頭痛や頭重があり，めまい立ちくらみがある．157 cm，43 kg，血圧120/70．脈は沈細．腹力は中等度から充実していて，力はある．左下腹部に圧痛を認める（瘀血）．腹証から実証で瘀血証と判断して，桃核承気湯（煎薬）を与えた．桃核承気湯を服用して翌日に1回だけ鼻出血があった．4月30日，全く月経前緊張症候群はなく，月経痛も消失した．5月28日，この1ヵ月も月経前緊張症候群はなく，月経痛も消失している．たいへん経過良好であり，約10ヵ月間服用して，翌年1月廃薬とした．〔森由雄治験〕

症例　「奈良本儀助の妻，年30余歳．寒熱往来と腹痛がひどく，ある医師は，傷寒又は血熱と診断して治療したけれども効果はなかった．7月末より，のびのびになり，10月になって，私（森立之）に治療を依頼してきた．その証は，飲食し終わるとすぐに嘔吐する．薬もすぐに吐いてしまう．下腹部に塊があって突起している．6ヵ月以上も妊娠に似ているが，月経が来たり，なかったりしている．最近の2，3ヵ月は月経がなく，唇や舌は以前と変化ない．私はこれは，血塊であると診断し，桃核承気湯を用いた．約20貼位服用した時に，前陰より手鞠位の大きさの血塊を3個続いて排出した．嘔吐も止み食も進み半月余りで快復した．」（森立之『継興医報』）

名医の論説	〔尾台榕堂〕産後,悪露止まず,少腹凝結して上衝急迫,心胸安からざる者を治す.凡そ産後の諸患は,多く悪露尽きざるの致す所なり.早く此の方を用うるを佳となす.経水調わず,上衝甚だしく,眼中に厚膜を生じ,或いは赤脈怒起し瞼胞赤爛(結膜炎)し,齲歯疼痛,少腹急結する者を治す.又,打撲して眼を損傷する者を治す.経閉して上逆発狂し,或いは吐血衄血及び赤白帯下,少腹急結,腰腿攣痛する者を治す.(『類聚方廣義』) 〔浅田宗伯〕この方(桃核承気湯)は,傷寒蓄血,少腹急結を治するは勿論にして,諸血証に運用すべし.(『方函口訣』)

桃核承気湯の要点

- **自覚症状** 便秘,血証,狂の如し
- **他覚症状** 瘀血の腹証,少腹急結,腹満

第107条

傷寒八九日,之を下し,胸満,煩驚,小便不利,譫語,一身尽く重く,転側す可からざる者は,柴胡加竜骨牡蛎湯之を主る.

柴胡加竜骨牡蛎湯方

柴胡四両,竜骨,黄芩,生姜切る,鉛丹,人参,桂枝皮を去る,茯苓各一両半,半夏二合半,洗う,大黄二両,牡蛎一両半,熬る,大棗六枚,擘く.
右十二味,水八升を以て,煮て四升を取り,大黄を,切りて碁子の如きを内れ,更に煮ること一両沸,滓を去り,一升を温服す.本云う,柴胡湯に今,竜骨等を加う.

解説 傷寒にかかって,8,9日になった.便秘したので下剤を与えたところ,胸部が充満して,神経過敏の状態(煩驚)になり,尿は少なくなり,うわ言(譫語)や身体が重くなって,寝返り(転側)することもできない者は柴胡加竜骨牡蛎湯の主治である,というのが大意です.

　柴胡加竜骨牡蛎湯の症状としては,胸脇苦満,煩驚,動悸,便秘が重要です.通常は鉛丹は除いて用います.煩驚は種々の精神神経症状のことです.

応 用 不整脈，脳血管障害，神経症，統合失調症，高血圧症，てんかん

症例 23歳，男性．薬剤師．主訴は動悸，悪心．199X年7月18日，仕事中に動悸と気持ち悪いと訴え，外来を受診した．心電図では，単一の形の心室性期外収縮が多発していた．四診は，やや肥満体，皮膚顔面の色は白い．舌は薄い白苔がある．脈は結という印象．腹診で胸脇苦満，左臍傍に腹部大動脈の拍動を認める．柴胡加竜骨牡蛎湯証と判断し，柴胡加竜骨牡蛎湯エキス7.5gを処方したが，2週間服用しても症状の改善は全くみられないという．抗不整脈薬のノルペース，ワソランを併用して，動悸は少し改善した．8月28日，今まで処方された薬を服用していても，動悸と悪心と疲れやすいという訴えで，外来を受診した．柴胡加竜骨牡蛎湯証は依然として存在すると判断したので，柴胡加竜骨牡蛎湯を煎薬で与え，他の抗不整脈薬は中止した．煎薬を服薬して，3日目からは，全く動悸を自覚しなくなり，悪心と易疲労感も消失した．〔森由雄治験〕

症例 円形脱毛症を柴胡加竜骨牡蛎湯で治療した例．24歳，女．199X年11月21日，美容院で頭頂部に直径約4cmの円形脱毛症があると言われ，漢方治療を希望して来院した．子供がアトピー性皮膚炎で悩んでおり，夜は眠れない．脈は沈細，腹は充実して，胸脇苦満がある．柴胡加竜骨牡蛎湯を与えた．8週間位で毛が生えてきて，約10月で円形脱毛症は目立たなくなった．〔森由雄治験〕

名医の論説	〔吉益東洞〕柴胡加竜骨牡蛎湯，小柴胡湯証にして，胸腹に動有り，煩躁驚狂，大便難く，小便不利する者を治す．（『方極』） 〔浅田宗伯〕この方（柴胡加竜骨牡蛎湯）は，肝胆の鬱熱を鎮墜（しずめる）するの主薬とす．故に傷寒の胸満，煩驚のみならず，小児の驚癇，大人の癲癇に用う．また中風の一種に熱癰癇（脳炎・髄膜炎など）と称するものあり．この方よく応ずるなり．（『方函口訣』）

参考文献 大塚敬節：柴胡加竜骨牡蛎湯．漢方医学，131頁，創元社，2003

柴胡加竜骨牡蛎湯の要点

自覚症状 精神神経症状（煩驚），興奮，便秘
他覚症状 腹力は中等度以上，胸脇苦満

第108条

傷寒，腹満，譫語し，寸口の脈，浮にして緊は，此れ肝，脾に乗ずるなり．名づけて縦という．期門を刺す．

解説　傷寒にかかり，腹が張りうわ言（譫語）を言い，寸関尺の寸の脈が，浮で緊（軽く圧迫してよく触れるが，強く圧迫すると脈が触れにくく，有力で絞った綱のような脈）であるのは，肝が脾に乗じていることを示している．縦と名づけ，期門を刺すとよい，という条文です．

期門は，足の厥陰肝経の穴で，前胸部にあり，第6肋間で乳頭直下にあります（図19）．五行説による説明です．

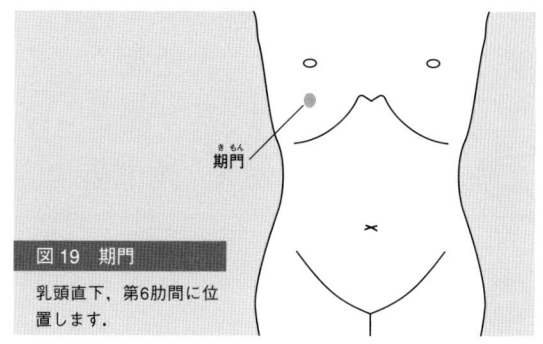

図19　期門
乳頭直下，第6肋間に位置します．

第109条

傷寒，発熱し，嗇嗇として悪寒し，大いに渇し，水を飲まんと欲し，其の腹，必ず満つる，自汗出で，小便利し，其の病解せんと欲す，此れ肝，肺に乗ずるなり．名づけて横という．期門を刺す．

解説　傷寒にかかり，発熱，ぞくぞくとして（嗇嗇）悪寒し，ひどく口が渇き，水を飲もうとし，腹がいっぱいになって，自汗が出て，小便が出れば，病気は治る徴候である．これは肝が肺に乗ずるのである．横と名づけ，期門を刺すとよい，という条文です．嗇嗇は，縮こまった悪寒の状態の意味です．

第110条

太陽病, 二日, 反って躁す, 凡そ其の背を熨し, 而して大いに汗出で, 大熱, 胃に入り, 胃中, 水竭き, 躁煩し, 必ず譫語を発す. 十餘日にして振慄し, 自下利する者, 此れ解せんと欲するなり. 故に其の汗, 腰より以下, 汗するを得ず, 小便せんと欲するを得ず. 反って嘔し, 失溲せんと欲し, 足下悪風し, 大便鞕く, 小便当に数なるべし. 而して, 反って数ならず, 及び多からず. 大便し已り, 頭卓然として痛む. 其の人, 足心, 必ず熱す, 穀気, 下流するが故なり.

解説 太陽病にかかって, 2日目であるのに躁ぎ, 背中を温熱の湿布で加熱(熨)して, 大量に発汗させたため体表の熱が, 胃に入り, 胃の中の水がなくなり, 胸苦しく手足をばたばたして悶えて(躁煩)必ずうわ言(譫語)を言う. 10数日して身体が振るえて, 自然に下痢する者は, これは治る徴候である. 腰より以下には発汗せず, 小便が少なく, 吐き気や失禁して, 足は寒けを感じ大便は硬い. 小便は頻回であるはずであるが, 回数は少なく, 量も多くない. 大便した後に, 頭がひどく(卓然)痛み, 足の底が熱くなる, これは飲食物の消化吸収された栄養物質(穀気)が下へ流れるためである, というのが大意です. これは張仲景の文章でないと言われています.

第111条

太陽病, 中風, 火を以て劫かして発汗し, 邪風火熱を被り, 血気, 流溢し, 其の常, 度を失し, 両陽, 相い熏灼し, 其の身, 黄を発し, 陽盛んなれば則ち衄せんと欲し, 陰虚すれば, 小便難, 陰陽倶に虚竭すれば, 身体則ち枯燥す. 但だ頭汗出で, 剤頸に還り, 腹満微喘, 口乾咽爛, 或は大便

せず，久しければ譫語(せんご)し，甚(はなは)しき者は噦(えつ)するに至る．手足躁擾(そうじょう)，捻衣摸床(ねんいもしょう)，小便利する者は，其の人，治すべし．

> **解説** 太陽病の中風にかかり，火による治療法で発汗させたところ，邪風に火熱が加わって血と気の流れがあふれ(流溢(りゅういつ))，邪風と火熱の二つの陽(両陽(りょうよう))の邪気が相集まり，いっそう加熱され(熏灼(くんしゃく))身体に黄疸を生じた．陽が盛んになれば鼻出血(衄(じく))が出そうになり，陰が虚すと，小便は出にくくなり，陰と陽が俱に虚すれば，身体は枯れて乾燥(枯燥(こそう))する．頭頸部のみに汗をかき，腹満して微し喘々する，口は乾いて咽は爛れ(咽爛(いんらん))，或いは便秘して，便秘が長ければうわ言(譫語(せんご))を言い，甚しい時は，しゃっくり(噦(えつ))をして吐いても物がでない．手足をばたばたし(手足躁擾(そうじょう))，衣服をつまんだり，布団をさぐったりする(捻衣摸床(ねんいもしょう))．小便が出る者は，治るはずである，という条文です．

第112条

傷寒，脉浮，医火を以て迫劫(はくごう)し，亡陽(ぼうよう)，必ず驚狂(きょうきょう)し，起臥(きが)安からざる者は，桂枝去芍薬加蜀漆牡蛎竜骨救逆湯(けいしきょしゃくやくかしょくしつぼれいりゅうこつきゅうぎゃくとう)之を主る．

桂枝去芍薬加蜀漆牡蛎竜骨救逆湯方(けいしきょしゃくやくかしょくしつぼれいりゅうこつきゅうぎゃくとうほう)

桂枝(けいし)三両，皮を去る，甘草(かんぞう)二両，炙る，生姜(しょうきょう)三両，切る，大棗(たいそう)十二枚，擘く，牡蛎(ぼれい)五両，熬る，蜀漆(しょくしつ)三両，洗いて腥(なまぐさみ)を去る，竜骨(りゅうこつ)四両．

右七味，水一斗二升を以て，先ず蜀漆を煮て，二升を減じ，諸薬を内れ，煮て三升を取り，滓(かす)を去り，一升を温服(おんぷく)す．本云う，桂枝湯より，今芍薬(しゃくやく)を去り，蜀漆牡蛎龍骨(しょくしつぼれいりゅうこつ)を加う．

> **注** 迫劫(はくごう)は強くおびやかすことで，この文脈では火熱を用いて発汗させること．

> **解説** 傷寒にかかり，脈が浮の時，医師が火熱を用いて，発汗させたが，発汗し過ぎて，陽が汗と伴に失われてしまった(亡陽(ぼうよう))．このような時には，精神が異常な興奮状態(驚狂(きょうきょう))となり，じっと安静にしていられなくなる．このような場合は，桂枝去芍薬加蜀漆牡蛎竜骨救逆湯(けいしきょしゃくやくかしょくしつぼれいりゅうこつきゅうぎゃくとう)の主治である，というのが大意です．

桂枝去芍薬加蜀漆牡蛎竜骨救逆湯は長いので，普通「救逆湯」と略されます．救逆湯はよく火傷に応用されます．筆者は蜀漆を入れないで用いています．火傷の部位には紫雲膏を外用します．エキス製剤では，桂枝加竜骨牡蛎湯で代用できます．

症例 火傷に対して救逆湯．1歳，女児．199X年7月1日午後7時30分頃，診療が終わって帰る支度をしていた時「赤ん坊が火傷したのだが，治療して欲しい」という電話があった．「うちには漢方薬しかないのですが，それでよければ治療しましょう」と答えた．午後7時35分頃，患者を抱いて母親が来院した．午後7時過ぎ，母親が赤ん坊の右の肩から腕にかけて，誤って熱湯をかけてしまった．火傷の大きさは10×5 cmで水疱がある．救逆湯加黄耆去蜀漆を与えた．火傷の部位に紫雲膏を塗布した．毎日来院して傷の処置をしたが，6日目で傷は水疱もなくなり感染もない．傷はきれいに治っている．念のため約3週間服用して廃薬とした．〔森由雄治験〕

症例 「滋賀国近江国蒲生郡日野大窪町米商，伴某という者が，私の家の門を泣きながら叩いて言うには『私の妻は，半年前に病気になり，数10日も床についている．諸医の治療は効果なかった．何とか助けて欲しい』と．往診して，患者は38歳．脈は細微，羸痩して，食は少なく，寒熱交作，頭疼眩暈，精神状態は不安定で，頸項強急，眉稜骨痛（前額部の骨痛），1日中粘る唾液を吐き，唾液がひどく臭いと言う．自分で脳漏（副鼻腔炎）と診断して，死ぬと決めている．私は診察すると唾液の臭いはなく，脳漏ではないと説明するが，信じないので，患者の家から去った．その夕，家族が私の処に来て薬を希望した．私は，桂枝去芍薬加蜀漆牡蛎竜骨救逆湯を与えた．10日位して，寒熱や唾液を吐くのが半減した．臭いも無くなったと言う．1ヵ月して症状の半分以上は改善し，約50日で治癒した．」（杉原周作『継興医報』）

名医の論説 〔浅田宗伯〕この方（桂枝去芍薬加蜀漆牡蛎竜骨救逆湯）は火邪を主とす．故に湯火傷の煩悶疼痛する者，また灸瘡にて発熱する者に効あり．牡蛎の末一味を麻油に調し，湯火傷に塗れば忽ち火毒を去る．その効推して知るべし．（『方函口訣』）

桂枝去芍薬加蜀漆牡蛎竜骨救逆湯の要点

自覚症状 発汗，精神の興奮状態
他覚症状 やけど

太陽病の脈証ならびに治を弁ずる〈中〉 第2章

第113条

形傷寒を作し，其の脈弦緊ならずして弱，弱の者は必ず渇す．火を被れば必ず譫語す．弱の者は発熱し脉浮．之を解するに当に，汗出でて愈ゆべし．

解説 形は傷寒に似ているが，脈は弦や緊でなく，弱である．脈が弱の者は，必ず口渇する．火熱の治療法を行うと必ずうわ言（譫語）を言う．脈が弱の者で，発熱して脈は浮となる者は，発汗させると治る，というのが大意です．

第114条

太陽病火を以て之を熏じ，汗を得ず，其の人必ず躁し，経に到って解せず．必ず清血す．名づけて火邪となす．

解説 太陽病にかかって，火熱による治療法を行ったが，発汗しない．病人は必ず騒ぎ，経を伝わって治るべき時であるのに治らず，下血（清血）する．名づけて火邪と言う，という条文です．清には，厠（便所）の意味があり，清血とは下血のことです．

第115条

脉浮，熱甚し．而るに反って之を灸すれば，此れ実となす．実は虚を以て治す．火に因って動ずれば，必ず咽燥き吐血す．

解説 脈が浮で熱が甚しいのは実証である．この状態に補法である灸をすれば，実証に補法を行うことになる．灸の火熱によって病気が悪化し，必ず咽が燥き，吐血する，という条文です．

第116条

微数の脈，慎んで灸すべからず．火に因って，邪をなせば，則ち煩逆を為す．虚を追い実を逐い，血，脈中に散ず．火気は微なりといえども，内攻すれば力有り．骨を焦し，筋を傷り，血，復し難し．脈浮は，宜しく汗を以て解すべし．火を用いて，之に灸すれば，邪従って出づることなし．火に因って，盛んなり．病，腰従り以下，必重して痺す．火逆と名づく．自ら解せんと欲する者，必ず当に先づ煩すべし．煩すれば乃ち汗有りて解す．何を以てか之を知る．脈浮の故に汗出でて解するを知る．

解説 微数の脈の病人には，やたらに灸をしてはいけない．灸の火に因って，邪気が生ずると，心がいらいらしてくる（煩逆）．灸の火邪によって虚証の病人の中に，熱の実邪が生じ，血液は，脈の中に散ってしまう．火気は微弱であるが，体内に攻めれば力を持って，骨を焦し，筋を傷り，血は回復し難くなる．脈が浮の時は，発汗して治療すべきである．灸による火によって治療すると，邪は出口がなくなり，反って火によって病気が重くなり，病気は，腰より以下が重く痺れる．これを火逆と言う．自然に治ろうとする者は，必ず先づ煩するようにすべきである．煩するとすぐに発汗して治る．どうしてこれが分かるかと言うと，脈が浮であり汗が出て治るのを知るのである，というのが大意です．一般には，火逆は，灸などの温熱刺激の治療手段を誤って用いて発生した病状を言います．

第117条

焼鍼にて其の汗をせしめ，鍼せし處，寒を被り，核起こりて赤き者は，必ず奔豚を発す．気少腹より上りて心を衝く

者，其の核上に灸すること各一壮，桂枝加桂湯を与う．更に桂枝二両を加う．

桂枝加桂湯方

桂枝五両，皮を去る．芍薬三両，生姜三両，切る．甘草二両，炙る．大棗十二枚，擘く．
右五味，水七升を以て，煮て三升を取り，滓を去り，一升を温服す．本云う，桂枝湯，今桂を加えて満五両とす．桂を加うる所以の者は，以て能く奔豚気を泄せばなり．

注 奔豚は，下腹部から胸や咽に気が突き上げてくる病気です．

解説 加熱した鍼（焼鍼）で発汗させたところ，鍼をした場所が，寒の邪気を受けて，赤く腫れている者は，必ず奔豚病になる．気が下腹部から上って，胸を突き上げる者には，鍼で腫れた箇所に，一壮お灸をして，桂枝加桂湯を与えるのがよいというのが大意です．

桂枝湯証で，頭痛，のぼせがひどい時に用います．

症例 33歳，女性．主訴は発熱，のぼせ，四肢の関節痛．199X年6月7日午後より，37.2度の発熱，のぼせ，四肢の関節痛，肩の凝りが出現し，風邪を引いたのではないかと訴えて，来院した．発汗はない．舌は舌質淡紅色で，舌苔は薄白苔である．脈は，浮弱である．腹診で腹部は軟，特別な所見はない．「のぼせ」を上衝と考えて，桂枝加桂湯証と判断した．桂枝加桂湯を煎薬として与え，1日分服用して，のぼせ，四肢の関節痛，肩の凝りは改善したが，頭痛が出現してきた．脈の浮弱は，依然として続いていたので，さらに，桂枝加桂湯を2日分投与した．頭痛を含めて，すべての症状は改善した．
〔森由雄治験〕

症例 「一男子，年60．積聚（痛みを伴う腹部腫瘤）を患うこと数年．発作時ありて，奔豚気，上って心を衝き息することができない．俛仰（うつむいたり，あおむけになったり）することを得ず．飲食を思わざるに，この方（桂枝加桂湯）に，三黄丸を兼用して治癒し，後に再発しなかった．」（六角重任『古方便覧』）

名医の論説 〔吉益東洞〕桂枝加桂湯，桂枝湯証にして，上衝劇しき者を治す．（『方極』）

参考文献 荒木性次：桂枝加桂湯．新古方薬嚢，77頁，方術信和会，1989

桂枝加桂湯の要点 [桂枝湯証 ＋ 上衝（頭痛，のぼせ）]

自覚症状 頭痛，発熱，発汗，悪風，頭痛，のぼせ
他覚症状 浮脈（軽く圧迫してよく触れるが，強く圧迫すると脈が触れにくい）

第118条

火逆，之を下し，焼鍼に因って煩躁する者は，桂枝甘草竜骨牡蛎湯之を主る．

桂枝甘草竜骨牡蛎湯方

桂枝一両，皮を去る．甘草二両，炙る．牡蛎二両，熬る．竜骨二両．
右四味，水五升を以て，煮て二升半を取り，滓を去り，八合を温服す，日に三服す．

解説 火熱治療を誤って行い（火逆），さらに下剤で下し，また熱した鍼（焼鍼）で火熱治療を行ったところ，胸苦しく手足をばたばたして悶える（躁煩）者は，桂枝甘草竜骨牡蛎湯之の主治である，という条文です．火逆とは，火熱治療を誤って行ったために起きた病状です．

症例 65歳，女性．199X年3月26日，くらくらすると言う訴えで来院した．腹証は腹力は中等度で胸脇苦満がある．脈拍が100/分以外に異常な所見はない．甲状腺の腫大もないが，甲状腺ホルモンの上昇を認め精密検査をしてバセドウ病と診断した．4月15日，どうしても漢方薬で治療して欲しいという希望であった．胸脇苦満を目標に柴胡加竜骨牡蛎湯を投与したところ，服用して翌日，頭がくらくらして，ぼーっとするという症状が出現して服薬を中止した．4月24日，半夏厚朴湯合桂枝甘草竜骨牡蛎湯を投与した．約1ヵ月服用して脈拍は80～90/分である．12月13日，脈拍は78/分であり，甲状腺ホルモンもやや低下して，症状もみられない．良好な経過である．〔森由雄治験〕

名医の論説 〔吉益東洞〕桂枝甘草竜骨牡蛎湯，胸腹に動ありて急迫する者を治す．（『方極』）

桂枝甘草竜骨牡蛎湯の要点

自覚症状 発汗，動悸，煩躁

第119条

太陽の傷寒は，温鍼を加うれば必ず驚す．

解説 太陽病の傷寒にかかっている病人に，加熱した鍼（温鍼）を行うと必ずものごとにおどろき精神不安の状態（驚）となる，という条文です．

第120条

太陽病，当に悪寒発熱すべし．今自汗出で，反って悪寒せず発熱せず．関上の脈が細数の者は，医，之を吐するの過ちを以てなり．一二日之を吐す者は，腹中飢ゆれど，口に食すること能はず．三四日之を吐す者は，糜粥を喜まず．冷食を食せんと欲し，朝に食して暮に吐す．医之を吐するを以ての致す所なり．此を小逆となす．

解説 太陽病は，悪寒発熱があるはずであるのに，今自然に汗が出て，悪寒はなく発熱もしない．寸関尺の脈の中で関の脈が細数である者は，医師が，誤って吐法を行ったためである．1，2日して，吐法を行うと，腹の中は飢えているけれど，食べ物を口に食することができない．3，4日して吐法を行うと粥などを好まず，冷たい物を欲しがる．朝に食べて暮に吐く．これは，医師が吐法を誤って行ったためである．これは小さな罪悪（小逆）である，というのが大意です．

第121条

太陽病,これを吐す.但だ太陽病は当に悪寒すべきに,今反って悪寒せず,衣を近くすることを欲せず.これえを吐するの内煩なりとなす.

解説 　太陽病で,吐法を行った.吐す.太陽病は悪寒すべきであるのに,反って悪寒しないで,衣を着ることを欲しない,これは誤った吐法によって胸にいらいら(内煩)を生じたためである,というのが大意です.

第122条

病人,脈数.数を熱となす.当に穀を消し,食を引くべし.しかるに反って吐す者は,これ汗を発し,陽気をして微ならしめ,膈気虚す.脈乃ち数なり.数を客熱となす.穀を消すること能はず.胃中虚冷を以ての,故に吐するなり.

注 　膈は横隔膜の意味です.膈気は胃の気,即ち消化機能を指す.

解説 　病人の脈が数である時は,数は熱を示し,穀物を消化し,食事ができるはずである.しかし,反って嘔吐する者は,発汗して陽気が少なくなり,胃の消化機能(膈気)が衰えて脈が数になったのである.脈の数は虚熱(客熱)を示し,穀物を消化することができないのである.胃の中が虚して冷えて(胃中虚冷)いるために嘔吐するのである,というのが大意です.

第123条

太陽病，過経十余日，心下温温として吐せんと欲し，而して胸中痛む．大便反って溏，腹微満，鬱鬱微煩す．この時に先ち自ら吐下を極むる者，調胃承気湯を与う．若ししからざる者は，与うべからず．但だ嘔せんと欲し．胸中痛み微溏する者は，これ柴胡湯の証に非ず．嘔するを以ての故に吐下を極むることを知るなり．

解説 　太陽病で，経を過ぎて十余日経って，胃がむかむか（心下温温）して吐き気があり，胸の中が痛み，大便は反って軟便（溏）で，腹は少し張っていて，心が晴れず（欝欝），少しいらいらする（微煩）．この症状の出現する前に自ら嘔吐下痢で苦しむ者は，調胃承気湯を与うのがよい．もし，嘔吐下痢がないならば調胃承気湯を与えてはいけない．ただ吐き気があり，胸の中が痛んで軟便である者は，柴胡湯の証ではない．吐き気があるので，以前に嘔吐剤下剤で嘔吐下痢させたことが分かるのである，というのが大意です．

第124条

太陽病，六七日表証なお在り，脈は微にして沈，反って結胸せず，其の人狂を発する者は，熱下焦に在るを以て小腹当に鞕満すべし．小便自利の者は，血を下せば乃ち癒ゆ，然る所以の者は，太陽，経に随い，瘀熱，裏に在るを以ての故なり．抵当湯之を主る．

抵当湯方

水蛭，熬る．蝱蟲各三十箇，翅足を去り，熬る．桃仁二十箇，皮尖を去る．大黄三両，酒にて洗う．
右四味，水五升を以て，煮て三升を取り，滓を去り，一升を温服す．下らざれば，更に服す．

注 結胸は邪気が胸中に集まって上腹部を按圧すると痛む病気のこと．

解説 太陽病になって，六七日経ってもまだ表証が存在している，脈は微で沈（軽く圧迫して触れ難く，強く圧迫すると極めて細く軟らかな脈が触れる）だが，結胸の所見はない．病人が狂ったような病状になる場合は，熱が下焦に在り，小腹が硬く張って（鞕満）している．小便が出る者は，血を下せばすぐに治癒する．そのような病人は，太陽膀胱経に沿って，うっ積した熱（瘀熱）が裏に在るからである．これは抵当湯の主治である，というのが大意です．

応用 統合失調症．認知症

症例 86歳，女性．アルツハイマー病．200X年10月，物忘れが目立つようになる．11月，MRIを始めいろいろな検査を受け，精神科でアルツハイマー病（認知症）と診断され，投薬を受けるも効果はなかった．デイケア施設へ行く時などには「行かない，行かない」と暴れ，家族に暴言を言う．何か良い薬はないかという家族の希望により，抵当湯を与えた．腹力は中等度であり，瘀血の圧痛点はない．抵当湯を服用して，1週間でおとなしくなり，暴れることもなくなった．家族の言うことに対して素直に聞くようになった．4ヵ月服用して良好であるが，物忘れは変わりがないとのことである．陽明病の条文に抵当湯は，物忘れに効果があるという記載によって認知症に用いたのである．〔森由雄治験〕

名医の論説 〔吉益東洞〕抵当湯，瘀血の者を治す．凡そ瘀血に二あり．少腹鞕満，小便快利の者は一なり．腹満せず，其の人我満すと言う者は二なり．急には則，湯を以てし，緩は則丸を以てす．（『方極』）

抵当湯の要点

自覚症状	便秘，狂の如し
他覚症状	腹力は中等度，瘀血の腹証

参考文献 藤平 健：抵当湯による精神病の治験二例．漢方臨床ノート治験篇，390頁，創元社，1986

第125条

太陽病，身黄，脈は沈結，少腹鞕く，小便不利の者は，血無しとなすせ．小便自利し，其の人狂の如き者は，血証諦なり，抵当湯之を主る．

解説 太陽病で，黄疸があり，脈は沈結で，下腹部（少腹）が硬く，小便が少ない者は，瘀血ではない．小便自利し，患者が狂人の如くならば，明らか（諦）に瘀血の証があり，抵当湯の主治である，というのが大意です．この条文の前半の部分は，黄疸に対しては茵蔯蒿湯を用いる条文です．

第126条

傷寒，熱有り，少腹満し，まさに小便不利なるべし．今，反って利する者は，血有りとなすなり．当に之を下すべし，余薬す可からず．抵当丸に宜し．

抵当丸

水蛭二十箇，熬る．䗪蟲二十箇，翅足を去り，熬る．桃仁二十五箇，皮尖を去る．大黄三両．
右四味，擣きて四丸に分ち，水一升を以て，一丸を煮て，七合を取り，之を服す．晬時にして當に血を下すべし．若し下らざる者は更に服す．

解説 傷寒で，熱があって，下腹部（少腹）が張って，小便が少ないはずなのに，今かえって，小便が出るのは瘀血があるためである，抵当丸で瘀血を下すべきであるというのが大意です．

抵当丸と抵当湯はほぼ同じ用い方をします．抵当丸の治験例はあまりありません．

参考文献 緒方玄芳：痔瘻に托裏消毒散と抵当丸．漢方治療症例選集，234頁，現代出版プランニング，1988

第127条

太陽病，小便利する者，飲水多きを以て，必ず心下悸す．小便少き者は，必ず裏急に苦しむ．

解説 　太陽病で，小便がよく出る者は，飲む水が多いためであり，必ず心下に動悸を感じる．小便の少ない者は，必ず腹痛（裏急）に苦しむ，というのが大意です．

第3章 太陽病の脈証ならびに治を弁ずる〈下〉

第128条

問うて曰く,病に結胸有り,蔵結有り,其の状何如.答えて曰く,之を按じて痛み,寸脈浮,関脈沈,名づけて結胸と曰うなり.

解説 結胸という病気や蔵結という病気があるが,その症状はどのようなものであるか.答えて言うのには,これをおさえると痛み,寸脈が浮,関脈が沈のものを結胸というのである,というのが大意です.

第129条

何を蔵結と謂うや.答えて曰く,結胸の状の如く,飲食故の如く.時時下利し,寸脈浮,関脈小細沈緊,名づけて蔵結と曰う.舌上白胎滑の者は,治し難し.

解説 何を蔵結と言うのか.答えて言うのには,結胸の症状に似ていて,飲食には変わりがなく,時々下痢をし,寸脈が浮で,関脈が小細沈緊の者を蔵結というのである.舌の上の白苔が滑らか(舌上白胎滑)である者は,治療は難しい,というのが大意です.

第130条

蔵結，陽証無く，往来寒熱せず，其の人，反って静か，舌上胎滑の者は，攻むべからざるなり．

解説 蔵結の病気で，陽証が無く，往来寒熱もなく，病人が静かで，舌苔が滑らか（舌上胎滑）な者は，攻める治療をすべきではない，という条文です．

第131条

病，陽に発し，しかるに反って之を下し，熱入り因って，結胸となす，病，陰に発し，しかるに反って之を下し，因って痞をなすなり．結胸と成る所以の者は，之を下すこと太早きを以ての故なり．結胸の者，項も亦強ばること柔痙の状の如きは之を下せば則ち和す．大陥胸丸に宜し．

> **大陥胸丸方**
> 大黄半斤，葶藶子半斤，熬る，芒消半升，杏仁半升，皮尖を去る，熬りて黒くす．
> 右四味，二味を擣き，篩い，杏仁，芒消を内れ，合わせ研で脂の如くし，散に和し，弾丸の如きもの一枚を取り，別に甘遂末一銭ヒを擣き，白蜜二合，水二升にて，煮て一升を取り，温めて之を頓服す．一宿にして乃ち下る．もし下らずんば，更に服す．下を取るを効となす．禁んで薬法の如くせよ．

注 痞（つかえ）は，胸腹の間の気の流れが阻害されたために生ずる症状．柔痙は，痙攣性の疾患である痙病の一種で，首が強ばり発汗して脈は沈遅で痙攣を起こす病気．

解説 病気が太陽病にあるのに，下剤を与えて下したところ，熱が裏に入って結胸になってしまった．病気が少陰病にあるのに，下剤をかけて下したところ，上腹部につかえ（痞）が生じた．結胸になるのは下剤で早く下しすぎたためである．結胸の者で，柔痙の症状のように項が強ばるものは，大陥胸丸のような下剤で下せばすぐよくなる．というのが大意です．

> **症例**
> 「上山侯の家臣，毛利孫平次の次男．胸膈の攣痛がひどく腰や下肢も引きつり痛み屈伸することができない．何人かの医師は寒疝と診断して治療したが効果はなかった．私（浅田宗伯）は，脈は沈弦で脇下鞕満して痛みの為に手を近づけることもできない，上肢もまた痺れているので懸飲（水毒）と診断した．十棗湯を投与し攻下した後，延年半夏湯を与え，時々，大陥胸丸を兼用した．攣痛は徐々に無くなった．茴香，桂枝，甘草，当帰等の煎じ薬で痛む部位を湿布し，腰や下肢の屈伸も改善した．」（浅田宗伯『橘窓書影』）

大陥胸丸の要点

- 自覚症状　頸肩凝り，便秘
- 他覚症状　腹力は中等度

第132条

結胸の証，其の脈浮大の者，下すべからず，之を下せば則ち死す．

解説　結胸の証があり，脈が浮で大の者は，下してはいけない，これを下せばすぐに死ぬ，という条文です．

第133条

結胸の証，悉く具り，煩躁する者，亦死す．

解説　結胸の証が，すべて備わり，胸苦しく手足をばたばたして悶える（煩躁）者は，死ぬ，という条文です．

第134条

太陽病，脉浮にして動数，浮は則ち風と為し，数は則ち熱と為し，動は則ち痛と為し，数は則ち虚と為す．頭痛，発熱，微しく盗汗出で，而して反って悪寒する者は，表未だ解せざる也．医反って之を下し，動数遅に変じ，膈内拒痛し，胃中空虚，客気膈に動じ，短気煩躁，心中懊憹，陽気内陥，心下因って鞕し，則ち結胸と為す．大陥胸湯之を主る．若し大結胸せず，但だ頭汗出で，余処汗無く，剤頸して還り，小便不利，身必ず黄を発す也．

大陥胸湯方

大黄六両，皮を去る．芒消一升．甘遂一錢匕．
右三味，水六升を以て，先ず大黄を煮て二升を取り，滓を去り，芒消を内れ，煮て一両沸し，甘遂末を内れ，一升を温服す．快利を得れば，後服を止む．

解説 太陽病で，脉浮で数で頭痛，発熱，盗汗があり悪寒する者は，表証が残っているからである．それなのに，医師が下剤で下したため，数の脉が遅に変化した．胸を按圧すると痛み（膈内拒痛），胃の中が空虚となり（胃中空虚），息切れ（短気），胸苦しく手足をばたばたして悶え（煩躁），胸が悶え乱れて苦しみ（心中懊憹），陽気が体内に陥入したため（陽気内陥）に上腹部が硬くなり，結胸の状態になった．これは，大陥胸湯の主治するところである．もし結胸にならず，頭部のみが発汗して他の部位には汗は無くて，小便が少ない時は，身体に黄疸が出る，というのが大意です．

即ち，大陥胸湯は，腹部全体が硬く張ってひどく痛む病状に用います．現代医学的な病気としては，急性腹症，急性腹膜炎（胃十二指腸潰瘍穿孔），急性膵臓炎などが相当する病気と考えられます．

症例「通四丁目，松屋源兵衞の息子．年齢11歳．腹満して痛み，嘔吐がひどく，薬を服用することができない．ある医師が疝として治療したが，益々症状はひどくなり，胸と腹部は張って痛み，煩躁して見るに耐えない程苦しんでいる．私（浅田宗伯）は大陥胸湯を

作り冷やして服用させたところ，しばらくして嘔吐下痢はおさまり，腹痛，煩躁もすぐに減じた．その後，堅中湯を与えて，時々大陥胸丸を兼用して回復した．」（浅田宗伯『橘窓書影』）

名医の論説

〔目黒道琢〕熱毒にて舌上黄苔などある証は，この方（大陥胸湯）で下せば大いに効あり，たとえ衝心，復発すといえども一旦は必ず効あり．ただ心下鞕満，手近づくべからずの証が標的なり．（『饗英館療治雑話』）

〔浅田宗伯〕此方（大陥胸湯）は熱実結胸の主薬とす．その他胸痛はげしき者に特効あり．一武士が胸から背中にかけて痛み，昼夜その苦痛は耐えられない程である．さまざまな治療を行ったが効果はなく，瀕死の状態である．大陥胸湯を三貼服用してすぐに治癒した．また，脚気衝心で意識を失いかけている者に大陥胸湯を与えて蘇生した．医者は死地に臨んで，大陥胸湯を用いる機会があることを知るべきである．また，留飲によって肩背が凝る者に速効する．小児の亀背（くる病）などにも此方を用いることがある．小児の亀背の軽症には大陥胸丸が宜しい．また小児の亀胸（鳩胸）になりかけている時に，此方（大陥胸湯）を早く用いると効果がある．（『方函口訣』）

大陥胸湯の要点

- 自覚症状　胸痛，胸満
- 他覚症状　心窩部が石の様に硬い，緊脈（有力で，絞った綱の様である）
- 〔結胸に相当する病気〕急性腹症，急性腹膜炎，急性膵臓炎，脚気等が推定される

■表17　大陥胸湯と大陥胸丸の比較

	大黄	芒消	甘遂	杏仁	葶藶子	白蜜	症状
大陥胸湯	6両	1升	1銭				結胸，鞕満痛
大陥胸丸	0.5斤	0.5升	1銭	0.5升	0.5斤	2合	結胸，項背強

第135条

傷寒，六七日，結胸熱実，脈沈にして緊，心下痛み，之を按じて石鞕の者は，大陥胸湯之を主る．

解説 傷寒にかかって，6，7日経って，結胸で，熱証で実証である．脈は沈にして緊で，心下が痛み，これを按圧すると石のように硬い（石鞕）者は，大陥胸湯の主治である，という条文です．

第136条

傷寒，十余日，熱結ぼれて裏にあり，復，往来寒熱する者は大柴胡湯を与う．但だ結胸して，大熱無し．此れ水結ぼれて胸脇にありと為す也．但だ頭微しく汗出づる者は，大陥胸湯之を主る．

大柴胡湯方
柴胡半斤，枳実四枚，炙る．生姜五両，切る．黄芩三両，芍薬三両，半夏半升，洗う．大棗十二枚，擘く．右七味，水一斗二升を以て，煮て六升を取り，滓を去り再煎す．一升を温服す．日に三服す．一方，大黄二両を加う．若し加えざれば，恐らく大柴胡湯となさず．

解説 傷寒にかかって，10余日経って，熱の邪気が体内に結合していて，悪寒のある時には熱はなく悪寒が止むと熱が出る（往来寒熱）者は大柴胡湯を与えるとよい．ただ結胸があり，体表の熱が無い者は，水毒が胸脇部に集まっているのである，頭部に微し発汗する者は，大陥胸湯の主治である，という条文です．

第137条

太陽病，重ねて発汗し，復た之を下し，大便せざること五六日，舌上燥して渇し，日晡所小しく潮熱あり，心下より少腹に至り，鞕満し，痛みて近づくべからず者は，大陥胸湯之を主る．

注 日晡所は，午後4時頃，日暮れ（日晡所は「じっぽしょ」と読んでる本もあります）．潮熱は，発熱が潮水のように一定の時刻に体温が上昇するもの．

解説 太陽病で，重ねて発汗させたり，さらに下剤を与えて下したが，便秘が5，6日続く，舌の上は乾燥して口渇し，日暮れ（日晡所）夕方には少し潮熱がある，心下より下腹部にわたって硬く張って（鞕満）痛みのために触ることができない者は，大陥胸湯之の主治である，という条文です．

第138条

小結胸の病，正に心下にあり，之を按せば則ち痛み，脈浮滑の者は，小陥胸湯之を主る．

小陥胸湯方
黄連一両，半夏半升，洗う，栝楼実大者一枚，右三味，水六升を以て，先づ栝楼を煮て三升を取り，滓を去り，諸薬を内れ，煮て二升を取り，滓を去り，分温三服す．

解説 小結胸の病は，心下にあって，これを按圧すれば痛み，脈が浮で滑の者は，小陥胸湯の主治である，という条文です．
小陥胸湯は，上腹部や季肋部の圧痛が重要であり，気管支炎や胃炎，胸膜炎に用います．

症例 25歳，男性．胸の張る感じとげっぷを主訴に，199X年6月10日，受診．最近，胸の張る感じがする．時々，胸の圧迫感とげっぷを訴える．2日間，大便はない．尿は少ない感じがする．脈は浮，滑．舌は薄い黄色の苔がある．腹力は中等度で，心下部に圧痛を認め，小結胸の病と診断し，小陥胸湯を与えた．1日分服用して，胸の張る感じがとれ，げっぷは改善した．2日後来院して，心下部の圧痛も改善した．もう1日分服用して廃薬した．〔森由雄治験〕

症例 「本郷六丁目の瀬戸物屋の妻が病気になった．医師の高田立眠の治療を受けた．その証は，胸脇部が硬く痛み，手足は少し冷えがあり，高田医師は附子剤を処方したが，その苦痛は益々ひどくなり，高田医師は治療に困って，私（山田業広）が治療に招かれた．診察すると胸脇部が硬く痛み，手足は少し冷えがあるというが，脈は数で舌も乾いてい

て，むしむしと熱がある．これは，結胸の証であって，附子の証ではない．だから附子剤を与えたため苦痛が悪化したのである．大量の小陥胸湯を与えたところ，数剤で苦痛は洗うが如く消えて，まもなく全快した．」（山田業広『椿庭夜話』）

名医の論説

〔目黒道琢〕この方（小陥胸湯）は肺熱の咳嗽，或いは心下痞堅，或いは胸満時に熱悶を覚ゆる証，極めて効あり．（『餐英館療治雑話』）

〔浅田宗伯〕この方（小陥胸湯）は飲邪心下に結して痛む者を治す．栝楼実は痛みを主とす．（『方函口訣』）

小陥胸湯の要点

自覚症状 心窩部痛，胸痛，胸やけ，げっぷ

他覚症状 滑脈（玉が指の下をころがる感じの脈）
浮脈（軽く圧迫してよく触れるが，強く圧迫すると脈が触れにくい）
心窩部圧痛

■表18 大陥胸湯と小陥胸湯の比較

	大黄	芒消	甘遂	黄連	半夏	栝楼実	症状	脈
大陥胸湯	6両	1升	1錢				結胸　鞕満痛	脈沈緊
小陥胸湯				1両	0.5斤	大1枚	心下圧痛	脈浮滑

第139条

太陽病，二三日，臥すること能わず，但だ起きんと欲す．心下必ず結す．脈微弱の者，此れ本，寒分あるなり．反って之を下し，若し利止めば，必ず結胸を作す．未だ止まざる者，四日にして復之を下せば，此れ協熱利と作すなり．

解説

太陽病にかかって，2，3日経ち，横になることができず，ただ起きていたい状態で，心窩部には必ず邪が集まっている．脈が微弱の者は，もともと体内に寒があるのである．下剤で下して，もし下痢が止まれば，必ず結胸になる．下痢が止まらない者は，4日後にまた，下剤で下すと，表熱と裏寒のある下痢になる（協熱利），という条文です．

第140条

太陽病、之を下して、その脈促、結胸せざる者、これ解せんと欲すとなすなり。脈浮の者、必ず結胸す。脈緊の者、必ず咽痛す。脈弦の者、必ず両脇拘急す。脈細数の者、頭痛未だ止まず。脈沈緊の者、必ず嘔せんと欲す。脈沈滑の者、協熱利す。脈浮滑の者、必ず下血す。

解説 　太陽病で、下剤で下したが、脈は促となり、結胸しない者は、治る徴候である。脈が浮の者は、必ず結胸する。脈が緊の者は、必ず咽が痛み。脈が弦の者は、必ず両方の脇が拘急する。脈が細で数の者は、頭痛がまだ止んでいない。脈が沈で緊の者は、必ず吐こうとするのである。脈が沈の滑の者は、表熱と裏寒のある下痢になる（協熱利）。脈が浮で滑の者は、必ず下血する、というのが大意です。

第141条

病、陽に在り、まさに汗を以て之を解すべし。反って冷水を以て、之を潠き、若くは之に灌げば、その熱劫されて、去ることを得ず。いよいよ更に益々煩し、肉上粟起す。意に水を飲むことを得んと欲すれども反って渇せざる者は、文蛤散を服す。若し差えざる者は、五苓散を与う。寒実結胸、熱証なき者は、三物小陥胸湯を与えう。白散も亦服すべし。

文蛤散方

文蛤五両、右一味散となし、沸湯を以て、一方寸匕を和して服す。湯は五合を用う。

五苓散方

猪苓十八銖，黒皮を去り，白朮十八銖，沢瀉一両六銖，茯苓十八銖，桂枝半両，皮を去る．右五味散と為し，更に，臼中にえを杵き，白飲にて和し，方寸匕をえを服す．日に三服す．多く煖水を飲み，汗出れば愈ゆ．

白散方

桔梗三分，巴豆一分，皮心を去り，熬りて黒くし，研て脂の如くす．貝母三分，右三味散と為す．巴豆を内れ，更に臼中にえを杵き，白飲を以て和し服す．強人は半銭匕，羸者はえを減ず．病　膈上に在れば必ず吐し，膈下に在れば必ず利す．利せざれば熱粥一杯を進む．利過止まず，冷粥一杯を進む，身熱，皮粟解せず．衣を引き自ら覆わんと欲し，若しくは水を以て，えをふき，えを洗えば，益々熱劫かされて出づることを得ざらしむ．当に汗すべくして汗せざれば則ち煩す．たとえば汗出でおわり，腹中痛めば，芍薬三両を与えること上法の如くす．

解説　病気が太陽病にあるので発汗法を用いて発汗させるべきなのに，医師が冷水を患者に吹きかけたり（潠き），冷水を注ぎ（灌）かける治療法を行うと熱の病邪が体から出ていかない．いっそういらいらし，皮膚に鳥肌がたつ．水を飲みたいと思うけれども喉が渇かないのは文蛤散を服用し，さらに，良くならないものは五苓散を与えるとよい．寒証で実証の結胸で熱証がない者は，三物小陥胸湯を与える．桔梗白散もまた服用してもよい．というのがこの条文の大意です．

文蛤散については治験例はありません．桔梗白散は，激しい下剤で実証の薬です．咽頭ジフテリア，肺化膿症で，多量の膿や痰が咽に詰まり呼吸困難の症状を呈する場合に用います．現在では気管内挿管，気管切開，吸引法などを行うべきでしょう．

症例　「篠山の野村周徳の次男の周五郎が，ある夜，喉が詰まって息ができない，手足は微かに冷たく，汗が出て悶え苦しむので，私（浅田宗伯）を迎えに来た．私が診断するところでは，急喉痺（咽頭ジフテリア）であろうと．桔梗白散を作って口の中に注ぎ入れて，すぐに嘔吐下痢をした．呼吸は安らかになり，桔梗湯を与えて全治した．」（浅田宗伯『橘窓書影』）

名医の論説

〔吉益東洞〕桔梗白散，毒胸中に在りて濁唾臭膿（悪臭のある膿性痰）を吐する者を治す．（『方極』）

〔尾台榕堂〕この方（桔梗白散），特に肺癰（肺化膿症）を治すのみならず，所謂，幽癰（上腹部の化膿症），胃脘癰，及び胸膈中に頑痰あり，胸背攣痛を作す者，咳家にして，膠痰纏々として咽喉利せず，気息に臭気ある者に皆効あり．（『類聚方廣義』）

第3章 太陽病の脈証ならびに治を弁ずる〈下〉

桔梗白散の要点

自覚症状 多量の痰が咽につまるもの．咳

第142条

太陽と少陽の併病，頭項強痛，或は眩冒，時に結胸の如く，心下痞鞕する者は当に大椎第一間，肺兪，肝兪を刺すべし．慎んで汗を発すべからず，汗を発すれば則ち譫語す．脈弦，五日にして譫語止まざれば，当に期門を刺すべし．

解説 太陽病と少陽病の併病で，頭と項が強く痛み，或はめまい（眩冒）がして，時に結胸のようであり，心下痞鞕する者は，大椎，肺兪，肝兪を刺すべきである．発汗させてはいけない．発汗させるとうわ言を言う．脈が弦で，5日経ってもうわ言（譫語）が止まない時は，期門に鍼をするべきである，という条文です．

大椎は，督脈の穴で，第7頸椎と第1胸椎の棘突起の間に位置します．肺兪，肝兪は足の太陽膀胱経の穴です．肺兪は，第3胸椎棘突起の下で，正中から1.5寸外側に位置し，肝兪は，第9胸椎棘突起の下で，正中から1.5寸外側に位置します（図20）．期門（図19，p.93参照）は，足の厥陰肝経の穴で，乳頭直下で，第6肋間に位置します．

図20 大椎，肺兪，肝兪
大椎は，第7頸椎と第1胸椎の棘突起の間に位置します．肺兪は，第3胸椎棘突起の下で，正中から1.5寸外側に位置し，肝兪は，第9胸椎棘突起の下で，正中から1.5寸外側に位置します．

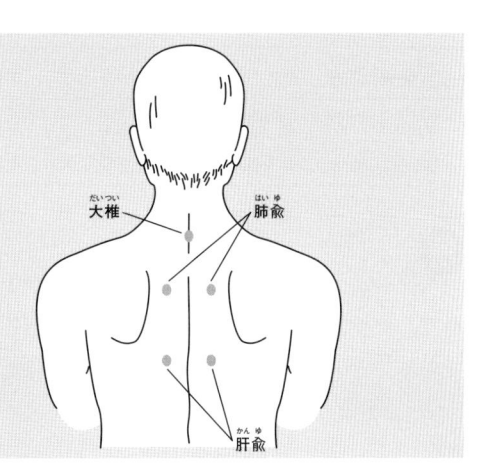

第143条

婦人中風,発熱悪寒するに,経水適ま来る.之を得て七八日,熱除き而して脈遅,身涼,胸脇下満,結胸状の如く,譫語する者は,これ熱血室に入るとなすなり.当に期門を刺し,其の実するに随つて之を取る.

解説 婦人が中風にかかり,発熱と悪寒の症状がある時に,月経(経水)がたまたま来た.病気になって7,8日経ち,熱は下がり脈は遅となった.身体は涼しくなり,胸脇の下は張って,結胸の様である.うわ言(譫語)を言う者は,熱が子宮(血室)に入ったのであるから,期門に鍼を刺し,実邪を取るべきである,という条文です.

第144条

婦人中風,七八日,続いて寒熱を得,発作時有り,経水適ま断つ者は,これ熱血室に入るとなすなり.其の血必ず結す.故に瘧状の如くに発作時あらしむ.小柴胡湯之を主る.

小柴胡湯方

柴胡半斤,黄芩三両,人参三両,半夏半升,洗う.甘草三両,生姜三両,切る.大棗十二枚,擘く.
右七味,水一斗二升を以て,煮て六升を取り,滓を去り,再煎し三升を取り,一升を温服し,日に三服す

解説 婦人が中風にかかり,7,8日の後,発作的に悪寒発熱が起こり,月経(経水)が止まってしまう者は,熱邪が子宮(血室)に入ったからである.血は結ばれて,マラリア(瘧状)のように時々発作を引き起こす.この病態は小柴胡湯の主治である,というのが大意です.血室は,肝という説もあります.

第145条

婦人傷寒，発熱，経水適ま来り，昼日，明了，暮は則ち譫語し，鬼状の如きを見すものは，これ熱血室に入るとなす．胃気及び上の二焦を犯すことなくば，必ず自ら愈ゆ．

解説 婦人が傷寒にかかり，発熱して，月経（経水）が，たまたま来た，昼間は意識明瞭であるが，夕方にはうわ言（譫語）を言い，鬼の様な状態を示すのは，熱が子宮（血室）に入ったためである．胃気や上焦，中焦（上の二焦）を障害することなければ，必ず自然に治る，という条文です．

第146条

傷寒六七日，発熱微悪寒，支節煩疼，微嘔，心下支結，外証未だ去らざる者，柴胡桂枝湯之を主る．

柴胡桂枝湯方

桂枝皮を去る，黄芩一両半，人参一両半，甘草一両，炙る．半夏二合半，洗う．芍薬一両半，大棗六枚，擘く．生姜一両半，切る．柴胡四両．
右九味，水七升を以て，煮て三升を取り，滓を去り，一升を温服す．本云う，人参湯，作りは桂枝法の知く．半夏柴胡黄芩を加え，復た柴胡の法の如くす．今人参を用い，半剤に作る．

解説 傷寒にかかって6，7日になって，発熱と微し悪寒があり，四肢が疼いて痛み（支節煩疼），微し嘔気がある．心窩部に物がつかえてすっきりしない（心下支結）．発熱や悪寒などの症状（外証）が去らない者は，柴胡桂枝湯の主治である，というのが大意です．腹証は胸脇苦満と腹皮拘急（腹直筋の緊張）がみられます（図21）．

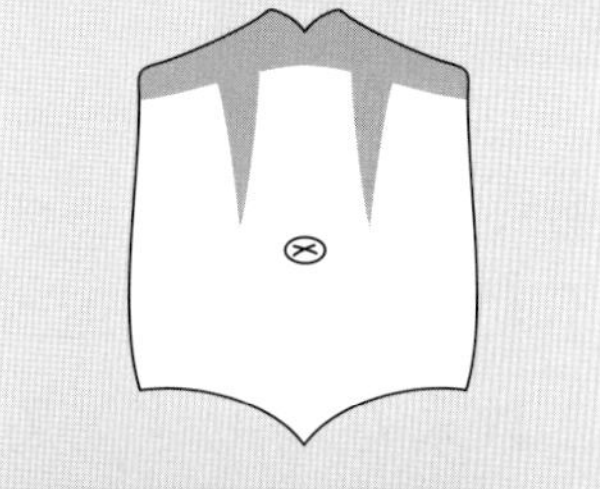

図21 柴胡桂枝湯の腹証
胸脇苦満と腹皮拘急がみられます．

症例 9歳，男子．夜尿症．199X年2月6日初診．夜尿症が続き，毎日尿を漏らすため，一昨年より某病院小児科で治療を受けたが改善せず．漢方治療を希望して，当院受診した．腹皮拘急（腹直筋の緊張）がみられたので，小建中湯を煎じ薬で与えた．6週間服用して，1週間の中で，1日か2日漏らさない日があるという．腹証をもう一度取り直すと，腹皮拘急に加えて胸脇苦満がみられ柴胡桂枝湯証と考え，柴胡桂枝湯（煎薬）を与えたところ，7日間服用すると急に夜尿症が治った．〔森由雄治験〕

症例 24歳，女性．当院で胃カメラを施行して胃潰瘍と診断された患者さんが漢方薬で治療してほしい希望があった．腹証により柴胡桂枝湯加茴香牡蛎を与えて7日間で，腹痛が改善した．〔森由雄治験〕

名医の論説
〔吉益東洞〕柴胡桂枝湯，小柴胡湯と桂枝湯の二方の証の相合する者を治す．(『方極』)
〔浅田宗伯〕この方（柴胡桂枝湯）は世医，風薬の套方とすれどもさにあらず，結胸の類症にして心下支結を目的とする薬なり．但し表症の余残ある故に桂枝を用うるなり．『金匱』には寒疝腹痛に用いてあり．即今いわゆる疝気ぶるいの者なり．また腸癰（急性虫垂炎）生ぜんとして腹部一面に拘急し，肋下へ強く牽しめ，その熱状傷寒に似て非なる者，この方に宜し．（『方函口訣』）

参考 相見三郎氏は，柴胡桂枝湯の芍薬の量を2gから6gへ増量して，てんかんの治療に応用しています．私も症例を経験していますが，たいへんよく効く場合があります．

柴胡桂枝湯の要点
自覚症状	発熱，悪寒，四肢疼痛，吐き気，心窩部に物がつかえる
他覚症状	腹証—胸脇苦満，腹皮拘急

第147条

傷寒五六日，已に発汗し復た之を下し，胸脇満微結，小便不利，渇して嘔せず．但頭汗出で，往来寒熱，心煩の者，これ未だ解せずとなすなり．柴胡桂枝乾姜湯之を主る．

柴胡桂枝乾姜湯方

柴胡半斤，桂枝三両，皮を去り，乾姜二両，栝楼根四両，黄芩三両，牡蛎二両，熬る，甘草二両，炙る．
右七味，水一斗二升を以て，煮て六升を取り，滓を去り，再煎して三升を取り，一升を温服す，日に三服す．初め服して微煩し，復た服して汗出づれば便ち愈ゆ．

解説 傷寒にかかって5，6日になった．已に発汗したり，また下したりして，軽い胸脇満（胸脇満微結）があり，小便は少なく，口渇があり，嘔気はない．頭に汗をかいて，悪寒のある時には熱はなく悪寒が止むと熱が出て（往来寒熱）胸が煩悶して苦しむ（心煩）者は，まだ治癒していないのであり，柴胡桂枝乾姜湯の主治である，というのが大意です．

柴胡桂枝乾姜湯はこじれた風邪に用いる機会があります．慢性疾患では，柴胡桂枝湯の虚証の病態に用います．腹証は，腹部は軟弱で，軽度の胸脇苦満，腹部大動脈の拍動亢進があります（図22）．

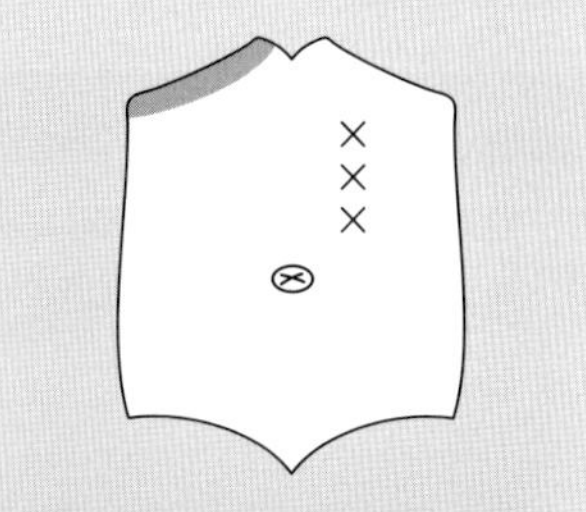

図22 柴胡桂枝乾姜湯の腹証
腹部は軟弱で，軽度の胸脇苦満，腹部大動脈の拍動亢進があります．

応用 こじれた感冒，寝汗，気管支炎，肺結核

症例 65歳，男性．遷延する風邪．199X年1月26日初診．
2週間前に風邪を引いて，治らず，現在は悪寒，咽頭痛，口渇があり，体温36度，とくに上半身に寝汗をかく症状が続く，脈は沈，咽頭は発赤し，腹診では腹部は軟弱で，軽度の胸脇苦満があり臍傍に悸もあり，腹証により柴胡桂枝乾姜湯（煎薬）を処方した．4日後，悪寒はなく，咽頭痛もない，口渇や寝汗もなくなった．〔森由雄治験〕

症例 「本郷弓町西村貞庵という者，年齢60余歳．かつて感冒にかかり，治療を池田瑞伯医師に頼んだ．瑞伯はある処方を与えたが左臍傍に動悸を生じ，悪寒が反ってひどくなった．気分は爽やかではなく，便秘しているので大黄剤に変えたが症状は益々ひどくなった．よって，私（山田業精）が治療を依頼された．過度に発汗したためと更に下剤を与えたため，肝気を上昇させてしまったために，このような症状が出現したのである．鎮墜（しずめる）の剤を投与しなければ，発狂の症状がでてくるであろう．柴胡桂枝乾姜湯加竜骨を与えて，上昇した肝気を下降させ，水飲の衝動をくだき，服薬数日で全治した．」（山田業精『井見集附録』）

〔尾台榕堂〕労瘵（肺結核），肺痿（肺結核），肺癰（肺化膿症），癰疽，瘰癧（頸部リンパ節結核），痔漏，結毒，黴毒（梅毒）等にして，久しく経て癒えず，漸く衰憊に就き，胸満，乾嘔，寒熱休作，動悸，煩悶，盗汗，自汗出で，痰嗽，乾欬，咽乾口燥，大便溏泄，小便不利，面に血色なく，精神困乏，厚薬に耐えざる者は此の方によろし．（『類聚方廣義』）

〔浅田宗伯〕この方（柴胡桂枝乾姜湯）も結胸の類症にして水飲心下に微結して小便利せず，頭汗出づる者を治す．（『方函口訣』）

柴胡桂枝乾姜湯の要点

自覚症状 口渇，頭部発汗，往来寒熱，いらいらする
他覚症状 軽度の胸脇苦満，腹部大動脈の拍動亢進，腹診では腹部は軟弱

第148条

傷寒五六日，頭汗出で，微悪寒，手足冷え，心下満，口食を欲せず，大便鞕く，脈細の者，これ陽微結となす．必表有り．復た裏有るなり．脈沈もまた裏に在るなり．汗出ざるを陽微となす．もし純陰結すれば，また外証あるを得ず．悉く入りて裏に在り，此れ半ば裏にあり，半ば外にありとなすなり．脈沈緊といえども，少陰病となすことを得ず．然る所以のものは，陰は有汗を得ず，今，頭汗，出で，故に少陰にあらざるを知るなり．小柴胡湯を与うべし．もし，了了たらざる者は，屎を得れば解す．

注 陽結は，胃腸の実熱による便秘を言い，その軽症を陽微結という．陰結は，脾腎の虚証で寒証の場合の便秘を言う．

太陽病の脈証ならびに治を弁ずる〈下〉　第3章

解説　傷寒にかかり5，6日経て，頭部に汗が出て，微し悪寒し，手足は冷えて，心窩部（心下）が張り，食欲がなく，大便は硬く，脈は細である者は，陽微結である．必ず表証や裏証がある．汗が出るのを陽微と言うのである．もし陰結であれば，外証は無く，すべて裏証である．この病人は，半分は裏にあり，半分は外にある．脈は沈で緊であるが，少陰病ではない．陰には汗は無いからである．今，頭部に汗が出ているので，少陰ではないことを知るのである．これは小柴胡湯を与えるべきである．もしまだ治りきらなければ，大便が出れば治る，という条文です．

第149条

傷寒五六日，嘔して発熱する者は，柴胡湯の証具わる．しかるに他薬を以て之を下し，柴胡の証なお在る者は復た柴胡湯を与え，これ已に之を下すといえども，逆となさず．必ず蒸蒸として振い，却って発熱汗出でて解す．若し心下満して鞕痛する者，此れ結胸となすなり．大陥胸湯之を主る．但，満して痛まざる者は，此れを痞となす．柴胡之を与うるに中らず．半夏瀉心湯に宜し．

半夏瀉心湯方

半夏半升，洗い，黄芩，乾姜，人参，甘草，炙る，各三両，黄連一両，大棗十二枚，擘く．
右七味，水一斗を以て，煮て六升を取り，滓を去り，再煎して三升を取り，一升を温服し，日に三服す．
大陥胸湯を須いる者は，方前の第二法を用う．

解説　傷寒にかかって5，6日経ち，嘔気があって発熱する者は，柴胡湯の証が具わっているのであるが，他の下剤で下した．それでもまだ柴胡の証なお在る者は復た柴胡湯を与える．下剤で下したけれども誤った治療ではない．必ず体内から熱気が蒸し出されるよう（蒸蒸）に身体が振るえ，発熱して，汗が出て治癒するのである．もし心下が張って硬くなり痛む（鞕痛）者は，これは結胸であるから，大陥胸湯の主治である．ただ，心下が張って痛まない者は，上腹部のつかえ（痞）である．柴胡剤を与えて

はいけない．半夏瀉心湯を投与するのが良い，というのが大意です．心下痞鞕の腹証が大切です（図23）．

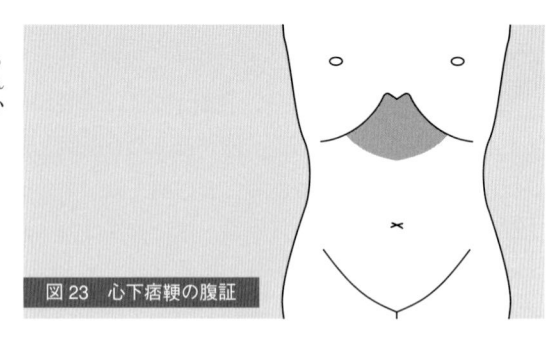

図23 心下痞鞕の腹証

応用　胃炎，胃潰瘍，慢性腸炎，神経症

症例　「寺社奉行笠間侯，心下痞鞕があり食欲がなく，時に抑鬱状態になり，健忘症状もある．このために，辞職しようと考えていた．私（浅田宗伯）は心下に濁飲（水毒の一種）があり，さらに心気不定（精神不安）と痰飲（水毒）が心を障害することにより精神障害が生じているのである．病気が治れば，元気が回復するだろう．辞職する必要はないと説明した．半夏瀉心湯加呉茱萸茯苓を与え牛黄清心丸を兼用した．1ヵ月余り服用して心下痞鞕は改善し，心気も盛んになり，寺社奉行の仕事もきちんとできるようになった．笠間侯は大いに喜んで書と半掛けを私に贈ってくれた．」（浅田宗伯『橘窓書影』）

症例　71歳，男性．胃が重いという訴えで，199X年10月16日初診．70歳で会社を退職してから，昼と夜にそれぞれ2合の日本酒を飲むようになった．翌朝は，胃がムカムカして，胃が重苦しくなる．飲まなければいいのだが，つい飲んでしまう．胃のあたりがつかえる．お腹がゴロゴロ鳴る．腹診では腹力は中等度，心下痞鞕（上腹部がつかえて硬い）がある．酒の量を少なくするよう指導して，半夏瀉心湯を処方した．6日後，胃のムカムカやつかえは改善．お腹のゴロゴロ鳴るのも消失．心下も軟らかくなった．4週間ですべての症状は改善した．〔森由雄治験〕

名医の論説
〔目黒道琢〕心下痞し大便下痢する者は，この方（半夏瀉心湯）必ず効あり．（『餐英館療治雑話』）
〔浅田宗伯〕この方（半夏瀉心湯）は，飲邪併結して，心下痞鞕する者を治す．（『方函口訣』）

半夏瀉心湯の要点

自覚症状　心窩部がつかえる，腹中雷鳴，下痢，吐き気
他覚症状　腹力は中等度，心下痞鞕

太陽病の脈証ならびに治を弁ずる〈下〉 第3章

第150条

太陽，少陽の併病，しかるに反って之を下し，結胸と成り，心下鞕，下利止まず．水漿下らず．其の人，心煩す．

解説 太陽病と少陽病の併病であるのに，下剤で下してしまった結果，結胸と成り，心下は鞕く，下痢は止まらない．飲み物（水漿）も咽を通らず，いらいらして苦しむ（心煩），という条文です．

第151条

脈浮にして緊，しかるに復た之を下し，緊反って裏に入れば，則ち痞となる．之を按じて自ら濡なるは，但だ気痞するのみ．

解説 脈が浮で緊であり，下剤で下したため邪が裏に入り，上腹部のつかえ（痞）となった．按圧すると軟らかい（濡）のは，ただ気が痞えている（気痞）のである，という条文です．

第152条

太陽中風，下利嘔逆，表解する者，乃ち之を攻むべし．其の人漐漐として汗出で，発作時有り．頭痛，心下痞鞕満し，脇下に引きて痛み，乾嘔短気，汗出で悪寒せざる者，此れ表解すれども裏未だ和せざるなり．十棗湯之を主る．

十棗湯方

芫花、熬る、甘遂、大戟、右三味等分、各別に擣きて散となし、水一升半を以て、先ず大棗の肥の者十枚を煮て、八合を取り、滓を去り、薬末を内る。強人は一銭ヒを服し、羸人は半銭を服す。之を温服す。平旦に服す。若し下し、少く、病、除ざる者、明日更に服す。半銭を加う。快下利を得たる後、糜粥にて自ら養う。

解説

太陽病の中風にかかり、下痢や嘔吐などの症状があり、表証がなくなっているなら下剤を与えて、攻めてもよい。病人が全身ににじみ出る位（蟄蟄）汗をかき、頭痛や心下部が膨満して硬く、脇の下に引っぱられる痛みがあり、からえずき（乾嘔）や呼吸困難（短気）となり、汗がでて、悪寒しないものは、表証は改善したが、裏証はまだ残っているのであり、このような病状は十棗湯の主治であるというのが大意です。

応用　胸膜炎

症例

「箕輪指月庵の慈性尼は時々肩と背中が急に痛み、脇の下は刺す様に痛む。呼吸数が多く、動くことができない。多くの医師は痰（水毒）としてこれを治療したが治らず。私（浅田宗伯）は懸飲（水毒の一種）と判断して十棗湯を与え著効を得た。患者は普段の日に肉を食べ酒を飲み節制をしなかった。5，6年後の正月元旦にこの証を再発して突然に死亡した。

その数10年後、静寛院宮公主侍女の須磨という女性が此の症（懸飲）を患い、毎夜明け方に痛みが起こり、呼吸が促迫となり、呼吸が止まりそうになった。私（浅田宗伯）は十棗湯を与えて病気の7，8割は改善した。ただ、左の脇下が硬満し時々咽喉が痞塞して呼吸困難がある。よって、『外台秘要』の寒冷癖飲を治療する処方である柴胡別甲湯を与えて全治した。」（浅田宗伯『橘窓書影』）

名医の論説

〔吉益東洞〕十棗湯、病胸腹に在りて挈痛する者を治す。（『方極』）

〔浅田宗伯〕この方（十棗湯）は懸飲内痛を主とす。懸飲と云うものは、外邪内陥して胃中の水を胸へ引挙げて、胸に水気をたくわえるなり。また外表の方へ張出す気味あって、汗出発熱頭痛等の症を兼ぬるものもあれども、裏の水気主となりて表は客なり。故に胸下痛み乾嘔短気、或いは咳煩水気浮腫、上気喘息、大小便通ぜざるを目的としてこの方を与うべし。また欠盆に引くを目的として用う。脈は沈にして弦、或いは緊なり。またこの方烈しき処ばかりに用うるように覚ゆれども然らず。咳家の水飲による者、捨ておけば労瘵（肺結核）に変ず。たとえ引痛の症なくとも、水飲の候見つけたれば直にこの方を用うべし。（『方函口訣』）

十棗湯の要点

自覚症状 発汗，頭痛，咳，胸痛，呼吸困難，便秘，尿減少
他覚症状 心窩部が膨満

第153条

太陽病，医，発汗し，遂に発熱悪寒す．因って復た之を下し，心下痞す．表裏倶に虚し，陰陽の気，並びに竭く．陽なければ則ち陰独りなり．復た焼鍼を加え，因って胸煩す．面色青黄，膚瞤する者，難治なり．今，色微黄，手足温なる者，愈え易し．

解説 太陽病で，医師が，発汗させたが，発熱と悪寒の症状がある．そこで今度は下剤を与えて下したところ，心下痞が生じた．表裏ともに虚し，陰陽の気が欠乏した．さらに加熱した鍼（焼鍼）の治療を加えたところ，胸はいらいらしてきた（胸煩）．顔面の色は青黄色で，皮膚がぴくぴく（瞤）する者は，難治である．今，顔面の色が少し黄色で，手足が温かである者は治り易い，という条文です．

第154条

心下痞，之を按じて濡，其の脈，関上浮の者は，大黄黄連瀉心湯之を主る．

大黄黄連瀉心湯方

大黄二両，黄連一両，右二味，麻沸湯二升を以てえを漬し，須臾にして絞り滓を去り．分温再服す．

解説 心下がつかえ，腹部を按圧すると軟らかくて（濡），関脈が浮いている者は，大黄黄連瀉心湯の主治であるというのが大意です．

名医の論説 〔吉益東洞〕大黄黄連瀉心湯，心煩し，心下痞し，之を按じて濡なる者を治す．（『方極』）

大黄黄連瀉心湯の要点

- **自覚症状** 心窩部のつかえ
- **他覚症状** 腹部を按圧すると軟
  関脈が浮脈（軽く圧迫してよく触れ，強く圧迫すると脈が触れにくい）

第155条

心下痞，復た悪寒し汗出づる者，附子瀉心湯之を主る．

附子瀉心湯方
大黄二両，黄連一両，黄芩一両，附子一枚，炮じ，皮を去り破りて，別ち煮て汁を取る．

解説 心窩部がつかえ，悪寒し汗が出る者は，附子瀉心湯の主治であるというのが大意です．

症例 「一老婆，喘息を患う．私が診察すると心下痞して心悸す．附子瀉心湯を用いて効あり．」（『長沙腹診考』）

名医の論説 〔吉益東洞〕附子瀉心湯，瀉心湯証にして，悪寒する者を治す．（『方極』）
〔浅田宗伯〕この方（附子瀉心湯）は，気痞の悪寒を目的とす．桂枝加附子湯の悪風，芍薬甘草附子湯の悪寒皆同意なり．若し心下痞鞕して悪寒する者は千金翼の半夏瀉心湯加附子を用うべし．（『方函口訣』）

附子瀉心湯の要点

- **自覚症状** 心窩部のつかえ，悪寒，発汗
- **他覚症状** 心下痞鞕の腹証

第156条

本，之を下すを以ての故に心下痞し，瀉心湯を与う．痞，解せず．其の人渇して口燥，煩す．小便不利の者は，五苓散之を主る．一方に云う，之を忍ぶこと一日して乃ち愈ゆ．

解説 本来，下剤で下したために心下痞が生じたので，瀉心湯を与えたが，痞は治らない．口渇して口は燥き，いらいらして小便が少ない者は，五苓散の主治である．ある処方には，1日がまんすると治るとある，という条文です．

第157条

傷寒，汗出でて解するの後，胃中不和，心下痞鞕，乾噫食臭，脇下に水気有り，腹中雷鳴，下利する者，生姜瀉心湯之を主る．

生姜瀉心湯

生姜四両，切る．甘草三両，炙る．人参三両，乾姜一両，黄芩三両，半夏半升，洗う，黄連一両，大棗十二枚，擘く．右八味，水一斗を以て，煮て六升を取り，滓を去り，再煎して三升を取る．一升を温服し，日に三服す．附子瀉心湯，本云う，附子を加う．半夏瀉心湯，甘草瀉心湯，同体別名なるのみ．生姜瀉心湯，本云う，理中人参黄芩湯，桂枝朮を去り，黄連を加う．并びに瀉肝法なり．

解説 傷寒にかかって，汗が出て，一時良くなったが，胃の働きが悪くなり，心窩部がつかえ硬くなり（心下痞鞕），げっぷがでて（乾噫食臭），お腹がゴロゴロなり（腹中雷鳴），下痢する者は，生姜瀉心湯の主治である，というのが大意です．

応用 げっぷ

症例
「ある男子．年齢は30余歳．心下痞塞と左胸下に凝結があり，腹中雷鳴があり，過食すると必ず下痢をする．このようなことが6年間続いている．吉益南涯先生が，生姜瀉心湯を用いたところ，治癒した．」(吉益南涯『成蹟録』)

名医の論説
〔吉益東洞〕生姜瀉心湯，半夏瀉心湯証にして乾噫，食臭，下利の者を治す．(『方函口訣』)
〔浅田宗伯〕この方(生姜瀉心湯)は後世順気和中を用うる場へ即効あり．又，香砂六君子，香砂平胃など与えて痰火上格の勢いありて応ぜざる者に用いて善験あり．又，虚労或いは脾労等の心下痞して下利する者を治す．(『方函口訣』)

生姜瀉心湯の要点

自覚症状 げっぷ，心窩部のつかえ，下痢，腹中雷鳴
他覚症状 心下痞鞕の腹証

第158条

傷寒，中風，医反って之を下し，其の人，下利すること，日に数十行．穀化せず，腹中雷鳴，心下痞鞕して満，乾嘔心煩，安きを得ず．医，心下痞を見て，病，尽きずと言う．復た之を下すに，其の痞，益々甚し．此れ結熱にあらず，但だ胃中虚し，客気，上逆を以ての故に鞕からしむなり．甘草瀉心湯之を主る．

甘草瀉心湯方

甘草四両，炙る．黄芩三両，乾姜三両，半夏半升，洗う．大棗十二枚，擘く．黄連一両，右六味，水一斗を以て，煮て六升を取り，滓を去り，再煎して三升を取る．一升を温服し，日に三服す．

解説 傷寒の中風にかかったが，医師が誤って下剤で下したところ，下痢が1日に数10回あり，未消化の便が出て，お腹がゴロゴロなり，心下がつかえて硬く張り(心下痞鞕して満)，からえずき(乾嘔)があり，いらいらする(心煩)．医師は心下痞

を見て，病気が残っているのであると言い，また，下剤を与えたが，益々つかえはひどくなり，これは熱が内部にある（結熱）のではなく，胃が虚して，邪気（客気）が上に突きあげた（上逆）からである，これは，甘草瀉心湯の主治である，というのが大意です．

目黒道琢は，誤って下剤を用いたために，表邪が虚に乗じて陥入し心下に集まったのであり，心下痞鞕して満が重要であると述べています．

応用　下痢，精神疾患

症例
47歳，女性．主訴・耳鳴り，不眠，199X年10月14日初診．
約6ヵ月前，地方から首都圏に移り住んできた．転居してから，1日中，家の中に閉じこもっているという．転居について，姑から反対され，現在も，頻回に電話がかかってくる．電話で姑と話をすると，身体がガタガタ震えてしまう．1週間位前から耳鳴りが出現して，不眠であり，2，3時間しか眠れない．空腹になるが，あまり食べることができない．立ちくらみもあるという．知人の紹介で当院を受診．お腹がぐちゅぐちゅ鳴るという．体重43kg．血圧130/70．脈は沈細，腹証はやや軟弱．心下痞と心下に軽い圧痛がある．甘草瀉心湯を1週間分与えた．薬を服用して2日目で食欲が出てきて眠れるようになった．1週間後，耳鳴りはなくなって，体重は増加して良好な状態となる．〔森由雄治験〕

症例
「麻布相模殿橋に住む福地佐兵衛の妻，年齢25歳．産後数ヵ月下痢が続いている．心下痞鞕があり，食欲は無く，口の中には口内炎ができている．両眼は赤く腫れ脈は虚数．羸痩（るいそう）甚だしい．甘草瀉心湯を与え，数10日服薬したところ下痢は止み，すべての症状は治癒した．」（浅田宗伯『橘窓書影』）

名医の論説

〔吉益東洞〕甘草瀉心湯，半夏瀉心湯証にして，心煩，安きを得ざる者を治す．（『方極』）

〔浅田宗伯〕「此方（甘草瀉心湯）は胃中不和の下痢を主とす．故に穀化せず，雷鳴下痢が目的なり．もし穀化せず，雷鳴なく下痢する者ならば，理中四逆のゆく処なり．『外台』は水穀化せずに作りて清穀と文を異にす．従ふべし．また産後の口糜瀉（口内炎を伴う下痢）に用ひて奇効あり．これらの芩連は却って健胃の効ありと云ふべし．」（『方函口訣』）

甘草瀉心湯の要点

自覚症状	精神神経症状，下痢，心窩部のつかえ
他覚症状	心下痞鞕の腹証

■表19 瀉心湯類の比較

	半夏(升)	黄芩(両)	黄連(両)	乾姜(両)	人参(両)	甘草(両)	大棗(枚)	生姜(両)	大黄(両)	附子(枚)	症状	
半夏瀉心湯	0.5	3	1	3	3	3	12				心下痞鞕	腹中雷鳴
生姜瀉心湯	0.5	3	1	1	3	3	12	4			心下痞鞕	げっぷ
甘草瀉心湯	0.5	3	1	3	3	4	12				心下痞鞕	心煩
附子瀉心湯		1	1						2	1	心下痞	悪寒発汗

第159条

傷寒，湯薬を服し，下利止まず．心下痞鞕す．瀉心湯を服し已り，復た他薬を以て之を下し，利，止まず．医，理中を以て，之を与え，利益甚し．理中は，中焦を理む．此の利は下焦に在り，赤石脂禹余糧湯之を主る．復た止まざる者は，当に其の小便を利すべし．

赤石脂禹余糧湯方

赤石脂一斤，砕く．太一禹余糧一斤，砕く．右二味，水六升を以て，煮て二升を取り，滓を去り，分温三服す．

解説 傷寒にかかり，湯薬を服用したが，下痢が止まらず，心下がつかえて硬くなった．それで，瀉心湯を服用したり，他の下剤で下したが，下痢は止まらない．そこで理中丸を与えたが，下痢は益々ひどくなる．理中丸は，中焦を理める薬であるが，この下痢は，下焦に在るので，赤石脂禹余糧湯の主治である．下痢が止まらなければ，薬で小便の出を良くするべきである，という条文です．

名医の論説
〔吉益東洞〕赤石脂禹余糧湯，毒臍下に在りて，利止まざる者を治す．(『方極』)
〔尾台榕堂〕(赤石脂禹余糧湯)腸澼(細菌性腸炎)，滑脱(頻回の下痢)，脈弱無力，大便粘稠にして膿の如く，若しくは腹痛して乾嘔する者を治す．(『類聚方廣義』)

第3章 太陽病の脈証ならびに治を弁ずる〈下〉

赤石脂禹余糧湯の要点

自覚症状 下痢，心窩部のつかえ

第160条

傷寒，吐下の後，発汗，虚煩，脈甚だ微なること八九日，心下痞鞕，脇下痛み，気咽喉に上衝し，眩冒，経脈動惕者は，久しくして，痿を成す。

解説 傷寒にかかり，嘔吐させたり，下剤で下したりした後，発汗させて，虚煩となり，脈はひどく弱い状態で8，9日経った．心下痞鞕や脇下の痛みがあり，気は咽喉に上衝して，めまい（眩冒）し，脈がぴくぴくと動くものは，長く経過の後に，痿の病気に成る，という条文です．痿という病気は，手足の筋肉が痩せ衰えて運動障害を起こす病気です．

第161条

傷寒，発汗，若しくは吐し，若しくは下し，解して後，心下痞鞕，噫気除かざる者は旋復代赭湯之を主る．

旋復代赭湯方

旋復花三両，人参二両，生姜五両，代赭一両，甘草三両，炙る，半夏半升，洗う，大棗十二枚，擘く，右七味，水一斗を以て，煮て六升を取り，滓を去り，再煎して三升を取り，一升を温服し，日に三服す．

解説 傷寒にかかって，発汗させたり，吐法を用いて嘔吐させたり，下剤を与えて下したりして，傷寒はほぼ改善したが，上腹部が硬くつかえて（心下痞鞕），げっぷ（噫気）が残っている者は旋復代赭湯の主治である，というのが大意です．
旋復代赭湯は，げっぷに用い，生姜瀉心湯の虚証に用います．

133

症例

「生実侯の家臣，内海某の妻．年齢26，7歳．反胃（嘔吐症）を患い，数10日間経っても治らない．羸痩のため骨が目立っている状態である．多くの医師が治療したが効果はなかった．薬を飲もうとすると吐き気ももよおして服用することができない．私（浅田宗伯）の考えではこれは胃中不和（胃の働きが低下する）により反胃になり，心下（心窩部）に停飲（水毒）があるので飲食物を受け入れることができないのである．治療法は胃気を助けて，心下の痰飲（水毒）を鎮めて降ろすとよい．旋復代赭石湯を作り再煎して徐々に嚥下させたところ，2，3日経って吐き気は全く止んだ．よって，飲食を制限し，蕎麦がきのみ与えて数日で改善し，その後は薄い粥を与え旋復代赭湯を続けて服用した．数10日で全治した．」（浅田宗伯『橘窓書影』）

名医の論説

〔目黒道琢〕この方（旋復代赭湯）は，心下痞して噫気（げっぷ），大便秘する者に用ゆべし．（『餐英館療治雑話』）

〔浅田宗伯〕旋復代赭湯は生姜瀉心湯の症の一等重き者を治す．医学綱目には「病解して後，痞鞕，噫気，利せざる者」を此の方とし下利する者を生姜瀉心湯とす．今嘔吐の諸症大便秘結する者に用いて効あり．又下利止まずして嘔吐して宿水を吐するに効あり．一は秘結に宜しく一は下利に宜し．其妙表裏にあり，拘るべからず．又噦逆水飲に属する者を治す．周楊俊曰く「予この方を用い，以て反胃，噫食気逆，降らざる者を治す．神効あり」と．又試むべし．（『方函口訣』）

旋復代赭湯の要点（生姜瀉心湯の虚証）

自覚症状	げっぷ，心窩部のつかえ
他覚症状	心下痞鞕の腹証

第162条

下して後，更に桂枝湯を行るべからず．若し汗出でて喘し大熱無き者は，麻黄杏子甘草石膏湯与うべし，之を主る．

麻黄杏子甘草石膏湯方

麻黄，四両，杏仁，五十箇，皮尖を去る．甘草，二両，炙る．石膏，半斤，砕き，綿にてつつむ．
右四味，水七升を以て，麻黄を煮て，二升を減じ，白沫を去り，諸薬を内れ，煮て二升を取り，滓を去り，一升を温服す．本云う黄耳杯と．

> **解説** 下剤で下して後に，更に桂枝湯を投与してはいけない．もし発汗して喘があり，体表の熱が無い者は，麻黄杏仁甘草石膏湯を与える，という条文です．杏子と杏仁は同じです．
> 麻杏甘石湯については，第63条（p.58）ですでに述べました．下剤で下した場合にも麻杏甘石湯を用いる場合があることを覚えておくべきです．

応用 上気道炎，気管支炎，気管支喘息，肺炎

第163条

太陽病，外証未だ除かざるに，しばしば之を下し，遂に協熱して利し，利下止まず，心下痞鞕，表裏，解せざる者は，桂枝人参湯之を主る．

桂枝人参湯方

桂枝四両，別に切り，甘草四両，炙る，白朮三両，人参三両，乾姜三両，右五味，水九升を以て，先ず四味を煮て，五升を取り，桂を内れ，更に煮て三升を取り，滓を去り，一升を温服す，日に再び夜に一服す．

> **解説** 太陽病で，外証が残っているのに，下剤を与えて下したところ，表熱と裏の寒が合わさって下痢を起こし（協熱して利），下痢が止まらなくなった．心下痞鞕，表証，裏証があるものは，桂枝人参湯の主治である，というのが大意です．
> これは，人参湯に桂皮を加えたものですから，人参湯の下痢に発熱が加わった病状に用います．人参湯は胃腸が冷えた状態に用いますから，桂枝人参湯証は，身体の表面は熱があるのに，身体の内部は冷えていて下痢をしています．胃腸が弱い人の慢性頭痛に用いることがあります．

> **症例** 14歳，男子．主訴・嘔吐，発熱，下痢．199X年1月16日朝より気分が悪く，37.7度の発熱が出現した．17日朝，何回か嘔吐して，1回下痢した．18日朝に，1回下痢と嘔吐があり，37.3度の発熱があった．寒けがあり，自汗はなく，口渇もない．尿量はふつうである．顔色は著変なく，舌には薄い白苔がある．脈は浮，緩で，腹診では心下部に圧痛がある．表熱裏寒の証と診断し，桂枝人参湯（煎薬）を投与し，2剤服用して，嘔吐等の症状は消失して治癒した．〔森由雄治験〕

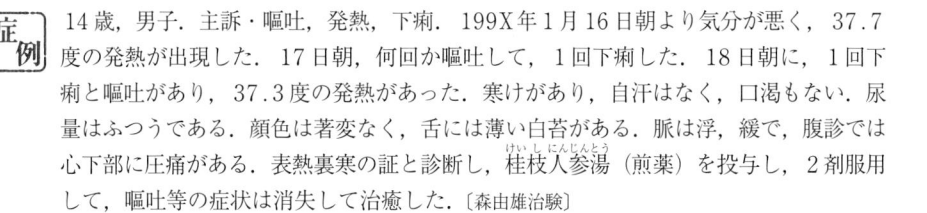

名医の論説	〔吉益東洞〕桂枝人参湯, 人参湯証にして, 上衝急迫の劇しき者を治す.(『方極』) 〔尾台榕堂〕頭痛, 発熱, 汗出, 悪風, 支体倦怠, 心下支撑(心下痞と同じ), 水瀉傾く如きもの夏秋の間に多く之あり. この方(桂枝人参湯)によろし. 按ずるに人参湯は吐利を主り, この方は下利表証あるを主る.(『類聚方廣義』)

桂枝人参湯の要点

自覚症状	頭痛, 発熱, 汗出, 悪風, 下痢, 心窩部のつかえ
他覚症状	心下痞鞕の腹証

第164条

傷寒, 大いに下して後, 復た発汗し, 心下痞, 悪寒する者, 表, 未だ解せざるなり. 痞を攻むべからず. 当に, 先ず表を解すべし. 表解して乃ち, 痞を攻むべし. 表を解するには, 桂枝湯に宜し. 痞を攻るには大黄黄連瀉心湯に宜し.

解説 傷寒で, 強い下剤で下した後に, また発汗剤で発汗させたところ, 心下痞と悪寒が出現したのは, 表証がまだ治っていないのである. 痞を治療しようしてはいけない. まず表を治療すべきである. 表が治った後に, 痞を治療すべきである. 表を治療するには, 桂枝湯が良い. 痞を治療するには大黄黄連瀉心湯が良い, という条文です.

第165条

傷寒発熱, 汗出でて, 解せず, 心中痞鞕, 嘔吐し下利する者, 大柴胡湯之を主る.

> 傷寒にかかって，発熱，発汗したが，治らず，心下痞鞕や嘔吐，下痢の症状がある者は，大柴胡湯の主治である，という条文です．この「心中痞鞕」は，心下痞鞕と同じことです．『金匱玉函経』には「心下痞堅」とあります．森立之『傷寒論攷注』にも，この「心中」は，「心下」であると記載があります．

第166条

病，桂枝の証の如く，頭，痛まず．項，強らず．寸脈微浮．胸中痞鞕，気喉咽に上衝し，息すること得ざる者，これ胸に寒有りとなすなり．当に之を吐すべし．瓜蔕散に宜し．

瓜蔕散方

瓜蔕一分，熬りて黄ならしむ．赤小豆一分．右二味，各別に搗き篩いて，散となし已りて，合してえを治む．一銭匕を取り，香豉，一合を以て，熱湯七合を用いて，煮て，稀糜を作り，滓を去り，汁を取り散に和し，温めてえを頓服す．吐せざる者は，少少加え，快吐を得て乃ち止む．諸亡血虚家は，瓜蔕散を与うべからず．

> 病気の症状は，桂枝湯証に似ているが，頭痛がなく，項も強らず．寸脈少し浮であり，胸の中は痞えて硬く（胸中痞鞕），気が咽に上衝して，息することができない者は，胸の中に寒が有るのである，これを嘔吐すべきである．瓜蔕散を用いるとよい，という条文です．瓜蔕散は現在ほとんど用いられません．

症例「一男子，胸がつかえて張り，食欲がなく，動作はおっくうである．好んで暗い所にじっと坐っている．様々な薬の治療を半年受けたが効果はなかった．中神琴渓先生が診察すると，心下は石の様に硬く，脈は沈にして数．よって瓜蔕散を与えると，2升余り嘔吐して治癒した．」（中神琴渓『生生堂治験』）

名医の論説〔吉益東洞〕瓜蔕散，温々として吐を欲する者を治す．(『方極』)

瓜蒂散の要点	
自覚症状	胸の中が痞える，気が咽に衝き上げる．吐き気
他覚症状	寸脈が微脈（極めて細く軟らかで，圧迫すると消えてしまう） 浮脈（軽く圧迫してよく触れるが，強く圧迫すると脈が触れにくい）

第167条

病，脇下に素，痞有り．連りて臍傍に在り．痛み少腹に引き，陰筋に入る者，これを蔵結と名く，死す．

解説 もともと脇の下に，痞の病があって臍傍にまでつながっている．痛みは下腹部に放散し，陰部（陰筋）にまで入る者は，蔵結と名づけ，死ぬ病気である，という条文です．

第168条

傷寒，若くは吐し，若くは下して後，七八日解せず．熱，結んで裏に在り，表裏，倶に熱，時時悪風し，大いに渇し，舌上乾燥して煩，水数升を飲まんと欲する者，白虎加人参湯之を主る．

白虎加人参湯方

知母六両，石膏一斤，砕く，甘草二両，炙る，人参二両，粳米六合，右五味，水一斗を以て，米を煮て熟し，湯成りて滓を去り，一升を温服す．日に三服す．この方，立夏後立秋前に乃ち服す可し．立秋後は服すべからず．正月二月三月は尚凛冷にして，亦与えてえを服すべからず．えを与えれば，則ち嘔利して腹痛す．諸亡血虚家，また与うべからず．えを得れば則ち腹痛利する者，ただえを温むべし．当に，愈ゆべし．

解説 傷寒にかかって，嘔吐させたり，下剤で下したり，7，8日経ったが治らず，熱邪が体内で集まっている，表と裏がともに熱があって，時々悪風（風に当たって寒けを感じる）し，ひどく口が渇き，舌の上が乾燥して悶え，大量の水を飲もうとするのは，白虎加人参湯の主治である，という条文です．

白虎加人参湯については，第26条（p.25）ですでに述べました．白虎加人参湯は，熱証に用いられますが，最近ではアトピー性皮膚炎や糖尿病によく用いられます．

症例 7歳，女子．主訴は発熱と咳嗽．199X年4月25日の朝より39度の発熱と咳嗽があり，夜に持っていた麻黄湯エキスを服用したが嘔吐した．4月26日午前，40.5度の発熱があり当クリニックを受診した．口渇があり，熱で苦しい，頭痛がありくらくらする，身体があちこち痛むという．横になって寝ていたい．一時，額に発汗あり．頬は赤い．脈は浮で有力．桂枝二越婢一湯を処方した．26日夜から29日まで，嘔吐，鼻出血，発熱は39度である．30日午前に来院．今朝寒けと口渇があり，熱く，苦しい．熱は39度で発汗はない．吐き気はあり，尿は3，4回色普通．下痢1回．脈は浮で洪大．腹証は異常ない．三陽の合病と考えて白虎加人参湯を与えた．熱は36.8度に解熱して，夜は安らかに眠ることができた．この数日間で初めて夜，楽に眠ることができたという．5月1日，発熱なく口渇もない．咳嗽は少しある．麻杏甘石湯を処方して2日で治癒した．〔森由雄治験〕

第169条

傷寒，大熱なく，口燥渇，心煩，背微悪寒する者は，白虎加人参湯之を主る．

解説 傷寒にかかり，体表に熱がなく，口は乾燥して渇き，もだえ，背中が少し悪寒する者は，白虎加人参湯の主治である，という条文です．

第170条

傷寒，脉浮，発熱汗無く，其の表，解せず，白虎湯を与うべからず．渇して水を飲まんと欲し，表証無き者は，白虎加人参湯之を主る．

> **解説** 傷寒にかかり，脉が浮で，発熱して汗は無くて，表が治っていない時は，白虎湯を与えてはいけない．口が渇いて水を飲もうとして，表証が無い者は，白虎加人参湯の主治である，という条文です．

第171条

太陽と少陽の併病，心下鞕，頸項強りて眩する者，当に大椎，肺兪，肝兪を刺すべし．慎んで之を下すこと勿れ．

> **解説** 太陽病と少陽病の併病で，心下が硬く，頸部や項が強って眩暈をする者，大椎，肺兪，肝兪を刺すと治る．これを下剤で下してはいけない，という条文です．大椎は，督脈の穴で，第7頸椎と第1胸椎の棘突起の間に位置します．肺兪，肝兪は足の太陽膀胱経の穴です．肺兪は，第3胸椎棘突起の下で，正中から1.5寸外側に位置し，肝兪は，第9胸椎棘突起の下で，正中から1.5寸外側に位置します（図20，p.117参照）．

第172条

太陽と少陽の合病，自下利の者，黄芩湯を与う．若し嘔する者，黄芩加半夏生姜湯之を主る．

太陽病の脈証ならびに治を弁ずる〈下〉 第3章

黄芩湯

黄芩三両, 芍薬二両, 甘草二両, 炙る, 大棗十二枚, 擘く, 右四味, 水一斗を以て, 煮て三升を取り, 滓を去り, 一升を温服す. 日に再び夜に一服す.

黄芩加半夏生姜湯方

黄芩三両, 芍薬二両, 甘草二両, 炙る, 大棗十二枚, 擘く, 半夏半升, 洗う, 生姜一両半, 一方, 三両, 切る, 右六味, 水一斗を以て, 煮て三升を取り, 滓を去り, 一升を温服す. 日に再び夜に一服す.

解説 太陽病と少陽病の合病で, 下痢する者は, 黄芩湯を与える. 若し嘔気がある者は黄芩加半夏生姜湯の主治である. というのが大意です.

黄芩湯は熱があって下痢する時に用いますが, 黄芩湯には, 芍薬と甘草が含まれていて, これは芍薬甘草湯ですから, 黄芩湯証の中には, 腹痛がみられ, 腹証としては腹皮拘急がみられます（図24）.

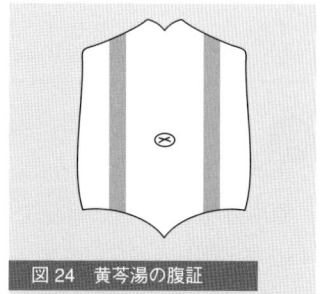

図24 黄芩湯の腹証
腹皮拘急（腹直筋の緊張）がみられます.

症例 18歳, 女性. 主訴は下痢, 腹痛, 嘔吐. 199X年12月3日夜, 38.5度の発熱が出現し, 3回嘔吐した. 12月4日, 10回以上の嘔吐と下痢があり, 腹痛を伴い, 熱は39度あった. 夜, 鼻出血があった. 12月5日, 下痢は4回あり, やや熱は下がったが, 間欠的な, 激しい腹痛があるため, 当クリニックを受診した. 食欲はあるが, 食べることはできない. 顔は青白い. 舌苔, 黄膩苔. 脈は滑. 以上の所見から, 黄芩湯（煎薬）を与えた. 夜は下痢, 嘔吐はなく, 腹痛はやや軽減した. 12月6日, 腹痛は無く, ほとんどの症状は改善した.〔森由雄治験〕

名医の論説
〔尾台榕堂〕（黄芩湯）痢疾（下痢性疾患）, 発熱, 腹痛, 心下痞, 裏急後重ありて膿血を便する者を治す.（『類聚方廣義』）
〔浅田宗伯〕この方（黄芩湯）は少陽部位下利の神方なり. 後世の芍薬湯などと同日の論に非ず. 但同じ下利にても柴胡は往来寒熱を主とす. この方は腹痛を主とす. 故にこの症に嘔気あれば柴胡を用いずして後方を用いる也.（『方函口訣』）

黄芩湯の要点

自覚症状	下痢, 発熱, 腹痛, 心窩部のつかえ
他覚症状	腹皮拘急

第173条

傷寒,胸中に熱有り,胃中に邪気有り,腹中痛み,嘔吐せんと欲する者,黄連湯之を主る.

黄連湯方

黄連三両,甘草三両,炙る,乾姜三両,桂枝三両,皮を去る,人参二両,半夏半升,洗う,大棗十二枚,擘く.右七味,水一斗以て,煮て六升を取り,滓を去り,温服す.昼三たび夜二たび.疑うらくは仲景方に非ず.

解説 傷寒にかかって,胸中に熱が有り,胃中に邪気が有り,腹中痛み,嘔気のある者は黄連湯の主治である,というのが大意です.

胃中の邪気は,寒の邪気であるとする説がありますが,この邪気のままでよいとするものや,熱の邪気という考えもあります.筆者は,以下の15歳の男子に黄連湯を用いた治験例から,熱の邪気であると考えます.腹痛,嘔吐,心煩が重要な症状です.

応用 嘔吐下痢症,胃炎

症例 熱性霍乱に黄連湯.15歳,男子.主訴は発熱,嘔吐,下痢.199X年1月17日の夕より嘔吐,下痢があり,熱感もあった.熱性の霍乱(嘔吐下痢症)と考え五苓散を投与した.1月18日明け方に嘔吐と下痢があり腹痛も出現した.朝気持ちが悪い,熱いと訴えた.昼には38.4度の発熱と下痢が3回あった.夜は38.3度の発熱と悪心と腹痛があり五苓散を投与した.お腹に痞えがあるという.苦しい苦しいと訴え眠けの為か意識がやや低下しているようである.口臭がある.脈は数で有力.腹診では腹部の疼痛が強く,軽く腹部に触れただけでもひどく痛がり,心下痞がある.足三里,梁丘に鍼をするも全く改善しない.五苓散の証ではない.
脈を診ながら『類聚方廣義』を読みながら考えた.熱性の霍乱の処方としては五苓散,黄連湯,黄芩加半夏生姜湯などがあるが,五苓散は効果がなかった.黄芩加半夏生姜湯は「黄芩湯証(下利,腹拘急,心下痞する者を治す)にして,嘔逆する者を治す」である.黄連湯は「心煩,心下痞鞕,腹痛嘔吐,上衝する者を治す」で「苦しい苦しいと訴え意識がやや低下している」状態は心煩と考えられ,黄連湯を投与した.1月18日午後10時頃,黄連湯(煎薬)煎じて与えたところ,しばらくして本人は少し効いている感じがするという.腹痛はやや改善している.1月19日午前0時半,体温はやや下っている.午前10時,発汗している.腹痛はない.あまり苦しくなく,少し吐き気がある.さらに黄連湯を服用した.午前12時,吐き気はない.体温36.4度であり,たいへん気分良くなったという.治癒したと判断した.〔森由雄治験〕

太陽病の脈証ならびに治を弁ずる〈下〉 第3章

症例 29歳，女性．主訴は嘔吐，腹痛．199X年11月4日午前3時頃，きりきりする上腹部痛が出現して，2回嘔吐があり，午前中に，当クリニックを受診した．吐き気があり，口渇はない．尿量はふつうである．下痢はない．顔色は著変なく，舌には微黄苔がある．脈は弦，腹診では心下部に軽い圧痛と心下痞がある．黄連湯の証と診断し，黄連湯エキス7.5gを投与した．11月5日，軽い吐き気と腹痛があるが，嘔吐はなく，しばらくして改善した．〔森由雄治験〕

名医の論説
〔吉益東洞〕黄連湯，心煩，心下痞鞕，腹痛嘔吐，上衝する者を治す．(『方極』)
〔尾台榕堂〕（黄連湯）霍乱，痂瘕（腹部の硬結）にて攻心腹痛，発熱上逆，心悸，嘔吐せんと欲し，及び婦人の血気痛（月経痛）にて，嘔して心煩，発熱頭痛する者を治す．(『類聚方廣義』)

黄連湯の要点
自覚症状 腹痛，嘔吐，心窩部のつかえ，心煩
他覚症状 心下痞鞕の腹証

第174条

傷寒，八九日，風湿，相搏ち，身体，疼煩，自ら転側する能わず，嘔せず，渇せず．脈浮虚にして濇の者，桂枝附子湯之を主る．若其の人，大便鞕，小便自利の者，去桂加白朮湯之を主る．

桂枝附子湯方
桂枝四両，皮を去る，附子三枚，炮じ，皮を去り破る，生姜三両，切る，大棗十二枚，擘く，甘草二両，炙る，右五味，水六升を以て，煮て二升を取り，滓を去り，分温三服す．

去桂加白朮湯方
附子三枚，炮じ，皮を去りて破る．白朮四両，生姜三両，切る，甘草二両，炙る，大棗十二枚，擘く，右五味，水六升を以て，煮て二升を取り，滓を去り，分温三服す．初め一服して，其の人身痺するが如し，半日許りにて復之を服す．三服都て盡し．其の人，冒状の如くなり，怪む勿れ，これ附子朮を以て，併せて皮内を走り，水気を逐い未だ除くを得ざるが故に，之をせしむるのみ．法当に桂四両を加う．これ本一方二法，大便鞕小便自利するを以て，桂を去るなり．大便鞕らず，小便不利を以て，当に桂を加うべし．附子三枚の多きを恐れるなり．虚弱家及び産婦は，宜しく之を減服すべし．

解説 傷寒にかかって，8，9日経った．風邪と湿邪が一緒になって生体を侵して，身体が悶えて痛み，自分で寝返りができない．嘔気はなく，口渇はなく，脈が浮虚で濇（渋と同じ）の時は桂枝附子湯の主治である．もしも大便が硬く，小便がよく出る場合は，去桂加白朮湯の主治である，というのが大意です．

去桂加白朮湯は白朮附子湯とも言われています．冷えから来る筋肉の疼痛疾患に用います．濇（渋）脈は，小刀で竹を削るように渋滞した脈です．

症例 去桂加白朮湯の治験例，60歳，男性．主訴は足がズキズキして痛む．199X年2月10日，長野県に出張して，3日間寒い中で仕事をした．その後腰痛が起こり，腰を真っ直ぐ伸ばすことができない．3月になると右足が何となくズキズキとする．50メートルくらい歩くと右足がズキズキと筋肉の痛みが激しくなる．1週間前から，お灸に通っているが効果なかった．4月2日，当クリニックを受診した．二便は異常ない．顔色は悪い．脈は沈細．腹診では腹部は軟らかくて，とくに異常ない．以上の所見から，筋肉の疼痛と考え去桂加白朮湯証と判断し，煎薬を与えた．足のズキズキして痛む感じは徐々に改善して，4月5日以後は，ゆっくり歩けば300メートル位歩いてもズキズキと痛むことはなくなった．4月8日，痛みはない．4月23日，たいへん良い状態である．2週間分処方して以降，廃薬とした．〔森由雄治験〕

桂枝附子湯の名医の論説	〔吉益東洞〕桂枝附子湯，桂枝去芍薬湯証にして，身体，疼煩，自ら転側する能わざる者を治す．（『方極』） 〔尾台榕堂〕この方（桂枝附子湯）も赤，朮を加えて効あり．痛風（関節リウマチ）及び結毒沈着して痛を作す者を治す．（『類聚方廣義』）

桂枝附子湯の要点

自覚症状	身体が悶えて痛み，寝返りできない
他覚症状	浮脈（軽く圧迫してよく触れるが，強く圧迫すると脈が触れにくい） 虚脈（無力な脈で，圧迫すると空虚な感じの脈）

去桂加白朮湯の名医の論説	〔吉益東洞〕桂枝附子去桂加白朮湯，桂枝附子湯証にして，大便鞕，小便自利，上衝せざる者を治す．（『方極』）

去桂加白朮湯の要点

自覚症状	筋肉痛，大便硬い，小便がよく出る
他覚症状	浮脈（軽く圧迫してよく触れるが，強く圧迫すると脈が触れにくい） 虚脈（無力な脈で，圧迫すると空虚な感じの脈）

第175条

風湿, 相搏ち, 骨節疼煩, 掣痛して, 屈伸するを得ず. 之に近づけば則ち痛み劇しく, 汗出でて短気, 小便不利, 悪風, 衣を去るを欲せず, 或は身に微腫する者, 甘草附子湯之を主る.

甘草附子湯方

甘草二両, 炙る. 附子二枚, 炮じ, 皮を去りて破る. 白朮二両, 桂枝四両, 皮を去る. 右四味, 水六升を以て, 煮て三升を取り, 滓を去り, 一升を温服す, 日に三服す. 初め服して微汗を得れば則ち解す. 能く食し汗を止め, 復た煩する者, 将に五合を服すべし. 一升の多き者を恐るるものは, 宜しく服するに六七合を, 始めとなす.

解説

風邪と湿邪が一緒になって生体を侵し, 骨が疼いて痛み, ひきつれて痛む (掣痛) ため曲げることができない. 近づくだけで, 痛みが激しくて, 汗が出て, 呼吸が促迫して, 尿も少なくて, 風に当たって寒けを感じ (悪風), 衣服を脱ぎたくない状態で, 時に少し浮腫する者は, 甘草附子湯の主治である, というのが大意です.

応用　関節リウマチ

症例

61歳, 女性. 手指の腫張と疼痛を主訴にして, 199X年5月2日, 当院初診. 199X年3月下旬より, 右手第3指の疼痛, 発赤, 腫張を自覚して, 近くの国立病院を受診し関節リウマチと診断された. 内服薬を投与されたが症状が改善せず当院を受診した. 冷え症で, 汗かき, 二便は正常. 脈は沈細, 舌は淡紅, 苔無し. 血液検査で, リウマチテスト陽性であった. 骨の痛みと考え甘草附子湯 (附子0.3g) を処方した. 7日後, 疼痛はだんだんと取れてきた. 附子は0.6gから1.0gと増量して3週間で, ほとんど疼痛は消失した. その後, 数年間良好な経過であった.」〔森由雄治験〕

名医の論説

〔吉益東洞〕甘草附子湯, 骨節疼煩し, 屈伸するを得ず, 上衝, 汗出, 悪寒, 小便不利の者を治す. (『方極』)

〔尾台榕堂〕(甘草附子湯) 風毒, 痛風 (関節リウマチ) 等を治す. 而して其の之く所は桂枝附子湯と略ぼ似たり, 而して劇しき者なり. (『類聚方廣義』)

甘草附子湯の要点

自覚症状 骨関節の激痛，発汗，呼吸促迫，尿減少

■表20 桂枝附子湯，去桂加白朮湯，甘草附子湯の比較

	桂枝	附子	生姜	大棗	甘草	白朮	備考
桂枝附子湯	4両	3枚	3両	12枚	2両		皮膚の疼痛
去桂加白朮湯		3枚	3両	12枚	2両	4両	筋肉の疼痛
甘草附子湯	4両	2枚			2両	2両	骨の疼痛

第176条

傷寒，脈浮滑，これ，表に熱有り，裏に寒有るを以てなり，白虎湯之を主る．

白虎湯方

知母六両，石膏一斤，砕く，甘草二両，炙る，粳米六合，右四味，水一斗を以て，米を煮て熟し，湯成りて滓を去り，一升を温服す．日に三服す．

解説 傷寒にかかって，脈が浮で滑である時は，表に熱が有って，裏に寒が有るからである．白虎湯の主治である，という条文です．

しかし，白虎湯の病態は身体に熱の充満した状態ですから，裏に寒が有るということは，矛盾であると思われます．森立之は「裏に寒有る」の寒は，寒飲のことであると記載していますが，無理な説明をしている感じがします．

症例 「ある男子が，疫（流行病）にかかり，20日余経って譫語して，意識障害となり舌苔は黒く，尿は失禁して便秘している．午後は煩熱悶乱し，数日間絶食し，両足は弱って萎縮し足に微かな浮腫がある．白虎湯を与え黄連解毒散を兼用して1日経たないで全治した．」（吉益南涯『成蹟録』）

太陽病の脈証ならびに治を弁ずる〈下〉 第3章

名医の論説

〔吉益東洞〕白虎湯，大渇引飲，煩躁する者を治す．(『方極』)
〔浅田宗伯〕この方（白虎湯）は邪熱肌肉の間に散漫して大熱大渇を発し脈洪大或いは滑数なるものを治す．成無己はこの方を辛涼解散粛肌表の剤と云て，肌肉の間に散漫して汗に成らんとして今一いき出きらぬ者を辛涼の剤を用いて肌肉の分を清粛してやればひえてしまう勢に発しかけたる汗の出きるようになる也．譬えて言ば糠袋の汁を手にしめて絞りきって仕舞う道理なり．是故に白虎は承気と表裏の剤にて同じ陽明の位にても表裏倶に熱と云う或は三陽合病と云いて胃実ではなく表へ近き方に用うる也．(『方函口訣』)

白虎湯の要点

自覚症状	大汗，口渇，発熱
他覚症状	洪大脈（脈が来る時は大きく盛んで，脈の去る時は衰えた感じの脈）

第177条

傷寒，脈結代，心動悸するは，炙甘草湯之を主る．

炙甘草湯方

甘草四両，炙る，生姜三両，切る，人参二両，生地黄一斤，桂枝三両，皮を去る，阿膠二両，麦門冬半升，心を去る，麻仁半升，大棗三十枚，擘く，右九味，清酒七升，水八升を以て，先ず八味を煮て，三升を取り，滓を去る，膠を内れ烊消し尽し，一升を温服す．日に三服す．一名，復脈湯．

解説 傷寒にかかって，脈が結代して，動悸するのは，炙甘草湯の主治である，というのが大意です．炙甘草湯には，甘草，人参，地黄などが含まれており，虚証に用います．

応用 不整脈，動悸の症状改善

症例 「御金改役，後藤吉次郎の母，年40余歳．傷寒の後，胸の動悸が甚しく，時々咽喉に迫り呼吸が弱くなり咽喉の外の肉が腫れて肉瘤のようである．脈虚数，身体は痩せ衰えて，枯れた柴の様である．腹内虚軟背に付飲食進まず，衆治を経て効なし．其の父亀山医員上月元琇は私を呼んで処方を相談した．私は，炙甘草湯加桔梗以外に適当な処方は

ないと述べた．元琇は納得して，この薬方を続けて服用した．数10日にて動悸はだんだん改善した．肌肉大いに生じ，咽喉の癰腫（化膿性病変）は自然に小さくなり呼吸も良くなり，歩けるようになった．奥州弘前に帰った後も元気であったという．」（浅田宗伯『橘窓書影』）

症例 21歳，男性．主訴・動悸．3年前，気胸と肝炎で3ヵ月間入院して以降，大学受験の時や心配事のある時に，時々，動悸を自覚した．199X年10月初旬，人間関係の問題で悩み事があり，10月17日，動悸を訴えて来院した．心電図では，単一の形の心室性期外収縮が1個みられた．痩せて，色白で，脈は沈，細，不整がある．腹診は左臍傍に腹部大動脈の拍動を認める．以上の所見から，炙甘草湯証と判断した．炙甘草湯エキス9gを与えた．約10日間服用して，動悸は全く，消失した．その後は，約1ヵ月間服薬して，経過良好なため，廃薬した．〔森由雄治験〕

名医の論説〔浅田宗伯〕この方（炙甘草湯）は心動悸を目的とす．（『方函口訣』）

炙甘草湯の要点

自覚症状	動悸
他覚症状	結脈（ゆったりした脈で時々1回脈の拍動が止まる脈） 代脈（一定の脈拍数の後に脈が止まるもの）

第178条

脈之を按ずるに来ること緩，時に一止して復た来る者，名づけて結と曰う．又脈来ること動にして中止，更に来ること小数，中にして還る者有るは，反って動ず，名づけて結と曰う．陰なり．脈来ること動にして中止，自ら還ること能はず，因って復た動ずる者，名づけて代と曰う．陰なり．この脈を得る者，必ず治し難し．

解説 脈を診て，ゆったりして，時々止まるのは結である．脈来ること動であるが一時脈が止まり，次に少し速い脈となり，そして元の脈のリズムに戻るのも結脈と

いい，陰の脈である．脈は動の脈だが途中で止まり，しばらくの間，脈が打たないのを代脈という．陰の脈である．この脈は治るのは難しい，という条文です．第177条で述べた結脈と代脈についての説明の文章です．繰り返しの説明ですが，結脈は，ゆったりした脈で時々1回脈の拍動が止まる脈で，代脈は，一定の脈拍数の後に脈が止まるものです．

第4章 陽明病の脈証ならびに治を弁ずる

第179条

問うて曰く，病，太陽陽明有り，正陽陽明有り，少陽陽明有り，何を謂うや．答えて曰く，太陽陽明は，脾約是れなり．正陽陽明は，胃家実是れなり．少陽陽明は，発汗，小便を利し已って，胃中燥，煩，実，大便難是れなり．

注 脾約は，便秘のこと．

解説 太陽陽明，正陽陽明，少陽陽明とは何をいうのか．答えて言うには，太陽陽明は，脾約（便秘）のことである．正陽陽明は，胃腸が実証であること．少陽陽明は，発汗や，小便を出した後，胃中が燥き，煩があり，実証で，大便が出にくいのである，という条文です．陽明病は，太陽病，少陽病，陽明病の3つの陽病の中で，最も熱の盛んな病位です．

■表21 陽明病の要点（大承気湯と白虎湯を理解するとよい）

自覚症状	発熱，口渇，大汗，便秘，腹痛，腹満
他覚症状	遅脈（1回の呼吸の時間に脈拍が3回以下のもの） 洪大脈（脈が来る時は大きく盛んであり，脈の去る時は衰えた感じの脈） 腹力は充実．腹部膨満
代表的薬方	大承気湯，小承気湯，調胃承気湯，白虎湯

第180条

陽明の病たる，胃家実，是れなり．

解説 陽明病とは，胃腸が実証である，という内容です．

第181条

問うて曰く，何に縁って，陽明病を得るかと．答えて曰く，太陽病，若しくは発汗，若しくは下し，若しくは小便を利し，此れ津液を亡くし，胃中乾燥し，因って陽明に転属す．更衣せず，内実，大便難の者，此れを陽明と名づく．

注 更衣は，大便すること．

解説 何の原因で，陽明病になるのか．答えて言うには，太陽病で，発汗させたり，下剤で下したり，小便を出させたりして，津液を減少させて，胃の中が乾燥するので陽明病になる．便秘して，体内に実邪があり，大便が出にくい者は，陽明と名づけるのである，という条文です．

第182条

問うて曰く，陽明病，外証いかんと．答えて曰く，身熱，汗自ら出で悪寒せず，反って悪熱するなり．

解説 陽明病の症状はどのようなものか．答えて言うには，身体の中から熱感を覚え，自然に発汗して悪寒しないで，悪熱するのである，という条文です．

第183条

問うて曰く，病，之を得て一日，発熱せずして悪寒するものあり．何ぞやと．答えて曰く，之を得ること一日といえども，悪寒将に自ら罷まんとす，即ち自汗出でて悪熱なり．

解説　陽明病にかかって1日目に発熱せずに悪寒するものがあり，これはどういうことか．答えて言うには，陽明病になって1日であるけれども，悪寒は自然になくなり，自然に発汗して悪熱となる，という条文です．悪寒は，風に当たらなくても寒けを感じることです．悪熱は，熱に苦しみ絶え難いものを指します．

第184条

問うて曰く，悪寒，何故に自ら罷むと．答えて曰く，陽明は中に居る．土を主るなり．万物帰する所，復た伝うる所無し．始は悪寒すといえども，二日にして自ら止む．これを陽明病となすなり．

解説　悪寒はどうして自然になくなるのか．答えて言うには，陽明は中央にいて，土を主るのである．万物が帰する所で，また伝わる所はない．始は悪寒するが，2日目で自然に止む，これを陽明病と言うのである，という条文です．この条文は陰陽五行説です．

第185条

本，太陽，初め病を得し時，其の汗を発し，汗先づ出づるも徹せず，因って陽明に転属す．傷寒発熱，無汗，嘔して

食する能わず，しかるに反って汗出づること漐漐然たる者，是れ陽明に転属するなり．

> **注** 漐は，集まった水が流れるさまをいう．

> **解説** もともと太陽病で，病気になった時，発汗させたが，発汗が十分でなかったために，陽明病になった．傷寒で発熱，無汗，嘔吐して食事ができず，絶え間なくだらだらと（漐漐然）発汗する者は陽明病になったのである，という条文です．

第186条

傷寒三日，陽明の脈大なり．

> **解説** 傷寒になって3日経つと，陽明病の脈である大脈がみられる，という条文です．

第187条

傷寒脈浮にして緩，手足自ら温なる者は，是れ繋りて太陰に在りとなす．太陰は，身当に発黄すべし．若し小便自利の者は，発黄すること能わず．七八日に至って，大便難の者は，陽明病となすなり．

> **解説** 傷寒にかかり，脈は浮で緩となり，手足が自然に温かである者は，太陰病である．太陰病では，身体が黄色くなるはずである．小便がよく出る者は，黄色くならない．7，8日経って，大便が出にくい者は，陽明病である，という条文です．

第188条

傷寒，陽明に転繋する者，其の人濈然として微汗，出づるなり．

注 繋は，つなぐ，かかるという意味．

解説 傷寒にかかって，陽明病になった者は，少し汗が絶え間なくだらだら（濈然）と流れ出る，という条文です．

第189条

陽明の中風，口苦，咽乾，腹満，微喘し，発熱悪寒，脈浮にして緊，若し之を下せば則ち腹満し，小便難なり．

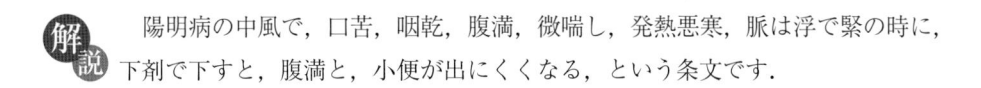

解説 陽明病の中風で，口苦，咽乾，腹満，微喘し，発熱悪寒，脈は浮で緊の時に，下剤で下すと，腹満と，小便が出にくくなる，という条文です．

第190条

陽明病，若し能く食すれば，中風と名づく．食する能わざるを，中寒と名づく．

解説 陽明病になって，もし食事することができれば，中風と名づけ，食事することができなければ，中寒と名づける，という条文です．

第191条

陽明病，若し中寒である者，食すること能わず，小便不利し，手足濈然として汗出づ，これ固瘕とならんと欲す．必ず大便初め鞕く，後に溏す．然る所以のものは，胃中冷えて，水穀別たざるを以ての故なり．

解説 陽明病で，中寒である場合は，食事することができず，小便が出ず，手足にだらだら（濈然）と汗をかく，これは固瘕という状態になる徴候である．必ず大便が初め硬く，その後に軟便であるのは，胃の中が冷えて，胃の中の飲食物を分けることができないからである，という条文です．「固瘕」という病気についての説明がなされています．

第192条

陽明病，初め食を欲し，小便反って利せず．大便自ら調い，其の人，骨節，疼み，翕翕として熱状有るが如し．奄然として発狂す．濈然として汗出で解する者，これ水穀気に勝たず，汗と共に幷す，脈緊，則愈ゆ．

解説 陽明病で，初め食欲はあって尿が少なく大便は普通に出る．身体の関節が痛み，いっせいに（翕翕）体中に熱が出てきて，突然に（奄然）発狂して，だらだら（濈然）と発汗して治る者は，水が穀気に勝たず，汗と共に体外に出て行くからである．脈が緊であれば，病気は直ぐに治る，という条文です．

『説文解字』には「翕は，起なり」とあり，翕翕は，多くのものがいっせいに起こることを言います．奄然は，たちまち，にわかにという意味です．濈然は，絶え間なくだらだらと言う意味です．

第193条

陽明病，解せんと欲する時，申より戌の上に至る．

注 申は午後4時，およびその前後の2時間．戌は午後8時，およびその前後の2時間．

解説 陽明病が，治る時刻は，午後4時から午後8時までである，という条文です．

第194条

陽明病，食する能わず，其の熱を攻むれば必ず噦す．然る所以の者，胃中虚冷なるが故なり．其の人本虚するを以て，其の熱を攻むれば必ず噦す．

解説 陽明病で，食べることができず，熱を攻めれば必ずしゃっくり（噦）がでる．これは，胃の中が虚冷であるためである．本来，虚証であるのに，熱を攻めれば必ずしゃっくりがでる，という条文です．

第195条

陽明病，脈遅，食用いて飽き難し．飽けば則ち微煩頭眩し，必ず小便難す．これ穀癉となす．之を下すといえども腹満故の如し．然る所以の者は，脈遅なるが故なり．

解説 陽明病で，脈が遅で，腹いっぱい食べることができない．たくさん食べると少しいらいらして（微煩），めまい（頭眩）し，小便が出にくくなる．これを穀癉と言うのである．これに下剤をかけて下したが腹満は変わらない．これは，脈が遅であるためである，という条文です．

第196条

陽明病，法汗多きに，反って汗無く，其の身，虫の皮中を行く状の知き者，此れ久しく虚するを以ての故なり．

解説 陽明病は，本来は汗が多いはずなのに，汗が無く，虫が身体の皮膚の中を進んで行くような症状を呈する者は，身体が長期間虚していたためである，という条文です．

第197条

陽明病，反って，汗無く，而して小便利し，二三日，嘔して欬し，手足厥する者，必ず頭痛に苦しむ．若し欬せず，嘔せず，手足厥せざる者，頭，痛まず．

解説 陽明病で，汗が無く，小便はよく出て，2，3日して嘔気と咳をして，手足が冷える者は必ず頭痛に苦しむ．もし咳がなく，嘔気もなく，手足も冷えない者は，頭痛はない，という条文です．

陽明病の脈証ならびに治を弁ずる | 第4章

第198条

陽明病,但だ頭眩し,悪寒せず,故に能く食して欬し,其の人,咽必ず痛む.若し欬せざる者,咽痛まず.

解説 陽明病で,頭眩があり,悪寒はなく,食事はよく食べることはできるが咳をし,咽は必ず痛みがある.もし咳がない者は,咽は痛まない,という条文です.

第199条

陽明病,汗無く,小便不利,心中懊憹する者,身必ず,黄を発す.

解説 陽明病で,汗が無く,小便は少なく,胸が悶え乱れて苦しむ（心中懊憹）者は,身体が黄色くなる.

第200条

陽明病,火を被り,額上に微汗出でて,小便不利の者,必ず黄を発す.

解説 陽明病で,火熱による治療を受けたが,額の上に少し汗が出て,小便が少ない者は,身体が必ず黄色になる,という条文です.

第201条

陽明病，脈浮にして緊の者，必ず潮熱し，発作時有り．但だ浮の者，必ず盗汗出ず．

解説 陽明病で，脈が浮で緊の者は，必ず潮熱がでて，時々発作があり，脈が浮の者は，必ず盗汗がでる，という条文です．

第202条

陽明病，口燥き但だ，水を漱がんと欲し，嚥むを欲せざる者は，此れ必ず衄す．

解説 陽明病で，口が乾燥し，水でうがいをしようとし，水を飲み込もうとしない者は，必ず鼻出血（衄）する，という条文です．

第203条

陽明病，もと自汗出で，医更に重ねて発汗し，病已に差ゆるも，なお微煩し，了了たらざる者，此れ必ず大便鞕きが故なり．津液を亡し，胃中乾燥するを以ての故に大便をして鞕からしむ．当に其の小便，日に幾行なるを問うべし．若し，もと小便日に三四行，今，日に再行す．故に大便不久しからずして出づることを知る．今，小便，数少きがために，津液当に，還って胃中に入るべきを以ての故に，久しからずして必ず大便するを知るなり．

> 陽明病で，自然に発汗していて，医師が重ねて発汗させたところ，病気の大半は治ったが，少しいらいらして（微煩），はっきりしない者は，大便が硬いためである．津液が減少して，胃の中が乾燥するために大便が硬くなるのである．この場合小便の回数を問うべきである．もし，普段は小便の回数が日に3，4回であるが，今日は2回である時は，大便がまもなく出ることがわかる．小便の回数が少ないと，津液が胃の中に還ってきて間もなく大便することがわかる，というのが大意です．津液は血液以外の体液を指します．

第204条

傷寒，嘔多きは，陽明の証ありと雖も，之を攻むべからず．

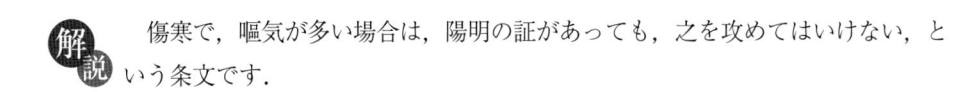

> 傷寒で，嘔気が多い場合は，陽明の証があっても，之を攻めてはいけない，という条文です．

第205条

陽明病，心下鞕満の者，之を攻むべからず．之を攻め，利遂に，止まざる者は死す．利止む者は愈ゆ．

> 陽明病で，上腹部が硬く張っている（心下鞕満）者は，攻めてはいけない．下剤をかけて攻めると下痢は止まらなくなり死ぬ．下痢が止む者は治る，という条文です．

第206条

陽明病，面、色赤に合するは，之を攻むべからず．必ず発熱す．色黄の者，小便不利なり．

解説 陽明病で，顔面の色が赤い場合は下剤で攻めてはいけない．攻めると必ず発熱する．顔色が黄色い者，小便が少なくなる，という条文です．

第207条

陽明病，吐せず，下らず，心煩する者，調胃承気湯を与うべし．

調胃承気湯方
甘草二両，炙る，芒消半升，大黄四両，清酒にて洗う．右三味，切り，水三升を以て，二物煮て，一升に至り，滓を去り，芒消を内れ，更に微火に上せ一二沸，温めて，之を頓服す．以て胃気を調う．

解説 陽明病で，嘔吐はなく，便秘して，胸がいらいら苦しく感じる（心煩）者は，調胃承気湯を与えると良い，というのが大意です．煩は，わずらう，苦しみ悩む，いらだつ，みだれるという意味です．

調胃承気湯は，実証で嘔吐や発熱，便秘の場合に用いる証があります．第180条（p.151）で「陽明の病たる，胃家実，是れなり」とあり，陽明病は，胃腸が充実つまり便秘や腹満の症状があり，身体の内部には熱状があります．

症例 10歳，男子．主訴は腹痛，嘔吐．200X年4月12日，本日午前11時頃に嘔吐，腹痛があり午後6時半に受診．腹力は中等度で，左下腹部に圧痛．2日間排便ない．発熱ない．腹部エコー正常．宿食と診断して調胃承気湯を投与．嘔吐，排便1回あり．その後腹痛なくなった．4月13日朝服用して午前1回嘔吐．午後4時にいちご食べて嘔吐ない．午後6時受診．腹痛，嘔吐ない．腹部に圧痛なく，腹力は中等度で特別な腹証ない．略治と判断．〔森由雄治験〕

第208条

陽明病，脈遅，汗出づると雖も，悪寒せざる者，其の身必ず重く，短気腹満して喘す．潮熱有る者，此れ外，解せんと欲す．裏を攻むべきなり．手足濈然として汗出づる者，此れ大便已に鞭し．大承気湯之を主る．若し汗多く，微しく発熱悪寒する者，外，未だ解せざるなり．其の熱，潮にあらざれば，未だ承気湯を与うべからず．若し腹，大いに満し，通ぜざる者，小承気湯を与え，胃気を微しく和すべし．大いに泄下するに至らしむること勿れ．

大承気湯方
大黄四両，酒にて洗う．厚朴半斤，炙る．皮を去る．枳実五枚，炙る．芒消三合，右四味，水一斗を以て，先ず二物を煮て，五升を取て，滓を去り，大黄を内れ，更に煮て二升を取り，滓を去り，芒消を内れ，更に微火に上せ一両沸し，分温再服す．下を得れば余は服すること勿れ．

小承気湯方
大黄四両，酒にて洗う．厚朴二両，炙る．皮を去る．枳実三枚，大なるもの，炙る．右三味，水四升を以て，煮て一升二合をとり，滓を去り，分温二服す．初め湯を服し，当に更衣すべし．しからざる者は尽くえを飲む．若し更衣する者，えを服すこと勿れ．

解説 陽明病で，脈が遅で，汗が出るが，悪寒しない者で，身体が重くて，息切れ（短気）や腹満があり喘々する．一定の時刻に発熱（潮熱）が有る者は，外証はまもなく，改善するであろうから，裏を攻めるべきである．手足に絶え間なくだらだらと（濈然）汗が出る者は，大便が硬くなっているのであり，大承気湯の主治である．若し汗が多くて，微しく発熱悪寒する者は，外証が未だ解していないのである．その熱が一定の時刻に発熱する（潮熱）のでなければ，承気湯を与えるべきではない．若し腹部膨満して，便秘する者は，小承気湯を与えて，胃気を微しく調和すべきである．ひどく下痢させてはいけない．というのが大意です．

下剤として最も強力なのは，大承気湯で，小承気湯がこれに次ぎ，調胃承気湯が最も下剤の力は弱いです．大承気湯は，腹部が硬く膨満し，便秘（乾燥した大便）する実証

の病状に用います．

大承気湯の症例

「阿州藩，柴田幸右衛門の妻，疫病にかかった．悪熱，譫語，舌黒乾縮し，人事は少しも分からないので，私（尾台榕堂）は大承気湯を用いた．8，9日目より食事を取らず．一滴のお粥も飲まず．家族は，さまざまな物を与えたが薬以外は何も口に入れない．私は，食事を取らないにもかかわらず始終，大承気湯を与えた．家人も親戚も危ぶんだが，邪毒を取り除くのが第一なりと説明し，大承気湯を続けた．半月余りに至り，精神は少し確かになり，初めてお粥を与えた．その後から食欲が少しずつ出て，その後は柴胡桂枝乾姜湯を与え，40余日で治癒した．」（尾台榕堂『方伎雑誌』）

「日本橋通り三街，山本藤兵衛の母．痔の病気のために1ヵ月余り便秘して，肛門は火の様になって疼痛が甚だしい．大承気湯加黄芩乳香を服用させて，豚の胆汁に酢を加えて，肛門に注ぎ，腫れた病変に塗った．一昼夜して，燥屎7～8個を下し，痔の痛みは改善し，数年の病気がきれいに治った．」（浅田宗伯『橘窓書影』）

大承気湯の名医の論説

〔吉益東洞〕大承気湯，腹堅満し，或いは下利臭穢，或いは燥屎ある者を治す．（『方極』）

〔浅田宗伯〕この方（大承気湯）は胃実を治するが主剤なれども承気は則順気の意にて気の凝結甚だしき者に活用することあり．当帰を加えて発狂を治し，乳香を加えて痔瘻を治し，人参を加えて胃気を鼓舞し又，四逆湯を合して温下するが如き妙用変化窮まりなしとす．他は本論及び呉又可氏の説に拠りて運用すべし．（『方函口訣』）

大承気湯の要点

自覚症状	便秘，腹満，発汗，息切れ
他覚症状	遅脈（1回の呼吸の時間に脈拍が3回以下のもの） 腹力は充実．腹部膨満

大承気湯の参考文献

大塚敬節：月経の永びく患者．漢方診療三十年，298頁，創元社，1985

小承気湯の症例

「本郷西竹町14番地士族川窪某という者，右の気衝（臍下5寸，正中より2寸外側の足の陽明胃経の穴）より小腹（下腹部）へ疼痛が連なっている．その部位にあたかも鼠が横たわっているようであり，自分で三黄丸を服用し，大便6～7回出ているが，痛みはある．私（山田業精）の診察を請うた．診察するに，脈は弦で，体表に熱はなく舌に

苔もない．食べ物の味もある．尿の色は，少し赤である．桂枝加大黄湯を投与するも効果ない．父（山田業広）に相談すると，小承気湯に九味消疝飲と牽牛子末を与えるようにと言う．その通りに投与すると3貼で水様下痢便を4～5回して疼痛は半減した．よって牽牛子（アサガオの種）を去り，およそ5～6日で全治した．」（山田業精『井見集附録』）

小承気湯の名医の論説	〔吉益東洞〕小承気湯，腹満して大便鞕き者を治す．（『方極』） 〔浅田宗伯〕この方（小承気湯）は胃中邪気を軽く泄下する也．本論にては燥尿の有無を以て二湯の別とす．後世にて大承気は三焦痞満を目的とし小承気は上焦痞満を目的とする也．燥尿の候法種々あれども其の切は燥尿あるものは臍下を按じて物あり是を撫れば肌膚かわく也．燥尿と積気と見誤ること有．これはくるくるとして手に按じて大抵しるるなり．燥尿は按じて痛少なく積は痛を自ら発きざめあり．且，下焦にあるのみならず上中焦へも上る也．此候なくして潮熱譫語する者，此方に宜し．（『方函口訣』）

小承気湯の要点

自覚症状 便秘，腹満，大便

他覚症状 滑脈（玉が指の下をころがる感じの脈）
　　　　　腹力は充実，腹部膨満

■表22　大承気湯，小承気湯，調胃承気湯の比較

	大黄	厚朴	枳実	芒消	甘草	下剤の強さ	燥尿
大承気湯	4両	0.5斤	5枚	3合		強い	＋
小承気湯	4両	2両	3枚			中	－
調胃承気湯	4両			0.5升	2両	弱い	－

（参考）後漢時代の1両＝13.92g，1斤＝222.73g，1合＝0.1981dL，1升＝10合＝1.981dL

小承気湯の参考文献	山田光胤：小承気湯．漢方処方応用の実際，205頁，南山堂，1990

第209条

陽明病，潮熱，大便微しく鞕の者，大承気湯を与うべし．鞕からざる者は，之を与うべからず．若し大便せざること

六七日，恐らく燥屎あらん．之を知らんと欲するの法，少しく小承気湯を与え，湯腹中に入り，転失気する者，此れ燥屎有るなり．乃ち之を攻むべし．若し転失気せざる者，此れ但だ初頭鞕く，後必ず溏す．之を攻むべからず．之を攻むれば，必ず脹満し，食すること能わず．水を飲まんと欲する者，水を与うれば，則ち噦す．其の後発熱する者，必ず大便復た鞕くして，少なきなり．小承気湯を以て，之を和せ．転失気せざる者，慎んで攻むべからざるなり．

解説 陽明病で，潮熱があり，大便が少し硬い者は，大承気湯を与えるべきである．大便が硬くない者は，大承気湯を与えてはいけない．6，7日大便しない時は，恐らく乾燥した大便（燥屎）があるだろう．燥屎の存在を知ろうとする方法は，少量の小承気湯を与えると，薬が腹中に入ってから，放屁（転失気）をする場合には，燥屎が有ることを示している．その場合は下剤（大承気湯）で下して攻めるべきである．もし放屁をしない場合は，大便の始めが硬くて，その後は軟便となり，下剤で攻めるべきではない．もし下剤を与えて下すと，必ず腹が張り，食べることができなくなる．水を飲みたがる者は，水を与えれば，直ぐしゃっくり（噦）をする．その後に発熱する者は，必ず大便が硬くなって，量は少ない．小承気湯で，調和させる．放屁をしない者は，下剤で攻めてはいけない，というのが大意です．

■表23 大承気湯（燥屎）の鑑別法

```
                                    ┌ 放屁あり→燥屎が存在（大承気湯証）
     6，7日便秘→小承気湯を投与 ─┤
                                    └ 放屁なし→始め硬い便→次に軟便（燥屎なし）
```

第210条

夫れ実すれば則ち譫語，虚すれば則ち鄭声．鄭声は，重語なり．直視，譫語，喘満する者は死す．下利する者も，また死す．

注 鄭声は，うわごとの一種，低音でぶつぶつと繰り返しつぶやくこと．

解説 病人は，実証であればうわ言（譫語）を言い，虚証であればぶつぶつとつぶやく（鄭声）を言う．鄭声は，繰り返しの言葉である．眼がまっすぐ正面を見て，うわ言（譫語）を言い，喘々し腹部が膨満する者は死ぬ．下痢する者も，また死ぬ，という条文です．

第211条

発汗すること多きに，若し重ねて発汗する者，其の陽を亡し，譫語す．脈短の者，死す．脈，自ら和する者，死せず．

解説 発汗することが多い時に，もし重ねて発汗させる場合は，陽が減少し，うわ言（譫語）を言う．脈が短の者は，死ぬ．自然に脈が，和となる者は，死なない，という条文です．

第212条

傷寒，若しくは吐し，若しくは下して後，解せず．大便せざること五六日，上，十余日に至り，日晡所，潮熱を発し，悪寒せず，独語して鬼状を見すが如く，若し劇者，発すれば則ち，人を識らず．循衣摸床，惕して安らず．微喘直視す．脈弦の者は生き，濇の者は死す．微の者は，但だ発熱す．譫語する者は，大承気湯之を主る．若し一服にて利するときは，則ち後服を止む．

注 循衣摸床は，病人が手で衣服を撫でたり，布団のふちをさすったりすること．

解説 傷寒で，嘔吐させたり，下剤で下した後に，治らず，5，6日大便せずして，ひどいと10日余り便秘する．日暮れ（日晡所）の一定の時刻に発熱する（潮熱）が出て，悪寒せず，独り言を言って鬼のようになり，ひどい時は，発作を起こして人事不省になる．病人が手で衣服を撫でたり布団のふちをさすったりして（循衣摸床），びくびく（惕）して安静にできず．少し喘して眼がまっすぐ正面を見る．脈が弦（琴の弦を按ずるような脈）の者は生き，濇（小刀で竹を削るように渋滞した脈）の者は死ぬ．微（極めて細く軟らかで圧迫すると消えてしまう）の者は，ただ発熱する．うわ言（譫語）する者は，大承気湯の主治である．若し薬を1回服用して下痢する時は，次の薬の服用は止める，というのが大意です．

第213条

陽明病，其の人，多く汗し，津液外出でて，胃中燥くを以て，大便必ず鞕し．鞕ければ，則ち譫語す．小承気湯之を主る．若し一服にて譫語止む者，更に復た服することなかれ．

解説 陽明病で，多く発汗し，津液は外へ出て，胃の中は乾くと，大便は必ず硬くなる．大便が硬くなれば，うわ言（譫語）を言い，小承気湯の主治である．もし小承気湯の1服で譫語が止む者は，更に服用してはいけない，というのが大意です．

第214条

陽明病，譫語潮熱を発し，脉滑にして疾の者，小承気湯之を主る．因って承気湯一升を与え，腹中転気する者，更に一升を服す．若し転気せざる者，更に之を与うること勿れ．明日又大便せず，脉反って微濇の者，裏虚するなり．治し難しとなす．更に承気湯を与うべからず．

陽明病の脈証ならびに治を弁ずる 第4章

解説 陽明病で，うわ言（譫語）を言い一定の時刻に発熱が起こり（潮熱），脈が滑で疾の者は，小承気湯の主治である．よって承気湯1升を服用して，腹の中で，ガスがころごろ動く者は，更に1升を服用する．もしガスがころごろ動かない者は，更に薬を与えてはいけない．明日，大便せずに，脈が極めて細く軟らかで小刀で竹を削るように渋滞した（微で濇）脈の者は，裏が虚するのである．治療は難しい．更に承気湯を与えてはいけない，という条文です．

第215条

陽明病，譫語，潮熱有り．反って食す能わざる者，胃中必ず燥屎五六枚有るなり．若し能く食する者，但だ鞕きのみ．宜しく大承気湯之を下すべし．

解説 陽明病で，うわ言（譫語）や一定の時刻に発熱があり（潮熱），食べることができない者は，胃の中に必ず乾燥した硬い大便（燥屎）が5，6枚有る．よく食べることができる者は，ただ大便が硬いだけであり，宜しく大承気湯で下すべきである，という条文です．

第216条

陽明病，下血，譫語する者，此れ熱血室に入るとなす．但だ頭，汗出づる者，期門を刺し，其の実に随いて，之を寫すれば，漐然として汗出づれば則愈ゆ．

注 期門は，足の厥陰肝経の穴で，前胸部にある．

解説 陽明病で，下血やうわ言（譫語）を言う者は，熱が子宮（血室）に入ったのである．頭に発汗する者は，期門に刺し，実証として，瀉法を行えば，絶え間なくだらだら（漐然）発汗して治癒する，というのが大意です．

第217条

汗出で譫語する者，燥屎有り，胃中に在るを以て，此れ風と爲す也．須らく下す者，過経せば乃ち之を下すべし．之を下すこと若し早ければ，語言，必ず乱る．表虚裏実するを以ての故なり．之を下せば愈ゆ．大承気湯に宜し．

解説 発汗してうわ言（譫語）を言う者は，乾燥した硬い大便（燥屎）が胃の中に在るので，これを風となすのである．邪気が太陽病を過ぎて陽明病に入った時には大承気湯を与えて下すのがよい．下剤で下すのが早ければ，言葉は乱れ，表虚裏実となるからである，という条文です．

第218条

傷寒四五日，脉沈にして喘満す．沈は裏に在りと爲す．しかるに反って其の汗を發し，津液越出し，大便難と爲す．表虚裏実す．久しければ則ち譫語す．

解説 傷寒にかかり4，5日して，脈が沈で喘々して，腹が張る．沈は邪が裏に在ることを示している．発汗させて，体液（津液）を失い便秘となり，表が虚して裏が実する状態である．この状態が長く続くとうわ言（譫語）を言うようになる，という条文です．

第219条

三陽の合病，腹満，身重く，以て転側し難く，口不仁，面垢つき，譫語，遺尿す．発汗すれば則ち譫語し，之を下せば則ち，額上汗を生じ，手足逆冷す．若し自汗出づる者，白虎湯之を主る．

白虎湯方

知母六両，石膏一斤（砕く，甘草，二両炙る，粳米六合，右四味，水一斗を以て，米を煮て熟し，湯成り，滓を去り，一升を温服す．日に三服す．

解説 　3陽の合病で，腹満，身体が重く，寝返りする（転側）ことができず，口の知覚は低下（口不仁）し，顔面には垢（面垢）がつき，うわ言（譫語）や尿失禁（遺尿）をする．発汗すれば譫語し，下剤で下せば，額の上に発汗し，手足は冷える．もし自然と発汗する者は，白虎湯の主治である，という条文です．白虎湯は第176条（p.146），白虎加人参湯は第26条（p.25）に出てきました．体内に熱の邪気が充満した病状に用いられます．

第220条

二陽の併病，太陽の証，罷み，但だ潮熱を発し，手足漐漐として汗出で，大便難くして，譫語する者，之を下せば則ち愈ゆ，大承気湯に宜し．

解説 　2陽（太陽病と陽明病と）の併病では，太陽病の証がやみ，一定の時刻に発熱（潮熱）があって，手足に汗がにじみ出る位に（漐漐）発汗し，大便は硬くなり，うわ言（譫語）を言う者は，下剤で下せば直ぐに治る，大承気湯を与えるとよい，という条文です．

第221条

陽明病，脈浮にして緊，咽燥き，口苦く，腹満して喘し，発熱汗出で，悪寒せず反って悪熱し，身重く，若し発汗すれば則ち躁し，心憒憒として反って譫語す．若し温鍼を加

うれば，必ず怵惕（じゅってき），煩躁（はんそう）して，眠るを得ず，若し之を下せば，則ち胃中空虚（いちゅうくうきょ），客気膈を動かし（かっきかく），心中懊憹（しんちゅうおうのう），舌上胎（ぜつじょうたい）の者は，梔子豉湯（しししとう）之を主（つかさど）る．

梔子豉湯方（しししとうほう）

肥梔子（ひしし）十四枚，擘（つんざ）く．香豉（こうし）四合，綿にて裹む．
右二味，水四升を以て，梔子を煮て，二升半を取り，豉を内れ，更に煮て一升半を取り，滓（かす）を去り，分かちて二服となす．一服を温進す．快吐を得る者は，後服を止む．

解説　陽明病になり，脈は浮，緊で，咽が燥き，口は苦く，腹部は膨満して喘々し，発熱して汗が出る，悪寒はなく反って暑がって，身体は重く，発汗させると気分はいらいらして落ち着かず，不安な気持ちになり（心憒憒（しんかいかい））うわ言（譫語（せんご））をいう．温鍼をすると，びくびく（怵惕（じゅってき））したり，胸苦しく手足をばたばたして悶える（煩躁（はんそう））．下剤で下すと，胃の中が空っぽになり，邪気（客気（かっき））が胸腹部（膈（かく））を乱し，胸の中が悶乱して安らかでない（心中懊憹（しんちゅうおうのう）），舌苔を有する者は，梔子豉湯の主治である，というのが大意です．

梔子豉湯は，第76条（p.70）のところですでに，説明しました．「心中懊憹（しんちゅうおうのう）」という胸の中が悶乱して安らかでないことの証が大切です．梔子豉湯（しししとう）は，胸痛，不眠症に効果があります．

第222条

若し渇（かっ）して水を飲（も）まんと欲し，口乾（こうかん）して舌燥（ぜっそう）の者，白虎加人参湯（びゃっこかにんじんとう）之を主（つかさど）る．

白虎加人参湯方（びゃっこかにんじんとうほう）

知母（ちも）六両，石膏（せっこう）一斤，碎（くだ）く，甘草（かんぞう）二両炙（あぶ）る，粳米（こうべい）六合，人参（にんじん）三両，右五味，水一斗を以て，米を煮て熟す，湯成（かす）り，滓を去り，一升を温服（おんぷく）す，日に三服す．

172

解説 口が渇いて水を欲しがり，口が乾燥して舌が乾いている者は，白虎加人参湯の主治である，というのが大意です．

白虎加人参湯については，すでに第26条（p.25）で解説しました．白虎加人参湯は身体中に熱の邪気が充満した状態に用いるとよいと理解しています．最近では，アトピー性皮膚炎や糖尿病に用いる機会があります．

症例 「蘆先生，年70歳．消渇病にかかり，しきりに水を飲み，小便は白く濁っていて，様々な治療を受けたが効果はなかった．身体は日に日に衰え，家族は不治の病であろうと考えていた．蘆先生は，後の事を弟に託していた．たまたま，中神琴溪先生が診察すると，脈は浮で滑，舌は乾燥して裂けていて，心下は硬くなっている．琴溪先生は，治るでしょうと言い，白虎加人参湯を与えて，百貼余りで治癒した．しかし，数年の後に再発した．」（中神琴溪『生生堂治験』）

第223条

若し脈浮にして発熱し，渇して水を飲まんと欲し，小便不利の者，猪苓湯之を主る．

猪苓湯方
猪苓，皮を去る，茯苓，澤瀉，阿膠，滑石，砕き，各一両，右五味，水四升を以て，先ず四味を煮て，二升を取り，滓を去り，阿膠を内れ，烊消し，七合を温服す，日に三服す．

解説 脈が浮で，発熱して，喉が渇いて水を欲しがり，尿が少ない者は，猪苓湯の主治である，というのが大意です．

猪苓湯は虚実にかかわらず，膀胱炎に用いて効果があります．腎炎には五苓散と猪苓湯を合方して用いることも可能です．膀胱炎の場合には，抗生物質と併用することもできます．

症例 60歳の男性．最近，尿がスムーズに出なくなり，病院の泌尿器科を受診し，前立腺肥大症と診断された．病院で，内服薬の投与を受けたが効果がなく，漢方治療を求めて，当院を受診した．脈は弦，腹診では腹力は中等度であり，猪苓湯を処方した．2週間服用して，やや改善した．4週間後，半分位は改善しているという．2年間治療を続けているが，安定している．泌尿器科にも時々受診しているが，前立腺がんの所見はないという．〔森由雄治験〕

名医の論説	〔尾台榕堂〕（猪苓湯）淋疾，点滴通じず，陰頭腫痛，少腹膨張，痛をなす者を治す．（『類聚方廣義』） 〔浅田宗伯〕この方（猪苓湯）は下焦の蓄熱利水の専剤とす．もし上焦に邪あり，或いは表熱あれば五苓散の証とす．すべて利尿の品は，津液の泌別を主とす．故に二方倶に能く下痢を治す．但しその位異なるのみ．此の方下焦を主とする故，淋疾或いは尿血を治す．その他水腫実に属する者，及び下部に水気ありて，呼吸常の如くなる者に用いて能く功を奏す．（『方函口訣』）

猪苓湯の要点（通常は膀胱炎に用いる）

- 自覚症状　発熱，口渇，尿減少
- 他覚症状　浮脈（軽く圧迫してよく触れるが，強く圧迫すると脈が触れにくい）

参考文献	大塚敬節　漢方の珠玉，571頁，自然と科学社，2000

第224条

陽明病，汗出づること多くして，渇する者，猪苓湯を与うべからず．汗多く胃中燥く，猪苓湯にて復た，其の小便を利するを以ての故なり．

解説　陽明病で，多量に発汗し，口渇する者は，猪苓湯を与えてはいけない．汗が多く胃の中が乾燥しているからである．猪苓湯を与えてさらに尿をよく出させるからである，という条文です．

第225条

脈浮にして，遅，表熱裏寒，下利清穀の者，四逆湯之を主る．

四逆湯方

甘草二両，炙る．乾姜一両半．附子一枚，生にて用い，皮を去り，八片に破る．
右五味，水三升を以て，煮て一升二合を取り，滓を去り，分かち温め二服す．強人は大附子一枚，乾姜三両にて可なり．

解説 脈が浮であるが遅（1回の呼吸の時間に脈拍が3回以下で軽く圧迫してよく触れるが，強く圧迫すると脈が触れにくい）で，体表には熱（表熱）が体内には寒（裏寒）があり，未消化の便を下痢（下利清穀）する者は，四逆湯の主治である，という条文です．

四逆湯は体内を温める処方です．冷えによる下痢によく用いられます．四逆湯はすでに，第29条（p.29）で説明しました．

第226条

若し胃中虚冷し，食す能わざる者，水を飲めば則ち噦す．

解説 若し胃の中が虚して冷え，食べることができない者は，水を飲めば直ぐしゃっくり（噦）をする．

第227条

脈浮，発熱，口乾，鼻燥し，能く食する者，則ち衄す．

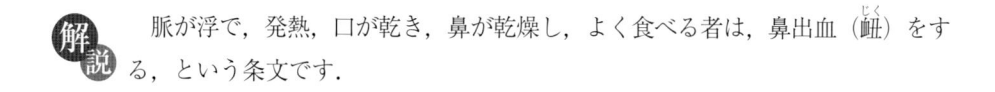

解説 脈が浮で，発熱，口が乾き，鼻が乾燥し，よく食べる者は，鼻出血（衄）をする，という条文です．

第228条

陽明病，之を下し，其の外熱有り，手足温にして，結胸せず，心中懊憹し，飢えて食すること能わず，但だ頭汗出づる者，梔子豉湯之を主る．

解説 陽明病で下剤を与えて下したが，体表の熱が有って，手足が温かで，結胸になっていないで，胸の中が悶乱して安らかでない（心中懊憹），お腹は空腹であるが食べることができず，ただ頭に汗が出る者は，梔子豉湯の主治である，というのが大意です．

第229条

陽明病，潮熱を発し，大便溏，小便自可し，胸脇満去らざる者，小柴胡湯を与う．

小柴胡湯方

柴胡半斤，黄芩三両，人参三両，半夏半升，洗う，甘草三両，炙る，生姜三両，切る，大棗十二枚，擘く．
右七味，水一斗二升を以て，煮て六升を取り，滓を去り，再煎して三升を取る．一升を温服す，日に三服す．

解説 陽明病で一定の時刻に発熱（潮熱）が出て，大便が軟らかく（溏），小便は普通で，胸脇苦満がある者は，小柴胡湯を与えるとよいという条文です．小柴胡湯は，第37条（p.42）で説明しました．少陽病の代表的な処方ですが，陽明病でも用いる適応があるということです．

第4章 陽明病の脈証ならびに治を弁ずる

第230条

陽明病，脇下鞕満，大便せずして嘔し，舌上白胎の者，小柴胡湯を与うべし．上焦，通ずるを得，津液下るを得，胃気因って和し，身濈然として汗出でて解す．

解説 陽明病で，胸脇部が硬く張っていて（脇下鞕満），便秘して吐き気があり，舌の上に白苔がある者は，小柴胡湯を与えるべきである．そして，上焦は通じて，津液は下方へ行くことができる，胃の働きが良くなり，身体から汗が絶え間なくだらだら（濈然）と出て治る，という条文です．

第231条

陽明の中風，脈，弦，浮，大にして短気，腹都て満ち，脇下及心痛み，久しく之を按ずれども気通ぜず．鼻乾き，汗を得ず，臥を嗜み，一身及び，目，悉く黄，小便難，潮熱有り，時時噦す，耳の前後腫れ，之を刺せば小しく差ゆ．外，解せず．病，十日を過ぎ，脈，続いて浮の者，小柴胡湯を与う．

解説 陽明の中風で，脈は弦，浮，大であり，息切れ（短気）や腹部が張って，脇下や心が痛み，長時間按圧するが気は通じない，鼻は乾燥し，汗は出ない．横になっているのを好み，全身と目はすべて黄色である，小便は少なく，潮熱があり，時々しゃっくり（噦）をする．耳の前後は腫れて，この部位を鍼で刺せば少し改善する．外証は治らず，病気になって，10日を過ぎても，脈が浮である者は，小柴胡湯を与えるとよい，という条文です．

第232条

脈但だ浮, 余証なき者, 麻黄湯を与う. 若し尿せず, 腹満に噦を加うる者, 治せず.

麻黄湯方

麻黄三両, 節を去る. 桂枝二両, 皮を去る. 甘草一両, 炙る. 杏仁七十箇, 皮尖を去る. 右四味, 水九升を以て, 麻黄を煮て, 二升を減じ, 上沫を去り, 諸薬を内れ, 煮て二升半を取り, 滓を去り, 八合を温服す. 覆いて微似汗を取る.

解説 　脈は浮で他の証がない者は, 麻黄湯を与えるとよい. もし排尿がなく, 腹満して, しゃっくり (噦) がある者は, 治らない, というのが大意です.

　麻黄湯は, 葛根湯とともに太陽病の実証の代表的な処方です. 汗が無くて, 脈浮有力で, 喘がある場合に用いられます. この条文のように「浮の脈」だけで麻黄湯を用いることは困難です. 麻黄湯は, 普通, 感冒などの急性熱性疾患に使う機会があります. すでに, 第35条 (p.40) で説明しました. 私は乳児の鼻が詰まって苦しい, 眠れないという患者に用いて良かった経験があります.

第233条

陽明病, 自汗出で, 若し発汗し, 小便自利の者, 此れ, 津液内竭すとなす. 鞕と雖も, 之を攻むべからず. 当に, 須らく自ら大便せんと欲すべし. 宜しく蜜煎導にて之を通ずべし. 若しくは土瓜根, 及び大猪胆汁, 皆, 導となすべし.

蜜煎導方

食蜜七合，右一味，銅器に内れ，微火にて煎ず．当に，須らく凝って飴状の如くすべし．之を攪して焦著せしむること勿れ．丸ずべしと欲せば，手を併せて捻り挺と作り，頭をなして鋭かしめ，大きさ指の如く，長さ二寸許り，当に，熱き時，急ぎ作るべし．冷れば則ち鞕し．以て穀道中に内れ，手を以て急に抱え，大便せんと欲する時，乃ちえを去る．疑うらくは仲景の意に非ず．已に試みて甚だ良し．
又，大猪胆一枚，汁を瀉し，少許の法醋にて和し，以て穀道の内に灌ぐ．一食頃の如きうちに当に大便にて，宿食悪物を出づべし，效は甚だしい．

解説 　陽明病で，自然に発汗しているのに，さらに発汗させたら，小便がよく出る者は体液が減少する（津液内竭）．大便が硬いけれど，下剤で下してはいけない．自分で大便が出たくなるまで待って，蜜煎導を入れて便通をつけさせるべきである．他に土瓜根，大猪胆汁も便通をつけること（導）に用いることができる，という条文です．便秘に蜜煎導を肛門に入れて大便を出すことを述べています．

第234条

陽明病，脈，遅，汗出づること多し，微悪寒する者，表，未だ解せざるなり．発汗すべし．桂枝湯に宜し．

桂枝湯方

桂枝三両，皮を去る．芍薬三両，生姜三両，甘草二両，炙る．大棗十二枚，擘く．右五味，水七升を以て，煮て三升を取り，滓を去り，一升を温服す．須臾に，熱稀粥一升をすすり，以て薬力を助け，汗を取る．

解説 　陽明病で，脈が遅で汗がたくさん出て少し悪寒する者は，表が未だ解していないのであるから，桂枝湯で発汗すべきであるというのが大意です．桂枝湯は太陽病の虚証の処方です．脈浮で弱く，発汗している場合に用いられます．

第235条

陽明病，脈浮，汗無くして喘する者，発汗すれば則ち愈ゆ，麻黄湯に宜し．

解説 陽明病で，脈が浮で，汗は無く，喘々する者は，発汗すれば直ぐ治る，麻黄湯を与えるとよい，という条文です．

第236条

陽明病，発熱，汗出づる者，此れ，熱越すとなす．発黄すること能わずなり．但だ頭汗出で，身に汗無く，剤頸に還る．小便不利し．渇して水漿を引く者，此れ瘀熱，裏に在りとなす．身，必ず黄を発す，茵蔯蒿湯之を主る．

茵蔯蒿湯方

茵蔯蒿六両，梔子十四枚，擘く，大黄二両，皮を去る．右三味，水一斗二升を以て，先ず茵蔯を煮て，六升に減じ，二味を内れ，煮て三升を取り，滓を去り，分かちて三服す．小便当に利すべし．尿皂莢汁の状の如く，色正赤なり，一宿にして腹減じ，黄，小便より去る．

解説 陽明病で，発熱して，汗が出る者は，熱が発散（越）することを示しているので，黄疸にはならない．ただ頭にだけ汗が出て，身体に汗が無い，尿は少なく，水をたくさん飲むのは体内にうっ滞した熱（瘀熱）が，体内にあるためで，黄疸になり，これは茵蔯蒿湯の主治である，というのが大意です．「剤頸に還る」とは，発汗が頭部に限局しているという意味です．

茵蔯蒿湯は，蕁麻疹や急性肝炎など黄疸のある疾患に用います．

症例 「冨小路五條北，伏見屋重兵守衛，年30，心中懊憹し，水薬を口に入れるとすぐに吐き，日を経て益々劇しくなり，中神琴渓先生はこれを視ると，眼の中が黄色くなり，心下が張っていて，按圧すると痛み，乳の下の拍動は乱れて不定であった．先生は，これ

は瘀熱が裏にあり，しばらくして身体が黄色くなるであろうと言われた．食塩3〜5匙を白湯で服用させると，冷水を大量に嘔吐した．更に茵蔯蒿湯を与えると，身体は黄色くなり，黒い大便をした．茵蔯蒿湯を15日服用して治癒した．」(中神琴渓『生生堂治験』)

名医の論説	〔吉益東洞〕茵蔯蒿湯，一身発黄，心煩，大便難，小便不利する者を治す．(『方極』) 〔浅田宗伯〕この方(茵蔯蒿湯)，発黄を治する聖剤なり．世医は黄疸初発に茵蔯五苓散を用うれども非なり．先ずこの方を用いて下を取りて後，茵蔯五苓散を与うべし．(『方函口訣』)

茵蔯蒿湯の要点

自覚症状	便秘，頭部発汗，尿減少
他覚症状	黄疸，上腹部膨満

参考文献	大塚敬節：再発をくりかえす蕁麻疹．漢方診療三十年，272頁，創元社，1985

第237条

陽明の証，其の人喜忘する者，必ず蓄血有り．然る所以の者，もと久しく瘀血あるが故に，喜忘せしむ．尿鞭しと雖も，大便反って易く，其の色必ず黒き者，宜しく抵当湯にて之を下すべし．

抵当湯方

水蛭熬る，蝱蟲，翅足を去り，熬る，各三十箇，大黄三両，酒にて洗う，桃仁，二十箇，皮尖を去り及両人の者，右四味，水五升を以って，煮て三升を取り，滓を去り，一升を温服す．下らざれば，更に服す．

注 蓄血は，多くの瘀血が体内に溜まること．

解説 陽明病で，よく忘れる(喜忘)者は，必ず多くの体内の瘀血(蓄血)を持っている．長期間にわたって瘀血があるために，物忘れ(喜忘)しやすくなるのである．大便が硬いけれども，排便はしやすく，大便の色が黒い者は，抵当湯で下すのがよい，という条文です．抵当湯については，第124条(p.103)で説明しました．

第238条

陽明病，之を下し，心中懊憹して煩，胃中，燥屎有る者，攻むべし．腹微満し，初頭鞕く，後，必ず溏するは，之を攻むべからず．若し燥屎有る者，大承気湯に宜し．

解説 陽明病で，下剤で下して，心中が悶え乱れて安らかでなく（心中懊憹），いらいらして，腹の中に，乾燥して硬くなった大便（燥屎）がある者は，攻めるべきである．腹が少し張っていて，大便をする時，始めは大便が硬く，後に軟便となるのは下剤で攻めてはいけない．燥屎がある者は，大承気湯を与えるとよい，というのが大意です．

第239条

病人，大便せざること五六日，臍を繞りて痛み，煩躁，発作時有る者，此れ燥屎有るが故に，不大便ならしむる．

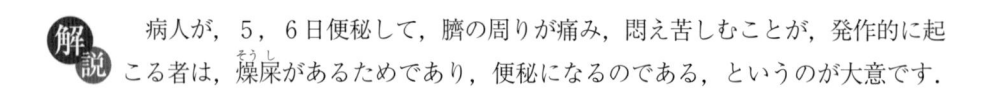

解説 病人が，5，6日便秘して，臍の周りが痛み，悶え苦しむことが，発作的に起こる者は，燥屎があるためであり，便秘になるのである，というのが大意です．

第240条

病人，煩熱し，汗出づれば則ち解す．又瘧状の如く，日晡所発熱する者，陽明に属す．脉実の者，宜しく之を下すべし．脉浮虚の者，宜しく発汗すべし．之を下すには大承気湯を与え，発汗するには，桂枝湯に宜し．

注 瘧状とはマラリアの様な病状．

解説 病人が，いらいらし発熱（煩熱）する時には，汗が出れば直ぐ治る．またマラリアの様に（瘧状），日暮れ（日晡所）に発熱する者は，陽明に属するのである．脈が実の者は，下剤で下すのがよい．脈が浮で虚である者は，発汗するとよい．下す場合には大承気湯を与え，発汗する場合には，桂枝湯を与えるのがよい，という条文です．

第241条

大いに下して後，六七日，大便せず，煩して解せず，腹満痛する者，此れ燥屎有るなり．然る所以のものは，もと宿食有るが故なり．大承気湯に宜し．

解説 強い下剤で下した後に，6，7日便秘して，いらいらして（煩）治らない．腹部が張って痛む者は，燥屎があるのである．これは以前からの腸内に溜まった大便（宿食）があるためであり，大承気湯を与えるとよい，という条文です．

第242条

病人，小便不利，大便乍ち難，乍ち易く，時に微熱有り，喘冒して臥すること能わざる者，燥屎有るなり．大承気湯に宜し．

解説 病人が，小便が出ないで，便秘したり，大便が楽に出たり，微熱して，喘々してめまい（喘冒）がして横になることができない者は，燥屎があるのであり，大承気湯を与えるとよい，という条文です．

第243条

穀を食して嘔せんと欲するものは，陽明に属すなり．呉茱萸湯之を主る．湯を得て反って劇しき者，上焦に属す．

呉茱萸湯方

呉茱萸一升，洗い，人参三両，生姜六両，切る　大棗十二枚，擘く，右四味，水七升を以って，煮て二升を取り，滓を去り，七合を温服す，日に三服す．

解説　穀物を食べて吐き気がくるものは，陽明病に属するのであり，呉茱萸湯の主治である．呉茱萸湯を服用して症状が劇しい者は，上焦に属するのである，という条文です．

　呉茱萸湯は片頭痛によく用いられます．私は数年続く片頭痛に対して，呉茱萸湯を用いて治療した例を数人経験しています．

症例　71歳，男性．主訴は片頭痛．8年前より，酒を飲むと激しい頭痛が出現するようになり，今年に入ると，酒を飲まなくても，毎日のように激しい頭痛が起こる．某大学病院の神経内科でMRIの検査などを受けて，片頭痛と診断された．知人より紹介され，200X年5月13日初診．脈は沈細，腹証では腹力は中等度で，軽度の胸脇苦満がある．呉茱萸湯を与えた．薬を服用してから全く頭痛が消失した．経過は良好であり，約3ヵ月服用して廃薬とした．〔森由雄治験〕

症例　38歳，女性．10歳代より毎日のように，片頭痛の発作が起こる．発作は，首肩から頭部眼の奥が痛み，嘔吐して何もできない状態となり，ほぼ毎日鎮痛剤を多量に常用している．鍼灸やいろいろな治療を受けたがよくならず．200X年12月中旬，知人の紹介で当院を受診した．脈は沈細．腹証は腹力は弱く，腹皮拘急と軽度の胸脇苦満がある．呉茱萸湯（煎薬）を与えた．呉茱萸湯を飲んで直後，身体が温まり，頭痛が軽減した．1週間で何10年悩んでいた頭痛が改善して，大変良くなった．約4ヵ月服用して，鎮痛剤を飲む必要がなくなった．〔森由雄治験〕

名医の論説
〔吉益東洞〕呉茱萸湯，嘔して胸満，心下痞鞕する者を治す．（『方極』）
〔浅田宗伯〕この方（呉茱萸湯）濁飲を下降するを主とする．故に涎沫（よだれ）を吐するを治し，頭痛を治し，食穀欲嘔（吐き気）を治し，煩躁吐逆を治す．肘後にては吐酢（すっぱいものを吐く）嘈雑（胸やけ）を治し，後世にては噦逆（しゃっくり）を治す．凡て危篤の症状濁飲の上溢を審にしてこの方を処するときはその効挙げて数えがたし．（『方函口訣』）

呉茱萸湯の要点

自覚症状 頭痛，嘔吐，心窩部のつかえ，頸肩の凝り
他覚症状 心下痞鞕の腹証

第244条

太陽病，寸緩，関浮，尺弱，其の人，発熱汗出で，復た悪寒し，嘔せず，但だ心下痞の者，此れ医之を下すを以てなり．其の下さざる者の如き，病人，悪寒せず渇する者，此れ陽明に転属するなり．小便数の者，大便必ず鞕く，更衣せざること十日，苦しむ所無し．渇して水を飲まんと欲するもの，少少之を与え，但だ法を以って之を救う．渇する者，五苓散に宜し．

五苓散方

猪苓，皮を去る．白朮，茯苓各十八銖，沢瀉一両六銖，桂枝半両，皮を去る．右五味，散となす．白飲に和す．方寸匕を服す．日に三服す．

解説 太陽病で，寸脈が緩，関脈が浮，尺脈が弱で，発熱して汗が出て，悪寒して，嘔気はなく，心下痞がある者，医師が下剤で下したためである．下剤で下していないのに悪寒はなく，口渇する者は，陽明に移ったのである．小便の回数が多い者は，大便は硬くなり，10日便秘しても，苦しくない．口渇して水を飲みたいと希望するものは，少し水を与えて治療原則に基づいて患者を救うべきである．口渇する者は，五苓散を与えるとよい，という条文です．

五苓散は小便不利，口渇，嘔吐や下痢などが主な症状です．いわゆる，「吐き下し」で熱によるものに効果があり，寒によるものは人参湯です．第71条（p.66）に詳しく説明をしました．

第245条

脈，陽微にして汗出づること少き者，自ら和すとなす．汗出づること多き者，太過となす．陽脈実し，因って其の汗を発し，出づること多き者，また太過となす．太過の者，陽，裏において絶すとなす．津液を亡し，大便因って鞕し．

解説 寸脈（陽脈）が微で少量の汗が出る者は，自然に調和する．多量の汗が出る者は，過剰（太過）である．寸脈（陽脈）が実の脈であるので，発汗させ，多量発汗する時は過剰（太過）である．多量発汗する時（太過）には，陽が裏（体内）において無くなり，体液（津液）も無くなり，大便は硬くなる，という条文です．陽脈を寸脈，陰脈を尺脈とする説（森立之『傷寒論攷注』）に従って解説した．

第246条

脈浮にして芤，浮は陽となし，芤は陰となす．浮芤相搏ち，胃気熱を生じ，其の陽則ち絶す．

注 芤は大きく幅のある脈で，ネギの切り口に指をあてるような中空の感じの脈をいい，虚証の脈で体液の亡失を意味する．

解説 脈が浮で芤である時，浮は陽であり，芤は陰である．浮と芤が相搏ち，胃気が熱を生じ，陽は則ち絶えてしまう，という条文です．

第247条

趺陽の脈浮にして濇，浮則ち胃気強し，濇則ち小便数，浮濇相搏ち，大便則鞕し，其の脾約となす．麻子仁丸之を主る．

> **麻子仁丸方**
>
> 麻子仁二升，芍薬半斤，枳実半斤，炙る，大黄一斤，皮を去る，厚朴一尺，炙り，皮を去る，杏仁一升，皮尖を去り，熬る．別に脂と作す．右六味，蜜にて和し丸となし，梧桐子大の如くす．十丸を飲服す，日に三服す．漸く加えて，知るを以って度となす．

解説 　趺陽の脈が浮で濇（渋）である．浮は胃気強いことを示し，濇は小便数を示している．浮と濇が相合わさって，大便は硬くなり，便秘（脾約）となり麻子仁丸の主治である，というのが大意です．

趺陽の脈は，足の足背動脈の拍動であり，胃腸の機能を反映すると言われています．脾約とは大便が秘結すること，即ち便秘のことです．麻子仁丸は老人や体力のない人の便秘に用いられます．しかし，老人の中には，腹痛と下痢になる場合もあります．なお参考までに，濇について『説文解字』には，「濇は，不滑なり」とあります．

名医の論説　〔吉益東洞〕麻子仁丸，平日，大便秘する者を治す．（『方極』）

麻子仁丸の要点

自覚症状	老人の便秘
他覚症状	浮脈（軽く圧迫してよく触れるが，強く圧迫すると脈が触れにくい） 濇〔渋〕脈（小刀で竹を削るように渋滞した脈）

参考文献　大塚敬節：麻子仁丸．症候による漢方治療の実際，365頁，南山堂，2000

第248条

太陽病三日,発汗,解せず.蒸蒸として発熱する者,胃に属す.調胃承気湯之を主る.

解説 太陽病にかかって3日経ち,発汗したが,治らず,体内から熱気が蒸し出されるように(蒸蒸)発熱する者は,胃に属するのであり,調胃承気湯の主治である,という条文です.

第249条

傷寒,吐して後,腹脹満する者,調胃承気湯を与う.

解説 傷寒にかかって,嘔吐した後,腹が張っているのは,調胃承気湯を与えるとよい,という条文です.

第250条

太陽病,若しくは吐し若しくは下し,若しくは発汗して後,微煩,小便数,大便因って鞕き者,小承気湯を与え,之を和すれば愈ゆ.

解説 太陽病で,嘔吐させたり,下剤で下したり,発汗剤で発汗させたりした後に,少しいらいらし(微煩),小便の回数は多く,大便は硬くなる者は,小承気湯を与えて調和させると治る,という条文です.

陽明病の脈証ならびに治を弁ずる　第4章

第251条

病を得て，二三日，脉弱，太陽柴胡の証なく，煩躁，心下鞕，四五日に至って，能く食すと雖も，小承気湯を以って，少少与えて微しく之を和し，小しく安からしむ．六日に至って，承気湯一升を与う．若し大便せざること六七日，小便少なき者，食を受けずと雖も，ただ，初頭鞕く，後必ず溏，未だ定りて鞕と成らず，之を攻むれば必ず溏，須らく，小便利し，屎鞕を定む．乃ち之を攻むべし．大承気湯に宜し．

解説　病気になって，2，3日経ち，脈は弱で，太陽病や柴胡の証がなく，胸苦しく手足をばたばたして悶え（煩躁）上腹部が硬く（心下鞕）なり，4，5日経って，よく食事は取れるが，小承気湯を少々与えて，調和させ，少し良い状態となる．6日経つと，承気湯1升を与える．6，7日便秘しているなら，小便が少ない者は，食事を取っていなくても，大便の始めが硬く（初頭鞕），後は軟便（溏）である．まだ硬くならない大便を下剤で下すと，必ず軟便（溏）になる，小便はよく出て，大便が硬くなる時は，下剤で下すべきである，大承気湯を与えるとよい，という条文です．

第252条

傷寒，六七日，目中，了了たらず，睛和せず．表裏の証なく，大便難，身微熱の者，此れ実となす．急に之を下せ．大承気湯に宜し．

注　睛和せずとは，ぼんやりとして，物がはっきり見えないこと．

解説　傷寒にかかり，6，7日が経ち，目がはっきりせず，ぼんやりして（睛和せず），表証や裏証がなく，大便は出にくく，身体には微熱がある者は，実証であり，急いで大承気湯で下すとよい，という条文です．

第253条

陽明病，発熱，汗多き者，急に之を下せ．大承気湯に宜し．

解説 陽明病で，発熱して，汗が多い者は，急いで大承気湯で下すとよい，という条文です．

第254条

発汗，解せず．腹満痛の者，急に之を下せ．大承気湯に宜し．

解説 発汗したが，治らず，腹が張る者は，急いで大承気湯で下すとよい，という条文です．

第255条

腹満，減ぜず．減ずるも言に足らざるもの，当に之を下すべし．大承気湯に宜し．

解説 腹満が改善せず，わずかしか改善しない者は，大承気湯で下すとよい，という条文です．

第256条

陽明と少陽の合病，必ず下利す．其の脈，負ならざる者，順となす．負は失なり．互ひに相剋賊するを名づけて負となす．脈滑にして数の者，宿食有り．当に之を下すべし．大承気湯に宜し．

解説 　陽明病と少陽病の一緒に生じる病気（合病）の時は，必ず下痢する．負は失を意味し，脈が通常の状態（順）を失うことであり，不順を意味する．負でない者は，失ではなく，脈が通常の状態（順）である．剋は，勝つことであり，賊は傷害である．お互いに相手に勝ち（剋），相手を傷害（賊）するのを負という．脈滑で数である者は，宿食が有るのであり，大承気湯で下すとよい，という条文です．たいへん難解です．

第257条

病人，表裏の証なく，発熱すること七八日，脈浮数の者と雖も，之を下すべし．たとえば已に下し．脈数，解せず．熱を合すれば則ち消穀喜飢し，六七日に至って，大便せざる者，瘀血有り．抵当湯に宜し．

注 　消穀喜飢は，食べてもすぐに空腹を感じることをいう．

解説 　病人が表証や裏証がなく，7，8日発熱し，脈が浮で数であるが，下剤で下すべきである．すでに下して，脈が数で，治らず，邪が熱と合わさって消穀喜飢し，6，7日経っても，大便しない者は，瘀血が有るのであり，抵当湯を与えるとよい，という条文です．

第258条

若し脈数，解せず．而して下，止まざるもの，必ず協熱して便膿血す．

解説 　脈が数で，治らず，下痢が止まらないものは，熱と合わさって便に膿血が混じる，という条文です．

第259条

傷寒，発汗已り，身，目，黄をなす．然る所以の者，寒湿，裏に在りて，解せざるを以っての故なり．以って下すべからずとなす．寒湿，中に於て之を求む．

解説 傷寒病で，発汗した後に，身体と目が黄色になるのは，寒湿が裏にあって，治っていないからである．この場合は下剤で下してはいけない．寒湿の証に従って治療法を求めるべきである．

第260条

傷寒，七八日，身黄なること橘子色の如く，小便不利，腹微満の者，茵蔯蒿湯之を主る．

解説 傷寒になって，7，8日が経って，みかんの色（橘子色）のように，身体に黄疸が出てきて，小便が少なく，少し腹満がある者は，茵蔯蒿湯の主治であるというのが大意です．

急性肝炎の状態の時に茵蔯蒿湯はよく効きます．

第261条

傷寒，身黄，発熱，梔子柏皮湯之を主る．

梔子柏皮湯方
肥梔子十五箇，擘く，甘草一両，炙る，黄柏二両，右三味，水四升を以って，煮て一升半を取り，滓を去り，分温再服す．

陽明病の脈証ならびに治を弁ずる | 第4章

解説 傷寒にかかって，身体に黄疸と発熱がある場合には梔子柏皮湯の主治である，というのが大意です．

名医の論説
〔吉益東洞〕梔子柏皮湯，身黄，発熱，心煩する者を治す．（『方極』）
〔尾台榕堂〕眼球黄赤，熱痛甚だしいもの，洗って効あり．胞瞼糜爛（結膜炎），痒痛，及び痘瘡で落痂の後，眼なお開かざる者，枯礬（みょうばん）の少許を加えて之を洗えば妙なり．（『類聚方廣義』）

梔子柏皮湯の要点

自覚症状 黄疸，発熱，心煩

参考文献 大塚敬節：梔子柏皮湯. 症候による漢方治療の実際, 81頁, 南山堂, 2000

第262条

傷寒, 瘀熱裏に在り, 身必ず黄す. 麻黄連軺赤小豆湯之を主る.

麻黄連軺赤小豆湯方
麻黄二両，節を去る．連軺二両，連翹根是なり．杏仁四十箇，皮尖を去る．赤小豆一升，大棗十二枚，擘く．生梓白皮一升，切る．生姜二両，切る．甘草二両，炙る．右八味，潦水一斗を以って，先ず麻黄を煮て再沸し，上沫を去り，諸薬を内れ，煮て三升を取り，滓を去り，分温三服す．半日で服し盡す．

解説 傷寒にかかって，瘀熱が身体の内部に存在し，黄疸がある場合は，麻黄連軺赤小豆湯の主治である，というのが大意です．瘀熱は体内にこもった熱のことです．麻黄連軺赤小豆湯は，皮膚病の後に生ずる腎炎などに用いられます．潦水は雨水が庭に貯留したものです．

名医の論説
〔尾台榕堂〕麻黄連軺赤小豆湯，疥癬内陥し，一身掻痒，発熱，喘咳腫満の者，反鼻（まむし）を加えて奇効あり．（『類聚方廣義』）

麻黄連軺赤小豆湯の要点

症状 黄疸，瘀熱

第5章 少陽病の脈証ならびに治を弁ずる

第263条

少陽の病たる，口苦，咽乾，目眩なり．

解説 少陽病というのは，口が苦くなったり（口苦），咽が乾いたり（咽乾），めまい（目眩）がする病気であるというのが大意です．

この条文は，少陽病の定義について言及しています．傷寒論では，少陽病は，太陽病，陽明病の次に記載されていますが，病気の進行順序としては，太陽病の次に少陽病になることが多いと思われます．

■表24 少陽病の要点（小柴胡湯を理解するとよい）

自覚症状	口が苦い，咽が乾く，めまい，耳が聞こえない
他覚症状	弦脈（琴の弦を按ずるような脈），胸脇苦満
代表的薬方	小柴胡湯，大柴胡湯，黄芩湯

第264条

少陽の中風，両耳，聞く所なく，目，赤す．胸中満して煩する者，吐下すべからず．吐下すれば則ち悸して驚く．

解説 少陽の中風は，両耳が聞こえず，目は赤くなり，胸の中が張っていらいらする者は，嘔吐させたり，下剤で下したりしてはいけない，吐かせたり下したりすれば，動悸して驚くようになる，という条文です．

第265条

傷寒,脉弦細,頭痛,発熱する者,少陽に属す.少陽は発汗すべからず.発汗すれば則ち譫語す.これ胃に属す.胃和すれば則ち愈ゆ.胃,和せざれば,煩して悸す.

解説 傷寒で,脉が弦で細で,頭痛,発熱する者は,少陽病に属するのである.少陽病は発汗させてはいけない.発汗させるとうわ言(譫語)を言う.これは陽明病の胃の症候に属する.胃を和すれば直ぐに治る.胃が和せざれば,いらいら(煩)して動悸する,という条文です.

第266条

もと太陽病解せず,少陽に転入する者,脇下鞕満し,乾嘔して食す能わず.往来寒熱し,なお未だ吐下せず,脉沈緊の者,小柴胡湯を与う.

小柴胡湯方

柴胡八両,人参三両,黄芩三両,甘草三両,炙る.半夏半升,洗う.生姜三両,切る.大棗十二枚,擘く.
右七味,水一斗二升を以て,煮て六升を取り,滓を去り,再煎し三升を取り,一升を温服す.日に三服す.

注 往来寒熱とは悪寒のある時には熱はなく,悪寒が止むと熱が出ること.

解説 太陽病の病期にあったものが治癒しないで,少陽病に移った場合,病人は,脇下が硬く張って,からえずき(乾嘔)をして食べることができない.悪寒のある時には熱はなく,悪寒が止むと熱が出て(往来寒熱),嘔吐や下剤で下していない時に,脉が沈緊である者は,小柴胡湯を与えるのがよい,というのが大意です.小柴胡湯については,第37条(p.42)で解説しました.

> 症例「早川村，駐在所の坂井氏の妻，年齢27歳．妊娠5ヵ月で感冒にかかり，頭痛，発熱，左頸部にるいるいと凝結し，これを按圧すればひどく痛み，飲食の毎に咽の中も痛む．舌上白苔，体表に熱があり，脈は数急，口渇があるが吐き気があり，少腹は微痛する．小柴胡湯を与えて，2服で諸症状はすみやかに消失した．」（山田業精『井見集附録』）

第267条

若し已に吐下，発汗，温鍼して，譫語し，柴胡湯の証やむは，これを壊病となす．何の逆を犯せるかを知り，法を以てえを治せ．

解説 すでに，嘔吐させたり，下剤で下したり，発汗させたり，温熱を加えた鍼（温鍼）を行ったりして，その結果，うわ言（譫語）を言い，柴胡湯の証が無くなっているのは，誤った治療によって病状が大きく変化した状態（壊病）であり，どのような誤治をしたのかを知り，治療原則に従って治療しなさい，という条文です．

第268条

三陽の合病，脈浮大にして，関上に上り，但だ眠睡せんと欲し，目合せれば則ち汗す．

解説 3陽（太陽病，少陽病，陽明病）がともに邪を受け相い合わさって病み（合病），脈が浮で大であり，寸関尺の関上にまで上り，病人は，ただ眠りたいと望し，目を合せると発汗する，という条文です．

第269条

傷寒六七日，大熱無く，其の人躁煩する者は，これ陽去り陰に入るが故なり．

| 解説 | 傷寒にかかり，6，7日が経って，体表の熱は無く，躁煩する者は，陽証が終わって陰証に入るためである，という条文です．

第270条

傷寒三日，三陽尽くとなす，三陰当に邪を受くべし．其の人反って能く食して嘔せざるは，これ三陰邪を受けずとなす．

| 解説 | 傷寒にかかって3日経つと，3陽病（太陽病，少陽病，陽明病）が終わり，3陰病（太陰病，少陰病，厥陰病）に邪が侵入するはずであるが，反って能く食事を取ることができて嘔気がないのは，3陰にはまだ邪が侵入していないのである，という条文です．

第271条

傷寒三日，少陽の脈小なる者，已えんと欲す．

| 解説 | 傷寒にかかって3日経って，少陽の脈が小である者は，治る徴候である，という条文です．

第272条

少陽病解せんと欲する時，寅より辰の上に至る．

| 注 | 寅は午前4時，またはその前後2時間．辰は午前8時，またはその前後2時間．

| 解説 | 少陽病で治る時刻は午前4時頃から8時頃の間である，という条文です．

第6章 太陰病の脈証ならびに治を弁ずる

第273条

太陰(たいいん)の病(やまい)たる，腹満(ふくまん)して吐(と)し食下(しょくくだ)らず，自利(じり)益々甚(ますますはなは)し．時(とき)に腹自(はらおのずか)ら痛(いた)む．若(も)し之(これ)を下(くだ)せば，必(かなら)ず胸下結鞕(きょうかけっこう)す．

> **解説** 太陰病は，腹が張って嘔吐し，食べ物が咽を通過せず，下痢がひどくて，時々腹痛があり，下剤で下せば，必ず胸の下（心窩部）が硬くなる，という条文です．太陰病の定義を述べています．

■表25 太陰病の要点

自覚症状	腹満，嘔吐，下痢，時々腹痛
他覚症状	腹直筋の緊張（腹皮拘急(ふくひこうきゅう)）
代表的薬方	桂枝加芍薬湯(けいしかしゃくやくとう)，桂枝加芍薬大黄湯(けいしかしゃくやくだいおうとう)，小建中湯(しょうけんちゅうとう)

第274条

太陰(たいいん)の中風(ちゅうふう)，四肢煩疼(ししはんとう)，陽微陰濇(ようびいんしょく)にして，長(ちょう)の者(もの)，愈(い)えんと欲(ほっ)すとなす．

> **解説** 太陰の中風は，四肢が煩わしく痛み（四肢煩疼(しはんとう)），寸脈（陽脈）は微で，尺脈（陰脈）が濇(しょく)（渋）脈で，長の脈の者は，治ろうとする徴候である，という条文です．

第275条

太陰病，解せんと欲する時，亥より丑の上に至る．

> 注 亥は午後10時，またはその前後2時間．丑は午前2時，またはその前後2時間．

> 解説 太陰病で，治ろうとする時刻は，午後10時頃から午前2時頃である，という条文です．

第276条

太陰病，脈浮の者，発汗すべし，桂枝湯に宜し．

桂枝湯方

桂枝三両，皮を去る．芍薬三両，甘草二両，炙る．生姜三両，切る．大棗十二枚，擘く．右五味，水七升を以て，煮て三升を取り，滓を去り，一升を温服す．須臾に，熱稀粥一升をすすり，以て薬力を助け，温覆して汗を取る．

> 解説 太陰病で，脈が浮の者は，桂枝湯で発汗するとよい，という条文です．

第277条

自利して渇せざる者，太陰に属す．其の蔵に寒有るを以ての故なり．当に之を温むべし．四逆輩を服すに宜し．

> 解説 自然に下痢して，口が渇かない者は，太陰病に属するのであり，内臓に寒があるためである．治療は四逆湯類で温めるのがよい，という条文です．

第278条

傷寒,脈浮にして緩,手足自ら温き者,繋りて太陰に在り.太陰は当に身黄を発すべし.若し小便自利の者,発黄する能わず.七八日に至りて,暴煩し下利日に十余行なりと雖も,必ず自ら止む.脾家実し,腐穢当に去るべきを以ての故なり.

解説 傷寒で,脈が浮で緩であり,手足が自然に温かい者は,太陰病の病位に在る.太陰病では身体は黄色くなるはずである.小便がよく出る者は,身体は黄色くならない.7,8日経って,突然にいらいらし(暴煩),下痢が1日に10回以上であるが,自然に下痢は止む.これは,脾の働きが良好である(脾家実)ので,腐った汚穢な物(腐穢)が排出されるためである,という条文です.

第279条

本,太陽病,医反って之を下し,しかるに因って腹満し,時に痛む者,太陰に属すなり.桂枝加芍薬湯之を主る.大実痛の者,桂枝加大黄湯之を主る.

桂枝加芍薬湯方
桂枝三両,皮を去る,芍薬六両,甘草二両,炙る,大棗十二枚,擘く,生姜三両,切る,右五味,水七升を以て,煮て三升を取り,滓を去り,温めて分かち三服す.本云う,桂枝湯,今,芍薬を加う.

桂枝加大黄湯方
桂枝三両,皮を去る,大黄二両,芍薬六両,生姜三両,切る,甘草二両,炙る,大棗十二枚,擘く,右六味,水七升を以て,煮て三升を取り,滓を去り,一升を温服す,日に三服す.

解説 もともと太陽病であったが，医師が誤って薬で下してしまった．そのために腹部が膨満し，時々痛む者は，太陰に属するのである．桂枝加芍薬湯の主治である．またひどく痛む者は，桂枝加大黄湯の主治であるというのが大意です．

桂枝加芍薬湯は，大腸炎，慢性腹膜炎などに用います．桂枝加芍薬湯の重要な症候は，腹皮拘急（図24，p.141参照），腹痛，虚満，下痢，裏急後重などです．桂枝加大黄湯は，虚証の便秘によく用います．

症例 桂枝加芍薬湯の症例

49歳，女性．以前より，胃腸が弱かったが，4，5年前より，パートタイムから常勤の仕事をするようになって，腹が張り，時々腹痛が生じ軟便傾向であるという．漢方治療を求めて200X年6月25日当院を受診した．やや痩せた体格で，舌は薄い白苔がある．脈は沈細．腹診では腹部は陥凹し全般に軟弱であるが，腹皮拘急がある．桂枝加芍薬湯を3日間服用して，腹の張りや腹痛が改善した．服薬を中止して，7日間くらいすると，また腹の張りや腹痛が生じてきたので，桂枝加芍薬湯を服用すると数日して，また改善した．〔森由雄治験〕

症例

「御所見村葛原天沼の農家の大貫某の息子，年23歳．赤白痢（粘液と膿血を混じる下痢症）にかかり，白（粘液）が多く赤（膿血）は少ない．下腹部が絞られる痛みと，尿は少ない．脈は緩，舌は平で，熱は無く，少し頭痛がある．桂枝加芍薬湯を与えて，すぐ治った．」（山田業精『井見集附録』）

名医の論説 〔吉益東洞〕桂枝加芍薬湯，桂枝湯証にして，腹拘攣甚だしき者を治す．（『方極』）

桂枝加芍薬湯の要点

自覚症状 下痢，腹満，時々腹痛

症例 桂枝加大黄湯の症例

85歳，女性．便秘症を漢方で治療して欲しいと，200X年11月15日，来院した．20歳代に次男を出産の後に，無理をして労働したため，身体が弱くなり，胃腸も弱く，風邪を引きやすいという．現代医学の下剤を服用しないと便が出ないが，腹痛があり，できれば服用したくない．顔色は悪く，小柄で痩せている．脈は弦．腹証は腹力は弱く，上腹部に腹皮拘急がみられた．桂枝加芍薬大黄湯を投与した．漢方薬を服用して，気持ちの良い大便が1日1回出るようになった．現代医学の下剤は服用しなくてもよくなった．〔森由雄治験〕

症例

「駿河台の日下〇〇助，ある日肉をたくさん食べた後2，3日して腹痛が出現し腹は張って，腰も痛み，心下に衝き上げて嘔吐し，飲食物も食べることができない．冷や汗が

あり，苦痛は甚だしい．ある西洋医は冷毒に傷られたとして水薬や熨剤（火熱による外治療法）をしたが効果はなかった．ある医師は寒疝として附子剤を用いたが益々ひどくなった．私（浅田宗伯）が診察して，脈は滑で痛みの時脈が休む時あり，これは宿食の症候である．そこで備急炎円2分を与えてしばらくして，大量に食べたものを嘔吐した．そして，桂枝加芍薬大黄湯を投与して臭い便を1日に2～3回下した．苦痛はたちまち去り回復した．」（浅田宗伯『橘窓書影』）

名医の論説

〔尾台榕堂〕（桂枝加芍薬大黄湯）痢疾にて，発熱，悪風，腹痛，裏急後重（しぶりばら）する者を治す．（『類聚方廣義』）

〔浅田宗伯〕この方（桂枝加芍薬大黄湯）は，温下の祖剤なり．温下の義，金匱（金匱要略）に出で寒実の者は是非此策なければならぬなり．この方，腹満時痛のみならず痢病の熱薄く裏急後重する者に効あり．一病人，痢疾左の横骨の上に当て処を定て径たり2寸程の処，痛堪難く始終手にて按じ居りしを有持桂里，痢毒なりとしてこの方にて快癒せりと云う．又厚朴七物湯はこの方の一等重き者と知るべし．（『方函口訣』）

桂枝加芍薬大黄湯の要点

自覚症状 下痢，腹満，時々ひどい腹痛，便秘

第280条

太陰の病たる，脈弱，其の人続いて自ら便利す．設し当に大黄芍薬を行るべき者，宜しく之を減ずべし．其の人，胃気弱く動じ易きを以ての故なり．

解説 太陰病で，脈は弱で，自然に下痢している．大黄芍薬を投与すべき適応があれば，大黄芍薬の量を減らすべきである．胃が弱くて薬で悪影響が出やすいからである，という条文です．

第7章 少陰病の脈証ならびに治を弁ずる

第281条

少陰の病たる,脈微細,但だ寝んと欲す.

解説 少陰病というのは,脈が微細で,ただ寝ていたいという病状です.少陰病の定義を述べています.

■表26 少陰病の要点

自覚症状	ただ寝ていたい
他覚症状	微脈(極めて細く軟らかで,圧迫すると消えてしまう) 細脈(糸を張った様に細く軟らかくまっすぐに触れる脈)
代表的薬方	真武湯,附子湯,麻黄細辛附子湯,黄連阿膠湯

第282条

少陰病,吐せんと欲して吐せず,心煩,但だ寝んと欲し,五六日,自利して渇する者,少陰に属すなり.虚するが故に,水を引きて自ら救う.若し小便,色,白き者,少陰の病,形,悉く具わる.小便,白き者,下焦,虚して寒有り,水を制する能わざるを以ての故に,色をして白からしむるなり.

解説 少陰病で,吐こうとするが吐けず,いらいらして(心煩),ただ寝ていたいと思い,5,6日して,自然に下痢して口渇する者は,少陰に属する.虚証なので水を飲んで,自分を救う.小便の色が白い者は,少陰の症状がすべてそろっている.小便が白色の者は,下焦が虚していて,寒があることを示している.水を制御できないから,尿の色は白色になるのである,というのが大意です.

第283条

病人，脈，陰陽倶に緊，反って汗出づる者，亡陽なり．此れ少陰に属す．法，当に咽痛して復た吐利すべし．

解説 脈が寸脈（陽脈）と尺脈（陰脈）で倶に緊であるが，発汗する者は，汗とともに陽が亡くなる（亡陽）のである．これは少陰病に属し，咽痛や嘔吐下痢の症状があるはずである，という条文です．

第284条

少陰病，欬して下利，譫語する者，火気に劫かさるるが故なり．小便，必ず難なり．強いて少陰を責め，汗せしめるを以ってなり．

解説 少陰病で，咳をして下痢し，うわ言（譫語）を言う者は，火熱療法を受けたためであり，小便は出にくくなる．少陰病であるのに，発汗させて瀉法の治療をしたためである，という条文です．

第285条

少陰病，脈細沈数なるは，病，裏に在りとなす．発汗すべからず．

解説 少陰病で，脈が細，沈，数であるのは，病気が，裏にあるからであり，発汗させてはいけない，という条文です．

第286条

少陰病，脈微，発汗すべからず．亡陽するが故なり．陽已に虚す．尺脈，弱濇の者，復た之を下すべからず．

解説　少陰病で，脈が微の時は，発汗させてはいけない．陽が無くなる（亡陽）からである．陽がすでに虚して，尺脈が，弱く濇の者は，下剤で下してはいけない，という条文です．

第287条

少陰病，脈緊，七八日に至り，自下利し，脈，暴かに微，手足，反って温，脈緊，反って去る者，解せんと欲すとなす．煩して下利すと雖も，必ず自ら愈ゆ．

解説　少陰病で，脈が緊で，7，8日経ち，下痢して，脈は，突然に微となり，手足は温である．脈は緊であり，緊脈が消失する者は，治る徴候である，いらいらして下痢するけれども，必ず自然に治癒する，という条文です．

第288条

少陰病，下利，若しくは利自ら止み，悪寒して踡臥し，手足温かなる者，治すべし．

注　踡臥は手足を屈し体を丸くして，横になること．

解説　少陰病で，下痢したり，下痢が治ったり，悪寒して，身体を丸めて（踡臥）手足が温かである者は，治る，という条文です．

第289条

少陰病，悪寒して踡り，時に自ら煩し，衣被を去らんと欲する者，治すべし．

注　踡りは体を曲げること．

解説　少陰病で，悪寒して身体を丸めて（踡り）時々いらいらして，衣被を脱ごうとする者は治る，という条文です．

第290条

少陰の中風，脈，陽微，陰浮の者，愈えんと欲すとなす．

解説　少陰の中風で，寸脈（陽脈）が極めて細く軟らかで，圧迫すると消えてしまう脈（微脈）で，尺脈（陰脈）が軽く圧迫してよく触れるが，強く圧迫すると脈が触れにくい（脈浮），治る徴候である，という条文です．

第291条

少陰病，解せんと欲する時，子より寅の上に至る．

注　子は午後12時，またはその前後の2時間．寅は午前4時，またはその前後の2時間．

解説　少陰病で治る時刻は，午後12時頃から午前4時頃までである，という条文です．

第292条

少陰病，吐利し，手足逆冷せず．反って発熱する者，死せず．脈，至らざる者，少陰に灸すること七壮．

解説 少陰病で，嘔吐させたり，下痢させたりしても，手足が冷えないで，発熱する者は，死なない．脈が触れない者は，少陰に七壮灸するとよい，という条文です．
「少陰に七壮灸する」の少陰については，穴の記載はありませんが，『傷寒来蘇集』（清・柯琴）には太渓であると記載されています．

第293条

少陰病，八九日，一身手足，尽く熱する者，熱膀胱に在るを以て，必ず便血す．

解説 少陰病で，8，9日経ち，身体から四肢に発熱する者は，熱が膀胱にあるからであり，必ず血尿（便血）がでる，という条文です．

第294条

少陰病，但だ厥し汗無く，強いて之を発すれば，必ず其の血を動ず，未だ何れの道より出づるかを知らず，或いは口鼻より，或いは目より出づる者，是を下厥上竭と名づく．治し難しとなす．

解説 　少陰病で，冷えて汗はなく，強いて発汗させると，必ず血を動かし，口や鼻から，或いは目から出血する，これを下厥上竭と名づけて，難治である，という条文です．
　竭は，不足する，亡くすという意味です．下厥は，足が冷えること，上竭は口，鼻，目から出血することです．

第295条

少陰病，悪寒，身踡りて利し，手足逆冷する者，治せず．

解説 　少陰病で，悪寒があり，身体を曲げて（踡）下痢をし，手足が冷える者は，治らない，という条文です．

第296条

少陰病，吐利躁煩，四逆する者，死す．

解説 　少陰病で，嘔吐や下痢し胸苦しく手足をばたばたして悶え（躁煩），四肢が冷えるのは，死ぬ，という条文です．躁煩と煩躁は同じです．

第297条

少陰病，下利止み，頭眩し，時時自ら冒する者，死す．

解説 　少陰病で，下痢が止まり，めまい（頭眩）や時々頭にものが被せられた状態（冒）がある者は死ぬ，というのが大意です．

第298条

少陰病，四逆，悪寒して，身踡り，脈，至らず，煩せずして躁の者，死す．

解説 少陰病で，四肢が冷え，悪寒がして，身体を曲げて，脈は触れず，いらいら（煩）せず，足をばたばたさせる（躁）者は死ぬ，という条文です．

第299条

少陰病，六七日，息高き者，死す．

解説 少陰病で，6，7日経って，呼吸のあえぎがひどくなる者は，死ぬ，というのが大意です．

第300条

少陰病，脈微細沈，但だ臥せんと欲し，汗出で，煩せず，自ら吐せんと欲し，五六日に至って自利し，復た煩躁し，臥寝することを得ざる者，死す．

解説 少陰病で，脈が微，細，沈であり，ただ寝ていたい状態で，発汗して，いらいらせず，吐き気があり，5，6日経って自然に下痢し，また胸苦しく手足をばたばたして悶え（煩躁），寝ている（臥寝）ことができなくなった者は死ぬ，という条文です．

第301条

少陰病，始め之を得て，反って発熱，脈沈の者，麻黄細辛附子湯之を主る．

麻黄細辛附子湯方

麻黄二両，節を去る．細辛二両，附子一枚，炮じて皮を去り，八片に破る．右三味，水一斗を以て，先ず麻黄を煮て，二升を減じ，上沫を去り，諸薬を内れ，煮て三升を取り，滓を去り，一升を温服す．日に三服す．

解説 始めから少陰病で発症したのに，反って発熱し，脈が沈の者は，麻黄細辛附子湯の主治である，というのが大意です．

通常は，陽病から陰病へと病気は伝わっていきます．つまり，太陽病から少陰病，太陰病，少陰病へと伝わっていくのですが，この条文では，始めから少陰病で発症した場合のことを述べています．陰病では，普通発熱はありませんので「反って」と述べています．私の経験では，このような発症の仕方は珍しいものではありません．麻黄細辛附子湯は老人や虚弱で冷え症の感冒によく用いられます．脈沈が重要です．

症例 58歳，女性．199X年5月20日，悪寒，腰痛，咽頭痛を訴えて来院した．発熱なく，咳嗽もない．いつも冷え症で，電気毛布を使っている．便秘気味である．顔色は青白く，元気のない様子で，舌にはうすい白い苔が見られる．脈は沈細である．腹力は軟であり，特別な腹証はない．陰証の感冒と診断し，麻黄細辛附子湯（附子0.5g）を服用したところ，1日分飲んで，咽頭痛はすっかりよくなって，こんなに効いた薬ははじめてであるという．〔森由雄治験〕

名医の論説
〔吉益東洞〕麻黄細辛附子湯，麻黄附子甘草湯の証にして，急迫せず，痰飲の変有る者を治す．（『方極』）
〔浅田宗伯〕この方（麻黄細辛附子湯）少陰の表熱を解するなり．ある老人が咳嗽，痰を吐し午後に背中が洒淅悪寒し後，微熱と汗に似たるを発して止まず，ある医師は陽虚の悪寒として，医王湯を与えて効はなし．この方（麻黄細辛附子湯）を服す．わずか五貼にして癒ゆ．凡て寒邪の初発を仕損じて労状をなす者この方及び麻黄附子甘草湯にて治すること有り．この方はもと表熱を兼る者後世の感冒挾陰の証と同じ．又陰分の頭痛に防風川芎を加えて効あり．又陰分の水気桂枝去芍薬湯を合して用う．陳修園は知母を加えて去水の聖薬とす．（『方函口訣』）

麻黄細辛附子湯の要点

- 自覚症状　発熱，悪寒，咽頭痛
- 他覚症状　遅脈（1回の呼吸の時間に脈拍が3回以下のもの）
　　　　　　顔面蒼白，身体虚弱

第302条

少陰病，之を得て二三日，麻黄附子甘草湯にて，微しく汗を発す．二三日，証無きを以ての故に微しく汗を発するなり．

麻黄附子甘草湯方
麻黄二両，節を去る，甘草二両，炙る，附子一枚，炮じて，皮を去り八片に破る．右三味，水七升を以て，先ず麻黄を煮て一両沸し，上沫を去り，諸薬を内れ，煮て三升を取り，滓を去り，一升を温服す，日に三服す．

解説　少陰病にかかって2，3日経つ場合は，麻黄附子甘草湯で少し発汗させるとよい．2，3日経っても裏の証が無いので，少し発汗させるのであるというのが大意です．
　麻黄附子甘草湯の適応症は，麻黄細辛附子湯よりも程度が軽いと考えられます．

症例　「ある儒学者が，傷寒にかかり，身体が疼痛して寝返りすることができない．顎が腫れ，刀で刺す様な痛みで飲食をすることができず，私はこの方（麻黄附子甘草湯）を作り服用させて治癒させた．」（六角重任『古方便覧』）

名医の論説
〔吉益東洞〕麻黄附子甘草湯，甘草麻黄湯の証にして悪寒，或いは身微痛する者を治す．（『方極』）
〔加藤謙齋〕麻黄附子甘草湯は喘して悪寒し急に迫り或いは発熱無汗の者に用いるなり．（『医療手引草』）

麻黄附子甘草湯の要点

- 自覚症状　身体疼痛，悪寒，咽頭痛
- 他覚症状　遅脈（1回の呼吸の時間に脈拍が3回以下のもの）

■表27　麻黄細辛附子湯と麻黄附子甘草湯の比較

	麻黄	細辛	附子	甘草	感冒の症状	備考
麻黄細辛附子湯	2両	2両	1枚		重い	
麻黄附子甘草湯	2両			2両	軽い	急迫症状

第303条

少陰病，之を得て二三日以上，心中煩して臥するを得ざるもの，黄連阿膠湯之を主る．

黄連阿膠湯方

黄連四両，黄芩二両，芍薬二両，鶏子黄二枚，阿膠三両，一に云う三挺．右五味，水六升を以て，先ず三物を煮て，二升取り，滓を去り，膠を内れ烊尽し，小しく冷えて鶏子黄を内れ，攪ぜて，相得せしめ，七合を温服す．日に三服す．

解説　少陰病になって，2，3日以上経つが，心の中悶えて眠れないものは，黄連阿膠湯の主治であるというのが大意です．
　黄連阿膠湯には，発熱や口渇，胸苦しく悶えて不眠の症状がみられることがあります．

症例　「丹波亀山侯の家臣，松野又左衛門．年齢40余歳．胸痛を患い，長期間にわたって止まない．遂に，肺癰（肺化膿症）になり膿血を吐き膿血痰は近づくことができない程臭い．私（浅田宗伯）は肺癰湯を用いて，5，6日で膿痰は止み，悪臭も減じた．ただ，咳嗽は甚だしく，右脇の痛みもひどくて夕方になると発熱する．柴陥湯加竹茹を与えて咳嗽は徐々に減じて疼痛も改善した．ある日，数合の喀血をした．胸中は煩悶し，横になることはできない．よって，黄連阿膠湯を与えて2，3日で喀血は止み，胸中は楽になった．なお，麦門冬湯加生地阿膠黄連をもって調理し治癒した．この患者を多くの医師は不治と診断した．しかし，私ひとりがこの患者は普段酒を好み，大量に酒を飲む為に肺中の瘀濁が形成されて肺癰になったのだと考えた．だから，酒を止めれば肺癰を防ぐことができるのである．もし，酒を飲まない人であれば膿が止んでも肺痿（肺結核）になって助けることはできないであろう．」（浅田宗伯『橘窓書影』）

症例 黄連阿膠湯による不眠治療．199X年12月5日，53歳の男性が不眠を訴えて来院した．11月中旬頃より，夜よく眠れない状態が続いていた．眠っても夢をよく見て眠りが浅く，うつらうつらと言う状態で朝起きても頭がぼっとしている状態であった．腰痛があり，肩も張っている．12月3日，4日の夜はほとんど眠った実感がなく，眠らないと心臓に負担がかかり不整脈が出ることを恐れ，強迫観念に捕らわれて益々目が冴えてしまった．顔色は悪く，脈は細数で腹診では特別なものはない．「心中煩して臥するを得ざる」の証と考え，黄連阿膠湯を処方して，卵黄を入れて服用するよう説明した．また，針灸も行った．百会，風池，肩井，腎兪に針をして，両足の失眠穴に半米粒大の直接灸を五壮お灸をした．自宅で毎日，肩井と両足の失眠穴にお灸をする様に指導した．夜，黄連阿膠湯を煎じて服用したところ，その夜は久しぶりに約5時間眠れた．12月6日，朝起きると頭がすっきりして元気がでてきた．腰と肩も楽になっている．夜，お灸をして寝た．12月7日，約5時間眠れた．12月8日，約8時間眠れた．こんなに長く眠れたのは久しぶりであった．その後6時間前後は眠れるようになった．12月20日，よく眠れている．服薬中止とした．〔森由雄治験〕

名医の論説 〔目黒道琢〕傷寒，温疫（流行病）の類，膿血を下利し，煩渴ありて寝ざる者に奇効あり．痢病日数久しく陰虚して発熱，或いは夜間別して発熱強き証，極めて験あり．また，陰虚の証，脈洪数，煩熱して夜寝ない証に用ゆべし甚だ効あり．（『餐英館療治雑話』）

黄連阿膠湯の要点

自覚症状 不眠，動悸，心中煩（胸の中がいらいらする）

第304条

少陰病，之を得て一二日，口中和し，其の背，悪寒する者，当に之を灸すべし．附子湯之を主る．

附子湯方

附子二枚，炮じ，皮を去り，八片に破る．茯苓三両，人参二両，白朮四両，芍薬三両，右五味，水八升を以て，煮て三升を取り，滓を去り，一升を温服す，日に三服す．

解説 少陰病になって，1，2日経ったが，口の中は正常で，背中が，寒く感じる者は，お灸をして，附子湯を服用すると治るという条文です．
附子湯は，背中の悪寒，身体疼痛，尿減少が重要です．

症例「ある男子．両脚が疼痛して曲げることができない．手足は冷え，腹は拘攣し，食事の量はひどく減り，るいそうは甚だしい．時々痔による出血が2，3升位ある．それ以外の症状はない．吉益南涯先生が診察して，附子湯を投与した．疼痛は退き，拘攣は緩み，食事も進むようになり，歩行もできるようになった．ただ痔出血があるので，黄連解毒散を与えて出血は止まった．」(吉益南涯『成蹟録』)

症例 背部痛，四肢痛に附子湯加味．65歳，女性，会社役員．背部痛，四肢痛を主訴に199X年8月18日，当院初診．約3年前より背部痛が出現し，痛みは1ヵ月に1，2回起こり，2時間位続くという．背部痛は，冷や汗をかくほどの激しい痛みである．普段は首や肩や背中が凝り，背中が寒く感じる．手足は冷えて，痛みやだるさを感じる．背中に紙が張りついている感じもするという．便秘症であり，大便は3日に1回で硬い．小便は普通である．中肉中背で，皮膚の色は蒼白い．舌診・舌質，淡紅．舌苔，薄白苔．脈診・沈，細．腹診は腹部は全体に軟，下腹部に圧痛がある．〔経過〕以上の所見から，附子湯証と診断した．便秘があるために大黄を加えて，附子湯加大黄（附子0.2，大黄1g）を煎薬で与えた．8月31日，四肢痛はかなり改善した．排便の前に腹痛があると訴えたので，大黄の分量を0.6gとした．約2ヵ月間服薬して背部痛は出現せず，四肢痛は消失し，背部の症状や冷えも改善した．〔森由雄治験〕

名医の論説
〔尾台榕堂〕水病，遍身腫満，小便不利，心下痞鞕，下利腹痛，身体痛，或いは麻痺，或いは悪風寒する者，此の方（附子湯）に宜し．(『類聚方廣義』)
〔浅田宗伯〕この方（附子湯）は真武湯の生姜を人参に代る者也．彼（真武湯）は少陰の裏水を治し，これ（附子湯）は少陰の表寒を主とす．一味の変化妙と云うべし．この方千金に類方多し．身体疼痛の劇易に随いて撰用すべし．(『方函口訣』)

附子湯の要点

自覚症状 背中の悪寒，身体疼痛，尿減少
他覚症状 沈脈（軽く圧迫して触れ難い，強く圧迫すると脈が触れる）
心下痞鞕の腹証

第305条

少陰病，身体痛，手足寒，骨節痛，脈沈の者，附子湯之を主る．

解説 少陰病で，身体の痛みがあり，手足が寒え，骨が痛んで，脈が沈の者は附子湯の主治である，という条文です．

■表28 附子湯と真武湯の比較

	炮附子	茯苓	人参	白朮	芍薬	生姜		症状
附子湯	2枚	3両	2両	4両	3両		少陰の表寒	身体痛
真武湯	1枚	3両		2両	3両	3両	少陰の裏水	下痢　眩暈

第306条

少陰病，下利，便膿血の者，桃花湯之を主る．

桃花湯方

赤石脂一斤，一半を全用し，一半を篩い末とす．乾姜一両，粳米一升，右三味，水七升を以て，米を煮て熟せしめ，滓を去り，赤石脂末，方寸匕を内れ，七合を温服す，日に三服す．若し一服にて愈ゆれば，余は服す勿れ．

解説 少陰病で下痢し，便に膿や血が混じっている者は，桃花湯の主治である，という条文です．

赤石脂は，膿血の混じった下痢便や腹痛を治する効能があります．

症例 「一男子，夏に温疫（急性熱性感染症）に罹って7，8日経ち，高熱があり舌の上は乾燥している．脈は弦数で，未消化の下痢便が1日に3回ある．家方の知母加石膏湯を与えて7，8日して熱は益々高くなり，肺結核のような状態である．脈は細，緊，数でさらに石膏剤を与える病態ではない．すぐに桃花湯を作り与えて，3剤を服用した時に熱は半分位に下がり下痢は止まった．5，6剤を服用して全治した．」（塩田陳庵『橘黄録・外集』巻之一）

名医の論説	〔尾台榕堂〕痢疾，累日の後，熱気すでに退き，脈遅弱或いは微細，腹痛下利止まず，便膿血の者，この方（桃花湯）に宜し．（『類聚方廣義』） 〔浅田宗伯〕この方（桃花湯）千金には丸として用い至極便利なり．膿血下利この方に非れば治せず．蓋し後重あればこの方の主にあらず．白頭翁湯を用うべし．若し後重して大腹痛あるに用うれば害を為す者なり．又この方赤石脂禹余糧湯に対すれば少し手前にて上にかかりてあり．病下焦に専らにして腸滑（慢性下痢）とも称すべきは赤石脂禹余糧湯に宜し．（『方函口訣』）

桃花湯の要点

自覚症状 腹痛，下痢，膿血便

参考文献 矢数道明：桃花湯．臨床応用漢方処方解説，445頁，創元社，1975

第307条

少陰病，二三日より四五日に至り，腹痛，小便不利，下利止まず，便膿血する者，桃花湯之を主る．

解説 　少陰病で，2，3日から4，5日経って，腹痛があり尿が少なく，下痢が続いてて，下痢便に膿や血が混じっている者は，桃花湯の主治である，というのが大意です．

第308条

少陰病，下利，便膿血の者，刺す可し．

解説 　少陰病で，下痢があり，大便に膿や血液が混じる者は，鍼で刺すことができる．『傷寒来蘇集』（清・柯琴）には，期門に鍼すると記載されています．『傷寒論

攷注』では，甲乙経を引用して，復溜（腸澼便膿血を主る）と幽門（泄，膿血有るを主る）を挙げています．復溜は，足内踝上 2 寸の位置にあり，幽門は臍上 6 寸，正中より 0.5 寸の位置にあります．

第309条

少陰病，吐利，手足逆冷，煩躁死せんと欲する者，呉茱萸湯之を主る．

呉茱萸湯方

呉茱萸一升，人参二両，生姜六両，切る，大棗十二枚，擘く，右四味，水七升以て，煮て二升を取り，滓を去り，七合を温服す，日に三服す．

解説 少陰病で，嘔吐や下痢をして，手足が冷え，胸苦しく手足をばたばたして悶え（煩躁）たいへん苦しがっている（死せんと欲する）のは呉茱萸湯の主治であるというのが大意です．

呉茱萸湯は第243条（p.184）で述べましたが，片頭痛に効果があります．

第310条

少陰病，下利，咽痛，胸満，心煩するもの，猪膚湯之を主る．

猪膚湯方

猪膚一斤，右一味，水一斗を以て，煮て五升を取り，滓を去り，白蜜一升，白粉五合を加う，熬香し，和して相得せしめ，六服に温分す．

> **解説** 少陰病で，下痢や咽が痛み，胸が張って，いらいらする（心煩）者は，猪膚湯の主治である，という条文です．猪膚は，豚の脂肪，白蜜は食用の上等な蜂蜜，白粉は，米の粉のことです．

第311条

少陰病，二三日，咽痛の者，甘草湯を与うべし，差えざれば，桔梗湯を与う．

甘草湯方
甘草二両．右一味，水三升を以て，煮て一升半を取り，滓を去り，七合を温服す．日に二服す．
桔梗湯方
桔梗一両，甘草二両．右二味，水三升を以て，煮て一升を取り，滓を去り，温め分かち再服す．

> **解説** 少陰病になって，2，3日経って，咽が痛いの者，甘草湯で治療するのがよい．甘草湯で治らなければ，桔梗湯で治療する，という条文です．
> 甘草湯や桔梗湯は，病気の時期に関係なく咽の痛みに用いられます．桔梗湯は，甘草湯よりも重い病状の者を治療する効果があります．

> **症例** **甘草湯の症例**
> 60歳，男性．風邪を引いて他の症状は良くなったが，咽頭痛が残っていると訴えて来院した．脈は沈，細．咽頭の発赤以外の所見がない．甘草湯（煎薬）を与えた．煎薬を喉に含ませるようにして飲むように指示した．3日で咽頭痛は改善した．〔森由雄治験〕

> **甘草湯 名医の論説**
> 〔吉益東洞〕甘草湯，病逼迫，及び咽喉急痛する者を治す．（『方極』）
> 〔浅田宗伯〕この方（甘草湯）も亦其用広し．第一咽痛を治し，又諸薬吐し不納者を治し，又薬毒を解し又蒸薬にして脱肛痛楚を治し末にして貼すれば毒螫（毒虫の刺し傷）竹木刺等を治す．（『方函口訣』）

甘草湯の要点

自覚症状 咽頭痛，急迫症状

症例　桔梗湯の症例

39歳，女性．199X年5月7日，咽が痛み声が出にくい，という訴えで受診した．咽頭の発赤あり，脈は沈細，腹は軟弱でぶよぶよしている（水太り）．桔梗湯加半夏（半夏1.0g）を煎じ薬で与えた．一服飲んで，直ぐ咽頭痛が改善し，さわやかな感じがしたという．3日間で完治した．〔森由雄治験〕

半夏加味の意味は，『医方集解』に，声の出ぬ者に半夏を加えるとの記載に従った．

桔梗湯の名医の論説　〔吉益東洞〕桔梗湯，甘草湯証にして腫膿有り，或いは粘痰を吐す者を治す．（『方極』）

桔梗湯の要点

自覚症状 咽頭痛

第312条

少陰病，咽中傷れて瘡を生じ，語言すること能わず，声出でざる者，苦酒湯之を主る．

苦酒湯方

半夏，十四枚，洗い，棗核の如く破り，鶏子，一枚，黄を去る．上苦酒を内れ，鶏子の殻中に著ける．右二味，半夏を内れ，苦酒中に著け，鶏子殻を以て，刀環中に置き，火上に安じ，三沸せしめ，滓を去り，少少之を含嚥す．差えざれば，更に三剤を作る．

解説　少陰病で，咽がひどく爛れていて，言葉を話すことや声を出すことができない者は，苦酒湯の主治であるというのが大意です．

苦酒は，酢のことです．苦酒湯は，半夏苦酒湯とも言います．

| 応　用 | 咽頭炎，扁桃炎 |

| 名医の論説 | 〔吉益東洞〕半夏苦酒湯（苦酒湯），咽中瘡を生じ，音瘂の者を治す．（『方極』）
〔浅田宗伯〕この方（苦酒湯）は纏喉風（ジフテリアのこと）咽中秘塞，飲食薬汁下ること能わず語言出でざる者に用いて奇効あり．一関門を打破するの代針と云うべし．喜多村栲窓翁は傷生瘡を金創に鶏卵を用いるの意にて凡て咽中に創を生ずる者に用いて効ありと云う．（『方函口訣』）|

苦酒湯の要点

| 自覚症状 | 重症の咽頭痛，声が出にくい |

第313条

少陰病，咽中痛，半夏散及湯之を主る．

半夏散及湯方

半夏，洗い，桂枝，皮を去り，甘草，炙る．右三味，等分にして，各別に搗き篩い已って，合せえを治め，白飲にて和し．方寸匕を服す．日に三服す．若し散服する能わざる者，水一升を以て，七沸を煎じ，散を二方寸匕を内れ，更に三沸を煮て，火より下し，小こし冷さしめ，少少えを嚥む．半夏は毒有り，当に散服すべからず．

解説　少陰病で，咽が痛むのは，半夏散及湯の主治であるというのが大意です．

| 応　用 | 咽頭炎，扁桃炎 |

名医の論説	〔尾台榕堂〕喉痺，腫痛，声音出でず，頭項強痛，悪風寒をするの者，この方（半夏散及湯）に桔梗，大黄を加う．煎服して快利を取る．（『類聚方廣義』） 〔浅田宗伯〕この方（半夏散及湯）は，冬時寒に中りて咽喉腫痛する者に宜し．発熱悪寒ありても治す．この症冬時に多くあるもの也．又後世の陰火喉癬（喉頭結核）とも云うべき症にて上焦に虚熱ありて咽喉糜爛し痛み堪がたく飲食咽に下らず甘桔湯（桔梗湯のこと）其他諸咽痛を治するの薬寸効なき者に用いて一旦即効あり．古本草に桂枝咽痛を治する効を載す．半夏の蓊辣と甘草の和緩を合して其効用を捷にす．古方の妙感ずるに余りあり．（『方函口訣』）

半夏散及湯の要点

自覚症状	咽頭痛，声が出にくい

第314条

少陰病，下利するは，白通湯之を主る．

白通湯方

葱白，四茎，乾姜一両，附子一枚，生，皮を去り，八片に破る．右三味，水三升を以て，煮て一升を取り，滓を去り，分温再服す．

解説 少陰病で，下痢するのは，白通湯の主治である，という条文です．
少陰病で下痢する証はたくさんありますので，この条文だけで白通湯を使うことは困難です．

名医の論説	〔吉益東洞〕白通湯，下利腹痛，厥して頭痛する者を治す．（『方極』） 〔加藤謙齋〕諸の四逆湯の証に比すれば尚，危急なり．四逆湯去甘草加葱白を，白通湯と名づく．或いは気逆下利の者この湯に宜し．（『医療手引草』） 〔浅田宗伯〕この方（白通湯）は四逆湯伯仲の薬にて葱白は陽気を通ずるを主とし人尿は陰物を仮て其真寒の陰邪と一和せしむるの手段にて西洋舎密学の組合せとは夐に異なり．（『方函口訣』）

白通湯(はくつうとう)の要点

- **自覚症状**　ひどい下痢，腹痛
- **他覚症状**　沈脈(ちんみゃく)(軽く圧迫して触れ難い，強く圧迫すると脈が触れる)

第315条

少陰病，下利，脈微(び)の者，白通湯(はくつうとう)を与う．利止まず，厥逆(けつぎゃく)，脈なし，乾嘔(かんおう)，煩(はん)する者，白通加猪胆汁湯(はくつうかちょたんじゅうとう)之を主(つかさど)る．湯を服して脈，暴出(ぼうしゅつ)する者，死す．微続(びぞく)する者は生く．

白通加猪胆汁湯方(はくつうかちょたんじゅうとうほう)

葱白(そうはく)，四茎，乾姜(かんきょう)一両，附子(ぶし)一枚，生，皮を去り，八片に破る．人尿五合，猪胆汁(ちょたんじゅう)一合，右五味，水三升を以て，煮て一升を取り，滓(かす)を去り，胆汁人尿を内れ，和して相得(あいえ)しめ，分温再服す．若し胆無くも亦用うべし．

解説　少陰病で，下痢があり，脈が微の者は白通湯(はくつうとう)を与える．下痢が止まず，手足が冷え(厥逆(けつぎゃく))，脈が触れにくく，からえずき(乾嘔(かんおう))，いらいら(煩(はん))する者は，白通加猪胆汁湯(はくつうかちょたんじゅうとう)之を主る．湯薬を服用して脈が突然にはっきり出現する(暴出(ぼうしゅつ))者は，死ぬ．脈が徐々に触れる様になる(微続(びぞく))者は生きる，という条文です．

名医の論説　〔目黒道琢〕この方(白通加猪胆汁湯(はくつうかちょたんじゅうとう))唯，霍乱吐瀉(かくらんとしゃ)の証のみならず，中風卒倒，小児慢驚風(しょうにまんきょうふう)(小児痙攣性疾患)，其他一切暴卒の病，脱陽の症にて心下痞鞕(しんかひこう)，甚しき者しばしば効を得たり．(『饗英館療治雑話(さんえいかんりょうじざつわ)』)

白通加猪胆汁湯(はくつうかちょたんじゅうとう)の要点

- **自覚症状**　下痢，嘔吐，腹痛
- **他覚症状**　心下痞鞕(しんかひこう)の腹証

第316条

少陰病,二三日已(や)まず.四五日に至り,腹痛,小便不利,四肢沈重(ちんじゅう),疼痛(じげり),自下利の者,此れ水気(すいき)有りとなす.其の人或(ある)いは欬(がい)し,或いは小便利し,或いは下利し,或いは嘔(おう)する者,真武湯(しんぶとう)之(これ)を主(つかさど)る.

真武湯方(しんぶとうほう)

茯苓(ぶくりょう)三両,芍薬(しゃくやく)三両,白朮(びゃくじゅつ)二両,生姜(しょうきょう)三両,切る,附子(ぶし)一枚,炮(ほう)じ,皮を去る,八片に破る.右五味,水八升を以て,煮て三升を取り,滓(かす)を去り,七合を温服(おんぷく)す.日に三服す.
若し欬する者,五味子半升,細辛一両,乾姜(かんきょう)一両を加う.若し小便利する者,茯苓を去り,若し下利する者,芍薬を去り,乾姜二両を加う.若し嘔する者,附子を去り,生姜を加え,前に足して半斤となす.

解説 少陰病になって,2,3日しても改善せず,4,5日経って,腹痛が起こり,小便が少なく,四肢が重く痛み,下痢する者は,水気有るのであるから真武湯(しんぶとう)の主治であるというのが大意です.「或いは」以下は重要ではありません.
真武湯(しんぶとう)は第82条(p.73)で,解説しました.たいへん重要な処方です.

症例 35歳,女性,小学校教諭.主訴は寒冷時の蕁麻疹.199X年7月始め頃からプールに入ったり,クーラーの効いた寒い部屋に入ると手足に蕁麻疹が,ほぼ毎日生じるようになった.蕁麻疹は身体が温まると1時間前後で消失するという.8月4日に,当クリニックを受診した.二便は正常.中肉中背で,皮膚の色は浅黒い.四肢に膨疹が数箇所ある(待合室で待っている間に出現した).舌診・舌質,淡紅.舌苔,薄白苔.脈は沈,細.腹診・臍部より左2横指の処に圧痛点がある.以上の所見から,真武湯(しんぶとう)(附子1g)を煎薬で与えた.翌日の午後からは,寒い場所に行っても蕁麻疹は出現しなくなった.〔森由雄治験〕

第317条

少陰病,下利清穀(せいこく),裏寒外熱(りかんがいねつ),手足厥逆(けつぎゃく),脈微(び),絶せんと欲し,身反って悪寒(おかん)せず,其の人,面赤色(めんせきしょく),或(ある)いは腹痛し,或いは乾嘔(かんおう)し,或いは咽痛(いんつう)し,或いは利止み脈出でざる者,通脈四逆湯(つうみゃくしぎゃくとう)之(これ)を主(つかさど)る.

通脈四逆湯方

甘草二両，炙る，附子大なる者一枚，生にて用う，皮を去り，八片に破る，乾姜三両，強人は四両とすべし．右三味，水三升を以て，煮て一升二合を取り，滓を去り，分温再服す．其の脈即ち出づる者は愈ゆ．面色赤き者，葱九茎を加う．腹中痛む者，葱を去り，芍薬二両を加う．嘔する者，生姜二両を加う．咽痛の者，芍薬を去り，桔梗一両を加う．利止み脈出でざる者，桔梗を去り，人参二両を加う．病，皆，方と相応する者，乃ちえを服す．

解説 少陰病で，未消化の下痢便（下利清穀）をし，体内は冷えているのに，体表は熱（裏寒外熱）があり，手足は冷えて（手足厥逆），脈はあまり触れない状態で，悪寒はなく，顔面は赤く，あるいは腹痛し，あるいはからえずきし（乾嘔），あるいは咽が痛み，あるいは下痢が止んでも脈がよく触れない者は，通脈四逆湯之の主治である，というのが大意です．

四逆湯よりも一段重症のものに用います．裏寒外熱は，真寒仮熱とも言います．

名医の論説
〔吉益東洞〕通脈四逆湯，四逆湯証にして，吐利厥冷甚だしき者を治す．（『方極』）
〔尾台榕堂〕通脈四逆湯は，諸四逆湯に比べ，その症一等重し．面赤色以下，則ち兼症なり．（『類聚方廣義』）

通脈四逆湯の要点
- 自覚症状　未消化の下痢，発熱，四肢冷え
- 他覚症状　微脈（極めて細く軟らかで，圧迫すると消えてしまう）

■表29　四逆湯，茯苓四逆湯，通脈四逆湯の比較

	甘草	乾姜	生附子	茯苓	人参	症状	
四逆湯	2両	1.5両	1枚				
茯苓四逆湯	2両	1.5両	1枚	4両	1両	煩躁	動悸
通脈四逆湯	2両	3.5両	大1枚			吐痢	厥冷の重症

第318条

少陰病，四逆，其の人或は欬し，或は悸し，或は小便不利し，或は腹中痛み，或は泄利下重の者，四逆散之を主る．

四逆散方

甘草, 炙る, 枳実, 破り水に漬け, 炙り乾かす, 柴胡, 芍薬, 右四味, 搗きて篩い, 白飲にて和し, 方寸匕を服す, 日に三服す.
欬する者, 五味子乾姜各五分を加う, 并びに下利を主る. 悸する者, 桂枝五分を加う, 小便不利の者, 茯苓五分を加う, 腹中痛む者, 附子一枚炮じ坼せしめたるを加う. 池利下重の者, 先ず水五升を以て, 薤白三升を煮て, 三升を取り, 滓を去り, 散三方寸匕を以て, 湯中に内れ, 煮て一升半を取り, 分温再服す.

解説 少陰病になって, 手足が冷える(四逆), あるいは咳し, あるいは動悸し, あるいは小便が少なくなり, あるいは腹が痛み, あるいはしぶりばらで下痢(泄利下重)する者は, 四逆散の主治であるというのが大意です. 四逆散は柴胡剤ですので, 少陰病にこだわらずに用いるのがよいと思います. 腹証では腹力中等度で胸脇苦満, 腹皮拘急, 心下痞鞕(図25)があります. 副鼻腔炎などに用いる時は川芎, 辛夷を加味します. 神経症, 肝炎などにも用いられます.

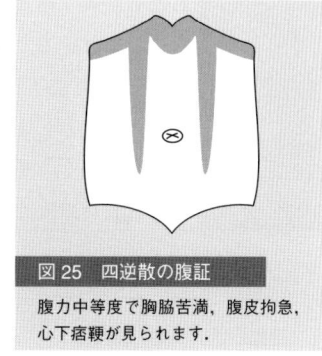

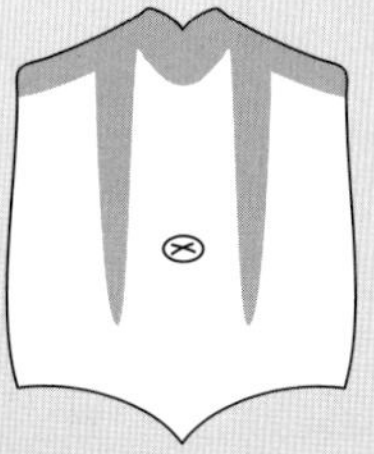

図25 四逆散の腹証
腹力中等度で胸脇苦満, 腹皮拘急, 心下痞鞕が見られます.

症例「一婦人, 年齢51歳. かつて, 親戚へ行こうと, 200メートル位歩いた時, 突然につまづいて倒れ, 起き上がろうとしても, 左半身麻痺のため起き上がることができない. 言葉もろれつが回らず, 通行人に頼むこともできない. やむを得ず, 這って近くの家に行き助けを求めて, 1日経って回復し帰宅した. 時々このような事が起こり, 山田業広医師の治療を求めた. 患者は普段は病気はなく服薬していないが, 最近, 心下悸を生じ今も持続している. 脈は遅で熱候なく, 真武湯証に類似した症状であるが, 腹中拘攣甚だしいことから四逆散加附子を与えて遂に治癒した.」(山田業広『井見集附録』)

症例「飫肥侯, 年齢40歳位. 以前, 御奏者番を勤めている時, 気鬱を患い, いろいろな事に恐れ惑って, 決断することができない. 腹証は腹中拘急があり動悸が心下に迫り甚だしい時は四肢が振るえてしまう. 食事の時も箸を下すことが出来ない. 食欲もなく, 一日わずかに, 蕎麦汁をすするのみである. 竹内渭川院という医師は「神経疾」として4年間投薬したが効果はなかった. 私(浅田宗伯)は四逆散加呉茱萸茯苓を与え, 気鬱が甚だしい時は, 沈香降気湯加呉茱萸黄連を兼用した. そして, 次のように飫肥侯にさとした. 徳川幕府が開かれて200年余りになるが, 大名は広大な屋敷の奥の中で女たちに囲まれて育ち, 大過なく生活をする. 戦争の苦しみや, 世間のつらいことを知らないので, 忍耐がなく, 辛いことを我慢できず, 何か問題が起こると気鬱の病気になる. 医学書には「心風」(神経症)とあるけれども本当は気の病気である. 『孟子』には『広大な気を養う事が第一である. 薬はこの次である. そうで無ければ, 多くの薬を浴びる程服

用しても効果は無い』とある．飫肥侯はよく私の言を聞き入れ，気を養うようにつとめ，前方を3年間処方して病気は治癒して，飫肥に帰った．その間，食欲の無い時は香砂六君子湯，不眠の時は帰脾湯を兼用したが，四逆散加呉茱萸茯苓は決して変えなかった．」(浅田宗伯『橘窓書影』)

名医の論説

〔和田東郭〕四逆散，大柴胡湯の変方にして，その腹形専ら心下及び両肋下に強く聚り，其の凝り胸中にも及ぶ位のことにして并に両脇腹も強く拘急す．されども熱実すること少なきゆえ大黄，黄芩を用いず．唯心下両肋下を緩め和らぐることを主とする薬なり．(『蕉窓方意解』)

〔目黒道琢〕心下常に痞し，両脇下，火吹筒を立てたる如く張りて凝り，左脇最甚だしく心下凝り強き故に胸中までも痞満を覚え何となく胸中不快にして物ごと怒り強く，或いは肩背張り，或いは七丸の辺張り，これ等は皆肝鬱の候なり．(『餐英館療治雑話』)

四逆散の要点

自覚症状	抑うつ症状
他覚症状	腹証では腹力中等度で胸脇苦満，腹皮拘急，心下痞鞕

参考文献 大塚敬節：副鼻腔炎. 漢方診療三十年, 165頁, 創元社, 1985

第319条

少陰病，下利すること六七日，欬して嘔渇し，心煩，眠るを得ざる者，猪苓湯之を主る．

猪苓湯方

猪苓，皮を去る，茯苓，阿膠，沢瀉，滑石各一両，右五味，水四升を以て，先ず四物を煮て，二升を取り，滓を去り，阿膠を内れ，烊尽し，七合を温服す．日に三服す．

解説 少陰病で，6，7日下痢が続き，咳をして嘔吐や口渇をし，いらいらして（心煩）眠ることができない者は，猪苓湯の主治である，という条文です．

第320条

少陰病,之を得て二三日,口燥,咽乾の者,急に之を下せ,大承気湯に宜し.

大承気湯方
枳実,五枚,炙る.厚朴,半斤,皮を去り,炙る.大黄四両,酒にて洗い,芒消三合,右四味,水一斗を以て,先ず二味を煮て,五升を取り,滓を去り,大黄を内れ,更に煮て二升を取り,滓を去り,芒消を内れ,更に火に上せ,一両沸せしむ.分温再服す.一服にて利を得れば,後服を止む.

解説 少陰病になって2,3日経ち,口が燥き,咽が乾くの者は,急いで大承気湯で下すのがよい,という条文です.

第321条

少陰病,自利清水,色純青,心下必ず痛み,口,乾燥する者,之を下すべし.大承気湯に宜し.

解説 少陰病で,自然に水様(自利清水)の汚い色(色純青)をした下痢をして,上腹部(心下)が痛み,口が乾燥する者は,大承気湯で下すのがよい,という条文です.「自利,清水」とは形の無い,水様下痢のことです.「清」は,決して「きれいな」という意味ではありません.「色,純青」とは汚い色をした水様下痢のことです.

第322条

少陰病,六七日,腹脹り,大便せざる者,急に之を下せ.大承気湯に宜し.

解説 少陰病で6，7日経ち，腹が張り，便秘している者は，急いで下剤で下すべきである．下剤は，大承気湯を用いるのがよい，という条文です．

少陰病であるのに，大承気湯で下している条文で，この320条，321条，322条の3つの条文は少陰急下証と呼ばれており，古来，難解とされてきた条文です．少陰病であるのに大承気湯で下すとはどういうことなのでしょうか．大承気湯は，陽明病の代表処方で，腹部膨満，潮熱，便秘で燥屎となっている状態に用います．ですから，大承気湯を用いる状態では腹部膨満，潮熱，便秘，燥屎がなければなりません．

少陰急下証の解釈には，大きく分けて，2つの説があります．1つは，少陰病と陽明病の併病と考える説です．もう1つは，この条文は少陰病ではなく陽明病について述べているのだという説（山田正珍『傷寒論集成』）です．

臨床の実際では，腹部膨満，潮熱，便秘，燥屎があり，汚く臭い下痢を伴い，身体を丸めて苦しがっている（少陰病に似ているが）患者を診察したら，陽明病と診断することは可能です．もちろん，少陰病と陽明病の併病であるから，先ず表を治療して後に裏を治療する治療原則（先表後裏）に従って，まず陽明病を治療するという考えで，大承気湯を与えても結果は同じです．

筆者は，山田正珍氏の解釈は，合理的であると考えます．この320条，321条，322条の3つの条文には「少陰病」とありますが，「脈は微細で，ただ寝ていたい」という少陰病には似ていますが，本当の「少陰病」ではないと思われます．腹部膨満，潮熱，便秘，燥屎や腹痛もあり，そのために苦しくて身体を丸めている（少陰病に似ているが）のであり，これは陽明病の状態であると考えます．

第323条

少陰病，脈沈の者，急に之を温む．四逆湯に宜し．

四逆湯方

甘草二両，炙り，乾姜一両半，附子一枚，生にて用う，皮を去り，八片に破る．
右三味，水三升を以て，煮て一升二合を取り，滓を去り，分温再服す．強人には大附子一枚，乾姜三両にて可なり．

解説 少陰病で，脈が沈の者は，急いで温めなさい．温める処方は，四逆湯がよい，という条文です．四逆湯は第29条（p.29）で解説しました．

第324条

少陰病，飲食口に入れば則ち吐し，心中温温として吐せんと欲し，復た吐すこと能わず．始め之を得て，手足寒え，脈弦遅の者，此れ胸中，実す．下すべからず．当に之を吐すべし．若し膈上に寒飲有りて，乾嘔する者，吐すべからざる．当に之を温むべし．四逆湯に宜し．

解説 少陰病で，飲食物を摂取すると直ぐ吐き，むかむかして（温温）吐き気があるが吐けない．病気のはじめには，手足が冷えて，脈が弦で遅の者は，胸の中が実邪があるので，下してはいけない．嘔吐させるべきである．若し胸に寒の水毒（寒飲）があるために，からえずき（乾嘔）する者は，嘔吐させてはいけない．温補法により温めるべきであり，四逆湯を与えるとよい，という条文です．膈は横隔膜のことで，胸腔と腹腔を区別するものです．膈上は胸腔，胸中と同じです．

第325条

少陰病，下利，脈微濇，嘔して汗出で，必ずしばしば更衣す．反って少き者，当に其の上に温め之に灸すべし．

解説 少陰病で，下痢をして，脈は極めて細く軟らかで小刀で竹を削るように渋滞した脈（脈微濇）である．吐き気があり発汗して，頻繁に大便（更衣）をするが大便の量が少ない者は，お灸を用いて腹部を温めるとよい，という条文です．

第8章 厥陰病の脈証ならびに治を弁ずる

第326条

厥陰の病たる，消渇，気上りて心を撞き，心中疼熱，飢えて食を欲せず，食すれば則ち蚘を吐し，之を下せば利止まず．

解説 厥陰病は，口渇がひどく，気が上って心を突きあげて，胸の中が熱く耐えられない，飢えているのに食べたくない，食べると直ぐに回虫（蚘）を吐き，下剤を与えれば下痢がとまらないというのが大意です．

消渇は，口渇，多尿の状態です．撞は，鐘を撞くの意味で「たたく」ということです．疼熱の「疼」は，疼痛の疼の意味ではなく，熱の苦痛が耐えられないと言うことです．

厥陰病は，陰証の極致で，最も寒が強く重篤な状態です．厥陰病の一般的な症状は，重篤な冷え，下痢，嘔吐，発汗などです．脈は，微，細沈，遅などです．浅田宗伯は『傷寒論識』の中で，「厥陰は三陰の終わる所，治法の極まる所にて，邪気が人を侵し，元気が亡くなることを以て名付く」と述べ，「厥陰の証治は四逆湯，通脈四逆湯，烏梅丸の論ずる所に過ぎず」と大胆な主張をしています．

■表30 厥陰病（陰証で最も重篤な状態）

＜厥陰病の主な症状＞	
自覚症状	重篤な冷え，下痢，嘔吐，発汗
他覚症状	微脈（極めて細く軟らかで，圧迫すると消えてしまう） 細脈（糸を張った様に細く軟らかくまっすぐに触れる脈） 沈脈（軽く圧迫して触れ難い，強く圧迫すると脈が触れる） 遅脈（1回の呼吸の時間に脈拍が3回以下のもの）
＜厥陰病の特殊な症状＞	
口渇，多尿，気が心を突きあげる，胸の中が熱く疼く，飢えているが食欲がない，食直後に回虫を嘔吐，下剤を服用すると下痢がとまらない．	
代表的薬方	烏梅丸，通脈四逆湯，茯苓四逆湯，当帰四逆加呉茱萸生姜湯

第327条

厥陰の中風，脈微浮は愈えんと欲すとなす．浮ならざれば未だ愈えずとなす．

解説 厥陰の中風は，脈が微で浮であり，治ろうとする徴候である．浮でなければ，まだ治らない，というのが大意です．

第328条

厥陰病，解せんと欲する時，丑より卯の上に至る．

注 丑は午前2時，またはその前後の2時間，卯は午前6時，またはその前後の2時間．

解説 厥陰病で治る時刻は，午前2時頃から午前6時頃までである，という条文です．

第329条

厥陰病，渇して水を飲まんと欲する者，少少之を与えれば愈ゆ．

解説 厥陰病で，咽が渇いて水を飲もうとする時は，少々水を与えれば治る，という条文です．

第330条

諸の四逆厥の者，之を下すべからず，虚家も亦然り．

> **解説** 諸の四肢が冷える（四逆厥）者は，下剤で下してはいけない．虚弱な者（虚家）も，同様に下剤で下してはいけない，という条文です．

第331条

傷寒，先に厥し，後，発熱して利する者，必ず自ら止む．厥を見わせば復た利す．

> **解説** 傷寒，先に手足が冷え（厥），後に，発熱して下痢する者は，必ず自然に下痢は止まる．手足の冷えが出現すればまた下痢する，という条文です．

第332条

傷寒，始め発熱すること六日，厥するに反って九日にして利す．凡そ厥利の者，当に食すること能わざるべし．今，反って能く食する者，恐らく除中となす．食するに索餅を以て，発熱せざる者，胃気なお在るを知る，必ず愈ゆ．恐らくは暴熱来たり出でて，復た去るなり．後日，之を脈して，其の熱，続いて在る者，之を期するに旦日夜半に愈ゆ．然る所以の者，もと発熱すること六日，厥すること反って九日，復た発熱三日，前六日を并せて，また九日となす．厥と相応す．故にえを期するに旦日夜半に愈ゆ．後三日之を脈して，脈数，其の熱，罷まざる者，此れ熱気有余となす．必ず癰膿を発する．

解説 傷寒で，始め6日間発熱して，手足の冷えは9日間続いて下痢する．手足が冷えて下痢する者は，食べることができないはずであるのに，反って能く食べる者は，恐らく除中であろう．除中は病気が重篤の時に本来は食欲がないはずなのに，たくさん食事をすることで，危篤の症状です．麺類（素餅）を食べさせて発熱しない者は，胃気がまだあることが分かる．必ず治る．恐らくは麺類を食べさせて急に熱が出て，また熱が下がるだろう．後日，脈をみて熱があるものは，翌日の夜半に治るであろう．もともと6日間発熱したのに，手足の冷えは9日間続いていて，また3日間発熱して，前の6日間と合わせて9日となる．これは手足の冷えの期間と同じ日数である．だから翌日の夜半に治るのである．その後，3日して脈をみて，脈が数で熱が続くのは，熱気が過剰なのである．必ず癰膿（化膿性疾患）が発生する．これがこの条文の大意です．

旦日は明日の意味．索餅について，索はつな，縄のこと，餅はもち，穀物で作った食品のことですから，麺類のこと．

第333条

傷寒，脈遅にして六七日，反って黄芩湯を与え其の熱を徹す．脈遅は寒となす．今，黄芩湯を与え，復た其の熱を除く．腹中応に冷え，当に食すること能わざるべし．今反って能く食す，此れ除中と名づく．必ず死す．

解説 傷寒で，脈が遅であって6，7日経った，黄芩湯を与え熱をとる．脈の遅は寒を示す．今，黄芩湯を与えて，さらに熱を除くと，腹の中は冷えて，食べることができないはずなのに，逆に能く食べることができる．これを除中と名づけ，必ず死ぬ．これがこの条文の大意です．

徹は，取り去る，おさめるという意味があります．除中は前の条文で解説しました．

第334条

傷寒，先に厥して後，発熱するは，下利，必ず自ら止む．而るに反って汗出でて，咽中痛む者，其の喉痺となす．発熱，汗無くして，利必ず自ら止む．若し止まざれば，必ず便膿血す．便膿血する者，其の喉，痺せず．

解説 傷寒で，先に手足が冷えて後に発熱する時は，下痢は自然に止まる．ところが汗が出て，咽が痛む者は，喉頭炎（喉痺）となる．発熱して発汗しない時には，下痢は自然に止まる．もし下痢が止まらなければ，膿や血の混じった便が出る．便に膿や血の混じる者は，喉頭炎（喉痺）にはならない，というのが大意です．

喉痺は咽喉の腫張や疼痛を生ずる疾患で，喉頭炎と思われます．

第335条

傷寒，一二日より四五日に至り，厥する者，必ず発熱す．前に熱する者，後に必ず厥す．厥深き者，熱もまた深し．厥微の者，熱もまた微なり．厥は応に之を下すべし，而るに反って発汗する者，必ず口傷れ爛赤す．

解説 傷寒で，1，2日から4，5日になって手足が冷える（厥）者は，必ず発熱する．前に熱する者は，後に必ず手足が冷える．手足の冷えがひどければ，熱もひどい．手足の冷えが少しであれば，熱もわずかである．この手足の冷えには下剤で下すのがよい．逆に発汗させると，必ず口の中が赤く爛れる（爛赤），というのが大意です．

爛赤は，粘膜が赤く爛れることです．

第336条

傷寒病，厥して五日，熱もまた五日，もし六日，当にまた厥すべし．厥せざる者，自ら愈ゆ．厥，終に五日に過ぎず．熱五日を以て，故に自ら愈ゆるを知る．

解説 傷寒病で，手足が冷えて（厥）5日経ち，熱もまた5日続く，6日目にも手足は冷えるはずであるが，手足が冷えない者は，自然に治る．手足の冷えは5日を過ぎることはない．熱も5日続いて自然に治るのが分かる，というのが大意です．

第337条

凡そ厥する者，陰陽の気，相順接せず．便ち厥をなし，厥の者，手足逆冷の者，是なり．

解説 凡そ手足が冷える者は，陰と陽の気が，正常に接続しないために起こるのであり，そのため手足が冷えるのである，という内容です．

第338条

傷寒，脈微にして厥し，七八日に至りて膚冷え，其の人躁して暫しも安き時なき者，此れ蔵厥となす，蚘厥に非ず．蚘厥は，其の人当に蚘を吐すべし．病者をして静かならしめ復時に煩せしむ．此を蔵寒となす．蚘上って其の膈に入る故に煩す．須臾にして復た止む．食を得て嘔し，又煩する者，蚘食臭を聞きて出づ，其の人常に自ら蚘を吐す．蚘厥する者，烏梅丸之を主る．又久利を主る．

烏梅丸方

烏梅三百枚，細辛六両，乾姜十両，黄連十六両，当帰四両，附子六両，炮じて，皮を去る，蜀椒四両，汗を出す，桂枝，皮を去る，六両，人参六両，黄柏六両，右十味，異にして搗き篩い，合せてえを治め，苦酒を以て烏梅を漬すこと一宿，核を去り，えを五斗の米の下にて蒸し，飯熟せば搗きて泥と成し，薬に和して相得せしめ，臼中に内れ，蜜と杵くこと二千下，丸を梧桐子大の如くし，食飲に先だちて十丸を服す．日に三服す．稍加えて二十丸に至る．生冷滑物臭食等を禁ず．

注 蔵厥は内臓の陽が少なくなり手足が冷えること．蚘厥は回虫症により発作性の腹痛，煩躁は手足の冷えをなどを生ずる病気．蔵寒は内臓が冷えること．

解説 傷寒にかかり，脈が微で手足が冷え，7，8日経って皮膚が冷え，患者は手足をばたばたして悶え（躁）苦しんで，少しも楽な時がない．これは蔵厥であり，蚘厥ではない．蚘厥は，回虫を吐くはずである．病人が静かで，時々いらいら（煩）するのは臓寒である．回虫が上ってきて膈に入るためにいらいら（煩）して，しばらくして止むのである．食べると嘔吐し，またいらいらする者は，回虫が食臭を嗅ぎつけて，病人は自ら回虫を吐すのである．蚘厥は，烏梅丸の主治であり，慢性の下痢（久利）にも用いる，というのが大意です．

症例「烏梅丸治験，一女児，10歳．ある日，半里程離れた親類の家に行った時，その家で右胸部痛を生じ，泣いて帰宅した．その後大熱大渇が出現し譫語妄語して，しばしば眠り，時に回虫を吐き，回虫を肛門から排出し，汚い水を吐くこともある．食事せず，ただ温かい湯を飲むだけである．精神は意識障害はないが，二便とも自力では力がないので父母の介助で行っている．この時は疼痛はなく，第3病日（1905年8月28日）に診察の依頼があった．脈は弦数で弱濇，舌苔微白にして芒刺を生じ，乾燥の気あり．肌表大熱あれども，長時間按ずれば平となる．足は熱せず．腹部は，時に雷鳴する．痞結なし．烏梅丸を与えて，16匹の回虫を吐下し，6貼にして諸症状の大半は去り，更に7貼与え，合計13貼，日数は7日で全快した．」（山田業精『井見集附録』）

名医の論説〔浅田宗伯〕この方（烏梅丸）の蚘厥は冷通するものなり．痛みや煩は発作して止むものなり．軽き症には起こる時ばかり厥する者あり．柯琴は蚘厥のみならず，すべて厥陰の主方とす．尤も厥陰は寒熱錯雑の症多き故，茯苓四逆湯，呉茱萸湯の外は汎くこの方を運用して効を奏すること多し．故に別に蚘蟲（回虫）の候なくしても胸に差しこみ痛ある者に用い又反胃の壊症にこの方を半夏乾姜人参丸料にて送下して奇効あり．又能く久しき下痢を治するなり．（『方函口訣』）

烏梅丸の要点

自覚症状 回虫を吐く，嘔吐，冷え，胸痛，下痢

参考文献 荒木性次：新古方薬囊，438頁，方術信和会，1989

第339条

傷寒，熱少く微厥し，指頭寒え，嘿嘿として食を欲せず，煩躁し，数日，小便利し，色白き者，此れ熱除くなり．食を得んと欲するものは，其の病愈ゆとなす．若し厥して嘔し，胸脇煩満の者，其の後必ず便血す．

解説 傷寒で，熱が少なく少し手足は冷え（厥），指の尖端は冷え，気分が重く黙ったままで（嘿嘿）食欲はなく，胸苦しく手足をばたばたして悶え（煩躁），数日して，白い小便が出たのは熱がなくなったのである．食欲がでてきた者は，病気が治る．手足が冷えて吐き気があり，胸や脇がいらいらして張っている（煩満）者は，必ず血便がでる，という内容です．

第340条

病者，手足厥冷し，我，結胸せずと言う，小腹満し，之を按じて痛む者，此れ冷結んで膀胱，関元に在る．

解説 病者，手足が冷え，自分では結胸ではないという，下腹部が張り，圧痛があるのは，冷えが膀胱や関元に集まっている，という条文です．

関元は身体の正中で臍より3寸下方の穴で，陽を回復し気を補う作用があります．

第8章 厥陰病の脈証ならびに治を弁ずる

第341条

傷寒，発熱すること四日，厥すること反って三日，復た熱すること四日，厥少く熱多き者，其の病当に愈ゆべし．四日より七日に至って，熱除かざる者，必ず便膿血す．

解説 傷寒で，4日間発熱し，3日間手足が冷え，また4日間発熱し，手足の冷えが少なく発熱が多い者は，病気は治るはずである．4日から7日目で，熱が下がらない者は，必ず膿と血の混じった大便をする．

第342条

傷寒，厥すること四日，熱すること反って三日，復た厥すること五日，其の病進むとなす．寒多く熱少く，陽気退く，故に進むとなすなり．

解説 傷寒で，4日間手足が冷え，3日間発熱し，また5日間手足が冷え，病気は進行する．寒が多く熱が少なく，陽気がなくなるので病気は進行するのである，という条文です．

第343条

傷寒，六七日，脈微，手足厥冷，煩躁は，厥陰に灸す．厥還らざる者は死す．

解説 傷寒で，6，7日経ち脈が微で，手足は冷え，煩躁する者は，厥陰経の穴に灸すべきであり，手足の冷えが改善しなければ死ぬ，という条文です．

第344条

傷寒，発熱，下利厥逆，躁して臥するを得ざる者は死す．

解説 傷寒にかかって，発熱し，下痢して手足が冷え，手足をばたばたさせて横になることができない者は死ぬ，という条文です．

第345条

傷寒，発熱，下利至って甚し，厥止まざる者死す．

解説 傷寒で，発熱し，下痢がひどくて，手足の冷えが続く者は死ぬ，という条文です．

第346条

傷寒，六七日，利せず，便ち発熱して利し，其の人汗出でて止まざる者，死す．陰有りて陽無きが故なり．

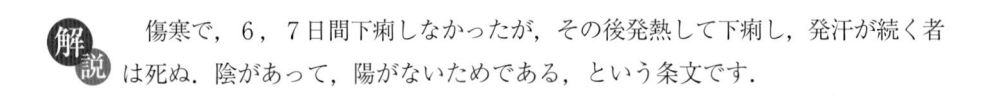

解説 傷寒で，6，7日間下痢しなかったが，その後発熱して下痢し，発汗が続く者は死ぬ．陰があって，陽がないためである，という条文です．

第347条

傷寒，五六日，結胸せず，腹濡，脈虚し復た厥する者，下すべからず．此れ亡血なり．之を下せば死す．

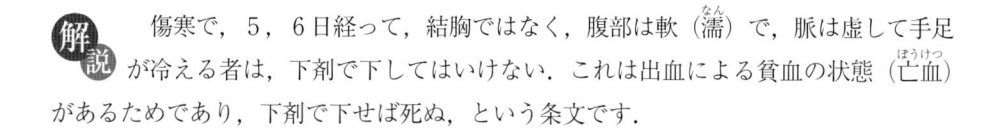

解説 傷寒で，5，6日経って，結胸ではなく，腹部は軟（濡）で，脈は虚して手足が冷える者は，下剤で下してはいけない．これは出血による貧血の状態（亡血）があるためであり，下剤で下せば死ぬ，という条文です．

第348条

発熱して厥し，七日，下利する者，難治となす．

解説 発熱して手足が冷えて，7日経って，下痢する者は，難治である，という条文です．

第349条

傷寒，脈促，手足厥逆するは，之を灸すべし．

解説 傷寒で，脈が促で，手足が冷えるのは，灸治療をすることができる，という条文です．

第350条

傷寒，脈滑にして厥する者，裏に熱有り，白虎湯之を主る．

> **白虎湯方**
>
> 知母六両，石膏一斤，砕き，綿にて裹む，甘草二両，炙る，粳米六合，右四味，水一斗を以て，米を煮て熟し，湯成らば滓を去り，一升を温服す，日に三服す．

> **解説** 傷寒で，脈が滑で手足が冷える（厥）者は，裏に熱が有るのであり，白虎湯の主治であるというのが大意です．
>
> 白虎湯については，第176条（p.146）ですでに説明しました．体内に熱の邪気が充満している場合に用います．

第351条

手足厥寒，脈細にして絶せんと欲する者，当帰四逆湯之を主る．

当帰四逆湯方

当帰，三両，桂枝，三両，皮を去る，芍薬，三両，細辛，三両，甘草，二両，炙る，通草，二両，大棗，二十五枚，擘く，一法に十二枚，右七味，水八升を以て，煮て三升を取り，滓を去り，一升を温服す，日に三服す．

> **解説** 手足冷えて，脈が細で触れにくい者は，当帰四逆湯の主治である，というのが大意です．

> **症例** 「当帰四逆湯治験　又中川村大字長谷の農．瀧本黙三郎の息子栄八の妻．23歳．産後，下痢の病にかかり毎朝，毎夕必ず1，2回水様下痢をする．腹中雷鳴，右の腰脚が痛む．口が渇きお湯やお茶を大量に飲む．食欲は変わりない．他の症状はない．診察すると，脈は浮でなく，沈でもない．弦で遅である．舌上は平らであり，腹部は少し拘攣し，撫でて按ずれば，腸が鳴るのみである．水様下痢は，30日続いている．私は当帰四逆湯を与えたところ，3貼で完全に下痢は治癒した．」（山田業精『井見集附録』）

> **名医の論説**
> 〔目黒道琢〕当帰四逆湯の訣，一切の小腹痛の証に効あり．又頭痛脳戸（頭頂部痛）冷え背悪寒する証奇験あり．（『餐英館療治雑話』）
>
> 〔浅田宗伯〕この方（当帰四逆湯）は厥陰表寒の厥冷を治する薬なれども元桂枝湯の変方なれば桂枝湯の証にして血分の閉塞する者に用いて効あり．故に先哲は厥陰病のみに非ず寒熱勝復して手足冷に可用と云う．

当帰四逆湯の要点

- **自覚症状**　手足の冷え，下腹部痛
- **他覚症状**　細脈（糸を張ったように細く軟らかくまっすぐに触れる脈）

第352条

若し其の人，内に久寒有る者，当帰四逆加呉茱萸生姜湯に宜し．

当帰四逆加呉茱萸生姜湯

当帰三両，芍薬三両，甘草二両，炙る，通草二両，桂枝三両，皮を去る，細辛三両，生姜半斤，切る，呉茱萸二升，大棗二十五枚，擘く，右九味，水六升を以て，清酒六升にて和し，煮て五升を取り，滓を去り，温分五服す．

解説　若し病人の体内に長期間にわたる冷え（久寒）が有る者は，当帰四逆加呉茱萸生姜湯で治療するのがよいというのが大意です．

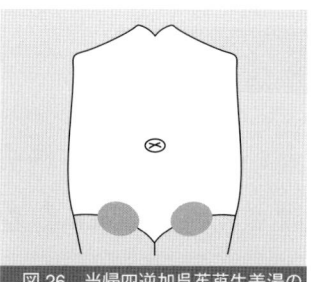

当帰四逆加呉茱萸生姜湯の腹証では，両ソケイ部に圧痛（図26）がみられることがあり，ばね指に有効なことがあります（大塚敬節）．

図26　当帰四逆加呉茱萸生姜湯の腹証
両ソケイ部に圧痛がみられます．

症例　「上野国高崎本町旅宿恵比壽屋の妻，30歳．生まれつき虚弱で時々性器出血が起こることあり．いつも当帰四逆加呉茱萸生姜湯を与えて治る．その症候は臍傍拘攣，或いは腰部の疼痛がひどく，頭や顔面の疼痛は鍼で刺すようである．脈は発作の初期には微数である．これは血分が疝に動かされるために起こるのである．」（山田業精『井見集附録』）

症例　当帰四逆加呉茱萸生姜湯による不妊症の治験例．28歳，女性．冷え症，不妊症の治療目的で，199X年8月中旬に来院した．結婚して4年．2年前に8週目で自然流産した．夏以外は，冷えて身体があまりよく動かない．子供の頃からしもやけがよくできる．脈は沈細，腹力は弱く，両方のソケイ部に圧痛がある．当帰四逆加呉茱萸生姜湯加附子（0.5g）与えた．2週間後，薬を服用すると身体が温まる．2月後，妊娠していると言われた．翌年6月，男子出産したと報告あり．〔森由雄治験〕

名医の論説

〔目黒道琢〕当帰四逆加呉茱萸生姜湯の訣　吐血の証出血の後四肢厥冷すれども附子も用い難し，又独参湯を用ゆる程の虚にも非ず，唯手足微冷して心下痞するを標的とすべし．（『餐英館療治雑話』）

〔尾台榕堂〕当帰四逆加呉茱萸生姜湯　当帰四逆湯症にして，胸満嘔吐，腹痛劇しき者を治す．産婦，悪露綿延止まず，身熱頭痛，腹中冷痛，嘔して微利し，腰脚酸痲或いは微腫する者を治す．（『類聚方廣義』）

当帰四逆加呉茱萸生姜湯の要点

- **自覚症状**　手足の冷え，下腹部痛，頭痛
- **他覚症状**　細脈（糸を張ったように細く軟らかくまっすぐに触れる脈）
- 両方のソケイ部の圧痛

参考文献　大塚敬節：凍傷．漢方診療三十年，115頁，創元社，1985

第353条

大いに汗出で，熱去らず，内拘急し，四肢疼み，又下利，厥逆して悪寒する者，四逆湯之を主る．

四逆湯方

甘草二両，炙り，乾姜一両半，附子一枚，生にて用う，皮を去り，八片に破る．
右三味，水三升を以て，煮て一升二合を取り，滓を去り，分温再服す．強人には大附子一枚，乾姜三両を可なり．

解説　たくさん汗をかいたが，熱は去らない，腹部の筋肉がひきつれ（内拘急），四肢は痛み，あるいは下痢し，冷えて（厥逆）悪寒する者は，四逆湯の主治である，というのが大意です．

症例は，第29条（p.29）で述べました．四逆湯は，体内に冷えが充満しているの場合に用います．白虎湯と全く正反対の薬方です．

第354条

大いに汗し,若しくは大いに下利して厥冷する者,四逆湯之を主る.

解説 大量に発汗したり,ひどく下痢して手足が冷える者は,四逆湯の主治である,という条文です.

第355条

病人,手足厥冷,脈,乍ち緊の者,邪結んで胸中に在り,心下満して煩し,飢ゆれど食する能わざる者,病,胸中に在り.当に須く之を吐すべし,瓜蒂散に宜し.

瓜蒂散方

瓜蒂,赤小豆,右二味,各等分,異に搗き篩いて,合して臼中に内れ,更にえを治す.別に香豉,一合を以て,熱湯七合を用いて,煮て,稀糜を作り,滓を去り,汁を取り散一銭匕に和し,温めてえを頓服す.吐せざる者は,少少加え,快吐を得て乃ち止む.諸亡血虚家は,瓜蒂散を与うべからず.

解説 病人の手足が冷え,脈が急に緊になる者は,邪が胸中に集まっている.心下が張っていらいらし,空腹なのに食べることができない者は,病気が胸の中にある.嘔吐法で吐かせるのがよい.吐かせるには,瓜蒂散がよい,という条文です.
瓜蒂散は第166条(p.137)で解説しました.

第356条

傷寒厥して心下悸するもの,宜しく先ず水を治すべし.当に茯苓甘草湯を服すべし.却って其の厥を治す.しからざれば水漬けて胃に入り,必ず利をなす.

茯苓甘草湯方
茯苓二両，甘草一両，炙る．生姜三両，切る．桂枝二両，皮を去る．右四味，水四升も以て，煮て二升を取り，滓を去り，分かち温め三服す．

解説 　傷寒で，手足が冷えて心下に動悸がする者は，まず茯苓甘草湯で水を治すのがよい．そして手足の冷えを治すのがよい．そうでないと，水毒が胃に入って必ず下痢になる，という条文です．

　茯苓甘草湯については，第73条（p.68）で解説しました．

第357条

傷寒，六七日，大いに下して後，寸脈沈にして遅，手足厥逆，下部の脈至らず．喉咽利せず，膿血を唾し，泄利止まざる者，難治となす．麻黄升麻湯之を主る．

麻黄升麻湯方
麻黄二両半，節を去り，升麻一両一分，当帰一両一分，知母十八銖，黄芩十八銖，萎蕤十八銖，一に菖蒲に作る．芍薬六銖，天門冬六銖，心を去る．桂枝六銖，皮を去る．茯苓六銖，甘草六銖，炙る．石膏六銖，砕く．綿にて裹む．白朮六銖，乾姜六銖，右十四味，水一斗を以て，先ず麻黄を煮て一両沸し，上沫を去る．諸薬を内れ，煮て三升を取り，滓を去り，分かち温め三服す．相去ること三斗米を炊く頃の如くにして尽くさしむ．汗出でて愈ゆ．

解説 　傷寒で，6，7日経って下剤でひどく下した後，寸の脈が沈遅であり，手足は冷えて，下部の脈は触れにくくなる．咽の通りが悪く，膿血の混じった唾を吐き，下痢（泄利）が止まらない者は，難治である．麻黄升麻湯の主治である，という条文です．

　下部の脈は，『医宗金鑑』では尺脈といい，森立之著『傷寒論攷注』では「少陰趺陽の脈」であるとしています．「少陰趺陽の脈」が趺陽（趺陽）の脈（足背動脈）か太渓穴（後脛骨動脈）のどちらを指すのか不明です．

第358条

傷寒, 四五日, 腹中痛, 若し転気下り少腹に趣く者, 此れ自利せんと欲するなり.

解説 傷寒で4，5日経って，腹の中が痛み，腹のガスが動いて下腹部に移動する者は，これから下痢する徴候である，という条文です.

第359条

傷寒, もと自ら寒下す. 医また之を下し, 寒格更に逆し吐下す. 若し食口に入り即ち吐するは, 乾姜黄芩黄連人参湯之を主る.

乾姜黄芩黄連人参湯方

乾姜, 黄芩, 黄連, 人参各三両, 右四味, 水六升を以て, 煮て二升を取り, 滓を去り, 分かち温め再服す.

解説 傷寒になって，冷えて自然に下痢しているのに，医師がさらに下剤をかけて下痢させた．体内が冷えているのに更に下剤で冷やした（寒格），これは誤った治療（逆）である．そのため嘔吐や下痢がひどくなった．食物が口に入るとすぐ嘔吐するのは，乾姜黄芩黄連人参湯の主治である，というのが大意です.

症例 「一男子が，疫病にかかり，体表の熱すでに去り，手足は微かに冷えた．心気は定まらず，恍惚として夢をみているようである，飢えているのに食べることができず食べるとすなわち吐き，身体は日に日に痩せてきた．吉益南涯先生は，乾姜黄芩黄連人参湯を与えて全治させた．」（吉益南涯『成蹟録』）

名医の論説	〔尾台榕堂〕胃反(嘔吐症),心胸鬱熱(胸部に熱がこもっている),心下痞鞕,或いは嘈囃(胸やけ)する者を治す.(『類聚方廣義』) 〔浅田宗伯〕この方(乾姜黄芩黄連人参湯)は膈熱(横隔膜付近の熱)ありて吐逆食を受けざる者を治す.半夏生姜,諸の嘔吐を止るの薬を与えて寸効なき者に特効あり.又禁口痢(下痢症で飲食が進まない,或いは嘔吐して食べることができないもの)に用う.(『方函口訣』)

乾姜黄芩黄連人参湯の要点

自覚症状	嘔吐,下痢
他覚症状	心下痞鞕の腹証

第360条

下利,微熱有りて渴し,脈弱の者,今,自ら愈ゆ.

解説 下痢して,微熱があって口が渇き,脈が弱い者は,自然に治る,という条文です.

第361条

下利,脈数,微熱有りて汗出づるは,今,自ら愈ゆ.設し復た緊なれば未だ解せずとなす.

解説 下痢して,脈は数で微熱があり,発汗する者は,自然に治る.もしも脈が緊であれば治っていない,という条文です.

第362条

下利，手足厥冷，脈無き者，之に灸して温まらず．若し脈還らず，反って微喘する者は死す．少陰，趺陽に負る者，順となすなり．

解説 下痢し，手足が冷え，脈が触れない者は，灸治療したが手足は温まらず，脈も触れないで，少し喘々する者は死ぬ．少陰の脈（太渓穴の後脛骨動脈の拍動）が，趺陽の脈（足背動脈）より弱い場合は，道理にかなっている，という条文です．

第363条

下利，寸脈反って浮数，尺中自ら濇の者，必ず清膿血す．

解説 下痢して，寸の脈が浮数であり，尺脈が濇である者は，必ず大便に膿血が混じる，という条文です．

成無己の『注解傷寒論』には，「清は圊（便所）と通じる，『脈経』には清は廁（便所）なり」とあります．

第364条

下利，清穀，表を攻むべからず，汗出づれば必ず脹満す．

解説 未消化便を下痢している場合は，発汗剤などで表を攻めてはいけない．発汗すると必ず腹が張ってくる，という条文です．

第365条

下利，脈沈弦の者，下重す．脈大の者未だ止まずとなす．
脈微弱数の者，自ら止んと欲すとなす．発熱と雖も死せず．

解説 　下痢して，脈が沈で弦の者は，しぶりばら（下重）が起こる．脈が大の者は，下痢が続いていることを示す．脈が微で弱く数の者は，自然に止まる徴候である．発熱するが死ぬことはない，という内容です．

第366条

下利，脈沈にして遅，其の人面少しく赤く，身に微熱有り．
下利清穀する者，必ず鬱冒して汗出でて解す．病人必ず微
厥す．然る所以の者，其の面戴陽して，下虚する故なり．

解説 　下痢して，脈が沈で遅である．顔面の色は少し赤く，身体には微熱がある．未消化便を下痢する者は，抑うつ気分となりめまい（鬱冒）がして発汗して治る．病人の手足は必ず少し冷える（微厥）．これは，陽気が上部を熱する（戴陽）ために顔面が赤くなり，下半身は虚するためである，という内容です．戴陽は，陽気が上部を熱することです．

第367条

下利，脈数にして渇する者，今，自ら愈ゆ，設し差えざれ
ば，必ず清膿血す．熱有るを以ての故なり．

解説 下痢して，脈が数で口渇する者は，自然に治る．治らなければ，熱のために，便に膿血が混じる，という条文です．

第368条

下利後，脈絶え，手足厥冷，睟時に脈還り，手足温の者は生き，脈還らざる者は死す．

解説 下痢の後で，脈が触れにくくなり，手足が冷え，1日（睟時）して脈が触れるようになり，手足が温かな者は生き，脈が戻らない者は死ぬ，という条文です．睟は，ひとまわりの意味で，睟時は1日の意味です．

第369条

傷寒，下利，日に十余行，脈反って実する者は死す．

解説 傷寒で，下痢が1日に10数回以上あるが，脈が実である者は死ぬ，という条文です．

第370条

下利清穀，裏寒外熱，汗出でて厥する者，通脈四逆湯之を主る．

通脈四逆湯方

甘草二両，炙る，附子大なる者一枚，生にて用う，皮を去り，八片に破る，乾姜三両，強人は四両とすべし．右三味，水三升を以て，煮て一升二合を取り，滓を去り，分温再服す．其の脈即ち出づる者は愈ゆ．

解説 未消化の下痢便（下利清穀）をして，身体の中は寒があり体表は熱があって（裏寒外熱），発汗して手足が冷える者は，通脈四逆湯の主治である，という条文です．通脈四逆湯については，すでに第317条（p.225）で述べました．陰病の重症なものに用いられます．

第371条

熱利下重の者，白頭翁湯之を主る．

白頭翁湯方

白頭翁二両，黄柏三両，黄連三両，秦皮三両，右四味，水七升を以て，煮て二升を取り，滓を去り，一升を温服し，愈えざれば更に一升を服す．

解説 熱性の下痢があり，しぶりばら（下重）の者は，白頭翁湯の主治である，という条文です．

症例「新材木街，石屋三四郎の次男の半次郎が痢疾に罹った．某医師は，しばしば下剤を与えて下した為下痢が甚だしく，ひどい虚状を呈した．嘔逆も甚だしく，食事や薬を摂取することが出来ない．私（浅田宗伯）は先ず小半夏加茯苓湯を与えてみたが，吐き気が少し改善した．そして，白頭翁加甘草阿膠湯を与えたところ，下痢はしだいに減じて治癒した．」(浅田宗伯『橘窓書影』)

名医の論説
〔尾台榕堂〕熱痢下重，渇して水を飲まんと欲し，心悸，腹痛する者，この方（白頭翁湯）の主治なり．貉丘岑先生曰く，嘗て甲斐に在る時，痢疾流行し，患にかからざる者なし．其の症は大便する毎に肛門灼熱すること火の如し．この方を用いて多いに効ありと．余この説を奉じて，数効を得たり．(『類聚方廣義』)

〔浅田宗伯〕この方（白頭翁湯）は陰部の熱利を主とす．熱利とは外証は真武（湯）などの如くべったりとして居れども裏に熱ありて咽乾き渇甚しく便臭気ありて後重し舌上は反て苔なし．この症若し虚弱甚しきものは阿膠甘草を加えて用うべし．金匱に産後とあれども一概に拘るべからず．この方又傷寒論，時疫等渇甚しくして水飲咽に下る時は直に利する者に宜し．(『方函口訣』)

第8章 厥陰病の脈証ならびに治を弁ずる

白頭翁湯の要点

自覚症状 発熱，下痢，口渇

参考文献 大塚敬節：症候による漢方治療の実際，323頁，南山堂，1988

第372条

下利，腹脹満，身体疼痛する者，先づ其の裏を温め，乃ち其の表を攻む．裏を温むるは四逆湯に宜し．表を攻むるは桂枝湯に宜し．

桂枝湯方

桂枝三両，皮を去る．芍薬三両，甘草二両，炙る．生姜三両，切る．大棗十二枚，擘く．右五味，水七升を以て，煮て三升を取り，滓を去り，一升を温服す．須臾に，熱稀粥一升をすすり，以て薬力を助く．

解説 下痢し，腹が張って，身体が痛む者は，先ず身体の中を温め，其の後に体表を攻めるのである．身体の中を温めるには四逆湯がよい．体表を攻むるには桂枝湯がよい，という条文です．

第373条

下利，水を飲まんと欲する者，熱有るを以ての故なり．白頭翁湯之を主る．

解説 下痢して，水を飲もうとするのは，熱があるためである．白頭翁湯の主治するところである，という条文です．

第374条

下利，譫語する者，燥屎有るなり，小承気湯に宜し．

小承気湯方

大黄四両，酒にて洗う．枳実三枚，炙る．厚朴二両，皮を去り炙る．右三味，水四升を以て，煮て一升二合を取り，滓を去り，二服に分かつ．初め一服にて譫語止み，若し更衣する者，後服を停む．しからざるものは尽くえを服す．

解説 下痢して，うわ言（譫語）を言うのは，乾燥した大便（燥屎）があるからであり，小承気湯を与えるのがよい，という条文です．

第375条

下利の後，更に煩し，之を按ずれば心下濡の者，虚煩となすなり．梔子豉湯に宜し．

梔子豉湯方

肥梔子十四箇，擘く．香豉四合，綿にて裹む．右二味，水四升を以て，先ず梔子を煮て，二升半を取り，豉を内れ，更に煮て一升半を取り，滓を去り，分かちて再服す．一服して吐を得れば，後服を止む．

解説 下痢をした後，いらいらし，腹部を按圧すると心下濡であるのは，虚煩であり，梔子豉湯を与えるのがよい，という条文です．「濡」は「なん」と読み，軟と同じです．心下濡は，大黄黄連瀉心湯（第154条）（p.127）にも出現する腹証です．

第376条

嘔家，癰膿を有る者，嘔を治すべからず．膿尽れば自ら愈ゆ．

解説 しばしばよく嘔吐したり，癰膿(ようのう)(化膿性疾患)のある者は，嘔吐を治療してはいけない．膿が出尽くせば自然に治る，という条文です．

第377条

嘔(おう)して脈弱，小便また利し，身に微熱有り，厥(けつ)を見(あらわ)す者治し難(がた)し，四逆湯(しぎゃくとう)之(これ)を主(つかさど)る．

解説 嘔吐して脈が弱く，小便はよく出て，身体に微熱があり，手足が冷える者は治り難く，四逆湯(しぎゃくとう)の主治である，という条文です．

第378条

乾嘔(かんおう)，涎沫(えんまつ)を吐(と)し，頭痛の者，呉茱萸湯(ごしゅゆとう)之(これ)を主(つかさど)る．

呉茱萸湯方(ごしゅゆとうほう)
呉茱萸一升(ごしゅゆ)，七遍洗(しちへんあら)う，人参三両(にんじん)，大棗十二枚(たいそう)，擘(つんざ)く，生姜六両(しょうきょう)，切る．右四味，水七升を以(もっ)って，煮て二升を取(と)り，滓(かす)を去り，七合を温服(おんぷく)す，日に三服(さんぷく)す．

解説 からえずき(乾嘔(かんおう))をし，唾液(涎沫(えんまつ))を吐き，頭痛がある者は，呉茱萸湯(ごしゅゆとう)の主治である，という条文です．呉茱萸湯(ごしゅゆとう)は，第243条(p.184)で説明しました．片頭痛に用いられます．涎沫は，唾液や薄い痰のことです．

第379条

嘔(おう)して発熱する者，小柴胡湯(しょうさいことう)之(これ)を主(つかさど)る．

小柴胡湯方

柴胡八両，黄芩三両，人参三両，甘草三両，炙る，生姜三両，切る，半夏半升，洗う，大棗十二枚，擘く，
右七味，水一斗二升を以て，煮て六升を取り，滓を去り，再煎し三升を取り，一升を温服す．日に三服す．

解説 嘔吐して発熱する者は，小柴胡湯の主治である，という条文です．小柴胡湯は第37条（p.42），96条（p.80）で解説しました．

第380条

傷寒，大いに吐し，大いに之を下して，極めて虚し，復た極めて汗する者，其の人外気怫鬱す，復た之に水を与え，以て其の汗を発す．因って噦を得，然る所以の者，胃中寒冷するが故なり．

解説 傷寒で，嘔吐剤や下剤を用いて，ひどく嘔吐させたり下痢させたりして，極めてひどい虚証に陥り，ひどく発汗する者は，体表の気が塞がって熱を持っている（外気怫鬱）のであり，また水を与えて発汗させたところ，しゃっくり（噦）が出現した．これは，胃の中が冷えるためである，というのが大意です．

第381条

傷寒，噦して腹満す，其の前後を視て，何れの部利せざるかを知り，之を利すれば即ち愈ゆ．

解説 傷寒で，しゃっくり（噦）が出て腹部が張っている時は，便秘なのか尿が出ないのか（前後を視て），二便のどちらの異常かを知り，便通をつけたり利尿したりすれば直ぐ治る，という条文です．「前後」は大小便のことで，「前」はの尿のことで，「後」は大便のことです．

一般索引

(丸数字は「重要用語解説」のページ)

あ

- アトピー性皮膚炎 ……………15, 139, 173
- アルツハイマー病 ……………………104
- アレルギー性鼻炎…………………46, 86
- 噫気（あいき）………………………133

い

- インフルエンザ ……………………28, 44
- 胃炎 …………………………………113
- 胃家実（いかじつ）…………………151
- 胃気不和（いきふわ）…………………⑬
- 一逆（いちぎゃく）……………………9
- 胃中寒冷（いちゅうかんれい）………258
- 胃中虚冷（いちゅうきょれい）……102, 157, 175
- 胃中空虚（いちゅうくうきょ）………110, 172
- 胃中不和（いちゅうふわ）……………⑬
- 咽頭痛 ……22, 36, 44, 58, 81, 121, 212, 220
- 陰病………………………………………10
- 陰脈（いんみゃく）……………………7
- 陰陽（いんよう）………………………⑬
- 陰陽五行説 …………………………153

う

- ウイルス性胃腸炎……………………66
- 欎欎微煩（うつうつびはん）…………85
- 鬱冒（うつぼう）……………………252
- 温病（うんびょう）……………………9

え

- 衛（え）………………………………53
- 栄（えい）……………………………53
- 栄衛（えいえ）………………………53
- 栄気（えいき）……………………52, 53
- 栄弱衛強（えいじゃくえきょう）……80
- 壊病（えびょう）……………⑬, 17, 197
- 円形脱毛症……………………………92

お

- 王叔和（おうしゅくか）………………1
- 黄疸 …………………………………180
- 往来寒熱（おうらいかんねつ）…⑬, 80, 81, 108, 112, 120, 196
- 大塚の臍痛点……………16, 35, 37, 39
- 悪寒（おかん）……………⑬, 6, 12, 102
- 瘀血（おけつ）………⑬, 90, 105, 181, 191
- 瘀熱（おねつ）………………103, 180, 193
- 悪風（おふう）…………………⑬, 6, 12
- 温鍼（おんしん）……………17, 101, 171, 197

か

- 蛔（かい）……………………………233
- 外気怫鬱（がいきふつうつ）………258
- 蛔厥（かいけつ）……………………238
- 回転性めまい…………………………62
- 火逆（かぎゃく）……………⑬, 98, 100
- 膈内拒痛（かくないきょつう）………110
- 霍乱（かくらん）……………62, 65, 142
- 下厥上竭（かけつじょうけつ）………209
- 火邪（かじゃ）………………………97
- 火傷（かしょう）……………………96
- 客気（かっき）…………………130, 172
- 滑脈（かつみゃく）……………………⑬
- 乾嘔（かんおう）…………12, 45, 130, 196, 224, 225, 231, 257
- 汗家（かんか）………………………76
- 寒格（かんかく）……………………249
- 関元（かんげん）……………………240
- 関節リウマチ…………………………145
- 感冒 ………………16, 20, 41, 69, 121, 178
- 緩脈（かんみゃく）…………………⑬, 6
- 肝兪（かんゆ）…………………117, 140

き

- 気（き）………………………………⑬
- 気管支炎……………………………113
- 気管支喘息………………………18, 46, 48
- 気虚（ききょ）………………………⑬
- 気滞（きたい）………………………⑬
- 気の上衝（きのじょうしょう）………⑬
- 喜忘（きぼう）………………………181
- 期門（きもん）……………93, 117, 118, 169
- 瘧（ぎゃく）………⑭, 23, 25, 42, 118, 182
- 客熱（きゃくねつ）…………………102
- 急性胃腸炎………………………39, 84

急性肝炎	180
急性膵臓炎	110
急性大腸炎	64
急性熱性病	1
急性腹症	110
急性腹膜炎	110
脇下結鞕（きょうかけっこう）	199
脇下鞕満（きょうかこうまん）	177, 196
脇下痞鞕（きょうかひこう）	80
驚癇（きょうかん）	⑭, 9
胸脇（きょうきょう）	⑮
驚狂（きょうきょう）	95
胸脇苦満（きょうきょうくまん）	⑭, 43, 80, 85, 86, 92, 100, 119, 121, 227
胸脇下満（きょうきょうげまん）	118
胸脇煩満（きょうきょうはんまん）	240
胸脇満微結（きょうきょうまんびけつ）	120
胸中痞鞕（きょうちゅうひこう）	137
杏仁（きょうにん）	48
協熱（きょうねつ）	135, 191
協熱利（きょうねつり）	114, 115
胸膜炎	113
胸満（きょうまん）	⑭
胸満脇痛（きょうまんきょうつう）	42
虚家（きょか）	234
虚実（きょじつ）	⑭
虚煩（きょはん）	70
筋緊張性頭痛	16
筋惕肉瞤（きんてきにくじゅん）	43
緊脈（きんみゃく）	⑭, 7

け

痙瘲（けいしょう）	9
経絡（けいらく）	⑭, 10
解肌（げき）	⑭, 17
下重（げじゅう）	252, 254
血（けつ）	⑭
厥逆（けつぎゃく）	43
血虚（けっきょ）	⑭
結胸（けっきょう）	104, 107, 108, 109, 110, 111, 115, 117, 123, 125, 176, 240, 242
月経前緊張症候群	90

血室（けつしつ）	118, 119, 169
厥陰病（けっちんびょう）	⑭, 3, 233
結熱（けつねつ）	130
下利清穀（げりせいこく）	225
弦（げん）	83
眩冒（げんぼう）	117

こ

こむら返り	31
芤（こう）	186
洪大脈（こうだいみゃく）	⑭
喉痺（こうひ）	237
合病（ごうびょう）	⑭, 36, 37, 38, 41, 140, 170, 190, 197
厚朴（こうぼく）	48
洪脈（こうみゃく）	26
固瘕（こか）	156
穀癉（こくだん）	157

さ

再逆（さいぎゃく）	9
三陰（さんいん）	198, 233
三叉神経痛	37
三陽（さんよう）	198

し

直中（じきちゅう）	8
衄家（じくか）	76
四肢沈重（ししちんじゅう）	225
四肢痛	216
四肢の関節痛	99
四肢煩疼（ししはんとう）	199
四肢微急（ししびきゅう）	19
支節煩疼（しせつはんとう）	119
失溲（しっそう）	9
邪風（じゃふう）	80
柔痙（じゅうけい）	108
酒客（しゅかく）	17
几几（しゅしゅ）	15, 35
手足逆冷（しゅそくぎゃくれい）	209, 210, 219, 238
手足厥逆（しゅそくけつぎゃく）	225, 243, 248

一般索引

手足厥冷（しゅそくけつれい）……240, 241, 247, 253
手足躁擾（しゅそくそうじょう）……95
循衣摸床（じゅんいもしょう）……167
少陰病（しょういんびょう）……⑭, 3, 205
消渇（しょうかつ）……66, 233
傷寒（しょうかん）……⑭, 7
小結胸（しょうけっきょう）……113
消穀喜飢（しょうこくきき）……191
上衝（じょうしょう）……16
上焦（じょうしょう）……184
焼鍼（しょうしん）……29, 98, 100, 127
少腹（しょうふく）……⑮
少腹急結（しょうふくきゅうけつ）……89
少陽病（しょうようびょう）……⑭, 2, 51, 195
濇（しょく）……83
除中（じょちゅう）……235, 236
津液（しんえき）……⑭, 51, 55, 160, 170, 177, 178
心下（しんか）……⑮
心下温温（しんかおんおん）……103
心下悸（しんかき）……247
心下逆満（しんかぎゃくまん）……62
心下急（しんかきゅう）……85
心下鞕（しんかこう）……189
心下鞕満（しんかこうまん）……161
心下支結（しんかしけつ）……⑭, 119
心下濡（しんかなん）……256
心下痞（しんかひ）……127, 130, 136, 185
心下痞鞕（しんかひこう）……⑭, 57, 117, 124, 125, 129, 130, 132, 133, 227
心下満微痛（しんかまんびつう）……⑭, 28
真寒仮熱（しんかんかねつ）……⑭, 12
心中（しんちゅう）……⑮
心中温温（しんちゅううんうん）……231
心中懊憹（しんちゅうおうのう）……⑭, 70, 110, 159, 172, 176, 182
心中結痛（しんちゅうけっつう）……71
心中疼熱（しんちゅうとうねつ）……233
心中痞鞕（しんちゅうひこう）……136
真熱仮寒（しんねつかかん）……⑭, 12
神農本草経（しんのうほんぞうきょう）……48

心煩（しんぱん）……⑮, 29, 72, 125, 130, 139, 162, 205, 219, 228
蕁麻疹……180, 225

す

水逆（すいぎゃく）……69
水毒（すいどく）……⑮, 47, 126, 134
頭眩（ずげん）……62, 73, 157, 210
頭痛……36, 54, 158
寸関尺（すんかんしゃく）……5, 13, 101

せ

清穀（せいこく）……77
喘家（ぜんか）……18
譫語（せんご）……⑮
喘冒（ぜんぼう）……183
前立腺肥大症……173

そ

瘡家（そうか）……75
蔵寒（ぞうかん）……238
蔵結（ぞうけつ）……107, 108, 138
蔵厥（ぞうけつ）……238
躁煩（そうはん）……8, 50, 94, 197, 210
蔵府（ぞうふ）……81
腠理（そうり）……81

た

太陰病（たいいんびょう）……⑮, 3, 199
大椎（だいつい）……117, 140
太陽病（たいようびょう）……⑮, 2, 5, 51
太陽病虚証……7
太陽病実証……7
太陽病の分類……7
脱汗（だっかん）……⑮, 19, 20

ち

畜血（ちくけつ）……181
中寒（ちゅうかん）……155, 156
中風（ちゅうふう）……⑮, 6, 69, 155, 195, 199
趙開美（ちょうかいび）……1
張仲景（ちょうちゅうけい）……1

潮熱（ちょうねつ）……………⑮, 86, 163, 165, 167, 169, 171, 176, 177
沈脈（ちんみゃく）………………………⑮, 6

て

鄭声（ていせい）………………………………166
転失気（てんしっき）…………………………166
転属（てんぞく）…………………………………50

と

動悸………………………………59, 68, 92, 147, 148
疼痛疾患………………………………………………63
糖尿病……………………………………………139, 173

に

肉上粟起（にくじょうぞくき）……………………115
日晡所（にっぽしょ）……⑮, 86, 112, 167, 182

ね

捻衣摸床（ねんいもしょう）………………………95

の

のぼせ……………………………………………………99
膿血（のうけつ）………………………………248

は

バセドウ病……………………………………100
背部痛………………………………………………216
肺兪（はいゆ）………………………………117, 140
迫劫（はくごう）…………………………………95
煩渇（はんかつ）…………………………………26
煩逆（はんぎゃく）………………………………98
煩驚（はんきょう）……………………………91, 92
煩躁（はんそう）……⑮, 29, 33, 43, 64, 100, 109, 110, 189, 211, 219, 239, 240, 241
煩熱（はんねつ）…………………………………71

ひ

非回転性めまい……………………………………62
鼻出血…………………………………………………84
微煩（びはん）………………………72, 157, 160, 188
脾約（ひやく）……………………………151, 187

病位の伝変（びょういのでんへん）……………⑮, 8
表虚裏実（ひょうきょりじつ）…………………170
表熱裏寒（ひょうねつりかん）…………………174

ふ

風温（ふううん）……………………………………9
風家（ふうか）……………………………………11
風池（ふうち）……………………………………24
風府（ふうふ）……………………………………24
腹（ふく）……………………………………………⑮
腹中急痛（ふくちゅうきゅうつう）………………83
腹中雷鳴（ふくちゅうらいめい）………………130
腹皮拘急（ふくひこうきゅう）……83, 119, 141, 199, 202, 227
附子（ぶし）………………………………………19
不整脈…………………………………………………92
怫鬱（ふつうつ）…………………………………50
不妊症………………………………………………245
浮脈（ふみゃく）……………………………⑮, 5, 6
不眠………………………………………………131, 215

へ

併病（へいびょう）………⑮, 37, 50, 51, 117, 125, 171
便秘症………………………………………………202

ほ

冒家（ぼうか）……………………………………78
亡血（ぼうけつ）……………………………55, 242
亡血家（ぼうけつか）……………………………76
暴煩（ぼうはん）…………………………………201
亡陽（ぼうよう）……………………………95, 206, 207
奔豚（ほんとん）…………………………………60, 98
奔豚病（ほんとんびょう）………………………⑮, 60

ま

マラリア……………………………23, 25, 42, 118, 182

み

身瞤動（みじゅんどう）…………………………73
耳鳴り………………………………………………131
脈診の方法…………………………………………5

一般索引

脈の診かた …………………………………5

め
命期（めいき）……………………………9

も
目眩（もくげん）………………………195
目瞑（もくめい）…………………………49

や
夜尿症……………………………………120

よ
陽旦（ようたん）…………………………33
腰痛…………………………………………64
癰膿（ようのう）………………………235
陽病…………………………………………10
陽脈（ようみゃく）………………………7
陽明病（ようめいびょう）………⑮, 2, 51, 151
四大証……………………………………26

り
裏寒外熱（りかんがいねつ）……225, 253
裏急（りきゅう）………………………106
裏急後重（りきゅうこうじゅう）……82, 203
流溢（りゅういつ）………………………95
淋家（りんか）……………………………75

ろ
6病位………………………………………2

処方索引

い
茵蔯蒿湯（いんちんこうとう）……180, 192

う
烏梅丸（うばいがん）……233, 238
禹余糧丸（うよりょうがん）……76

お
黄芩加半夏生姜湯
　（おうごんかはんげしょうきょうとう）……140
黄芩湯（おうごんとう）……39, 140, 195
黄連阿膠湯（おうれんあきょうとう）…205, 214
黄連湯（おうれんとう）……142

か
葛根黄芩黄連湯
　（かっこんおうごんおうれんとう）……38
葛根加半夏湯（かっこんかはんげとう）……38
葛根湯（かっこんとう）……6, 35, 36, 39, 45
瓜蒂散（かていさん）……137, 247
乾姜黄芩黄連人参湯
　（かんきょうおうごんおうれんにんじんとう）…249
乾姜附子湯（かんきょうぶしとう）……56
甘草乾姜湯（かんぞうかんきょうとう）
　……29, 30, 31, 34
甘草瀉心湯（かんぞうしゃしんとう）……130
甘草湯（かんぞうとう）……220
甘草附子湯（かんぞうぶしとう）……145, 146

き
桔梗湯（ききょうとう）……220
桔梗白散（ききょうはくさん）……117
救逆湯（きゅうぎゃくとう）……96
去桂加白朮湯（きょけいかびゃくじゅつとう）
　……143, 146

く
苦酒湯（くしゅとう）……221

け
桂枝加黄耆湯（けいしかおうぎとう）……15
桂枝加葛根湯（けいしかかっこんとう）……15

桂枝加桂湯（けいしかけいとう）……99
桂枝加厚朴杏子湯
　（けいしかこうぼくきょうしとう）……18, 48
桂枝加芍薬生姜各一両人参三両新加湯
　（けいしかしゃくやくしょうきょうかくいちりょう
　にんじんさんりょうしんかとう）……56
桂枝加芍薬大黄湯
　（けいしかしゃくやくだいおうとう）……199
桂枝加芍薬湯（けいしかしゃくやくとう）
　……199, 201
桂枝加大黄湯（けいしかだいおうとう）……201
桂枝加附子湯（けいしかぶしとう）……19
桂枝甘草湯（けいしかんぞうとう）……59
桂枝甘草竜骨牡蛎湯
　（けいしかんぞうりゅうこつぼれいとう）……100
桂枝去桂加茯苓白朮湯
　（けいしきょけいかぶくりょうびゃくじゅつとう）……28
桂枝去芍薬加蜀漆牡蛎竜骨救逆湯
　（けいしきょしゃくやくかしょくつぼれいりゅう
　こつきゅうぎゃくとう）……95
桂枝去芍薬加附子湯
　（けいしきょしゃくやくかぶしとう）……21
桂枝去芍薬湯（けいしきょしゃくやくとう）……21
桂枝湯（けいしとう）……6, 12, 14, 16, 17, 19,
　24, 25, 29, 47, 48, 49, 53, 54,
　77, 80, 136, 179, 182, 200, 255
桂枝二越婢一湯（けいしにえっぴいちとう）
　……23, 27
桂枝二麻黄一湯（けいしにまおういちとう）
　……23, 25
桂枝人参湯（けいしにんじんとう）……135
桂枝附子湯（けいしぶしとう）……143, 146
桂枝麻黄各半湯（けいしまおうかくはんとう）……22

こ
厚朴生姜半夏甘草人参湯
　（こうぼくしょうきょうはんげかんぞうにんじんとう）…61
呉茱萸湯（ごしゅゆとう）……184, 219, 257
五苓散（ごれいさん）
　……66, 67, 68, 69, 115, 129, 185

処方索引

さ
柴胡加芒消湯（さいこかぼうしょうとう）……87, 88
柴胡加竜骨牡蛎湯
　（さいこかりゅうこつぼれいとう）………91
柴胡桂枝乾姜湯
　（さいこけいしかんきょうとう）………120
柴胡桂枝湯（さいこけいしとう）………119
柴胡湯（さいことう）………82, 84, 123, 197

し
紫雲膏（しうんこう）………96
四逆散（しぎゃくさん）………226
四逆湯（しぎゃくとう）…29, 30, 32, 33, 56, 77, 174, 226, 230, 231, 246, 247, 255, 257
四逆輩（しぎゃくはい）………200
梔子乾姜湯（ししかんきょうとう）………72
梔子甘草豉湯（ししかんぞうしとう）………70
梔子厚朴湯（ししこうぼくとう）………72
梔子豉湯（しししとう）…70, 71, 172, 176, 256
梔子生姜豉湯（しししょうきょうしとう）……70
梔子柏皮湯（ししはくひとう）………192
炙甘草湯（しゃかんぞうとう）………147
赤石脂禹余糧湯（しゃくせきしよりょうとう）…132
芍薬甘草湯（しゃくやくかんぞうとう）
　………29, 30, 31, 32, 34
芍薬甘草附子湯
　（しゃくやくかんぞうぶしとう）………63
瀉心湯（しゃしんとう）………132
十棗湯（じゅっそうとう）………125
小陥胸湯（しょうかんきょうとう）…113, 114, 115
承気湯（じょうきとう）………34, 54
生姜瀉心湯（しょうきょうしゃしんとう）……129
小建中湯（しょうけんちゅうとう）…83, 85, 199
小柴胡湯（しょうさいことう）…42, 43, 80, 81, 83, 87, 88, 118, 122, 176, 177, 195, 196, 257
小柴胡湯加芒消
　（しょうさいことうかぼうしょう）………87
小承気湯（しょうじょうきとう）
　………151, 163, 165, 166, 168, 188, 189, 256
小青竜湯（しょうせいりゅうとう）………45, 47
真武湯（しんぶとう）…19, 44, 73, 205, 217, 225

せ
旋復代赭湯（せんぷくだいしゃとう）………133

た
大黄黄連瀉心湯
　（だいおうおうれんしゃしんとう）……127, 136
大陥胸丸（だいかんきょうがん）……108, 111
大陥胸湯（だいかんきょうとう）
　………110, 111, 112, 114, 123
大柴胡湯（だいさいことう）……85, 88, 136, 195
大柴胡湯加芒消
　（だいさいことうかぼうしょう）………87
大承気湯（だいじょうきとう）………57, 151, 163, 165, 167, 169, 170, 171, 182, 183, 189, 190, 229
大青竜湯（だいせいりゅうとう）…6, 43, 44, 45
沢瀉湯（たくしゃとう）………62

ち
調胃承気湯（ちょういじょうきとう）………29, 30, 32, 65, 79, 89, 103, 151, 162, 165, 188
猪膚湯（ちょふとう）………219
猪苓湯（ちょれいとう）………173, 174, 228

つ
通脈四逆湯（つうみゃくしぎゃくとう）
　………225, 226, 233, 253

て
抵当丸（ていとうがん）………105
抵当湯（ていとうとう）……103, 105, 181, 191

と
桃核承気湯（とうかくじょうきとう）………89
桃花湯（とうかとう）………217, 218
当帰四逆加呉茱萸生姜湯
　（とうきしぎゃくかごしゅゆしょうきょうとう）…233, 245
当帰四逆湯（とうきしぎゃくとう）………244

は
白散（はくさん）………115

265

処方索引

白通加猪胆汁湯
　（はくつうかちょたんじゅうとう）………224
白通湯（はくつうとう）………………223, 224
白頭翁湯（はくとうおうとう）………254, 255
半夏苦酒湯（はんげくしゅとう）…………221
半夏散及湯（はんげさんきゅうとう）……222
半夏瀉心湯（はんげしゃしんとう）………123

ひ

白虎加人参湯（びゃっこかにんじんとう）
　………………………25, 138, 139, 140, 172
白虎湯（びゃっことう）……146, 151, 170, 243

ふ

茯苓甘草湯（ぶくりょうかんぞうとう）…19, 68, 247
茯苓桂枝甘草大棗湯
　（ぶくりょうけいしかんぞうたいそうとう）……60
茯苓桂枝白朮甘草湯
　（ぶくりょうけいしびゃくじゅつかんぞうとう）……62
茯苓四逆湯（ぶくりょうしぎゃくとう）
　…………………19, 44, 56, 64, 226, 233
附子瀉心湯（ぶししゃしんとう）……………128
附子湯（ぶしとう）……………205, 215, 217
文蛤散（ぶんこうさん）………………………115

ま

麻黄杏子甘草石膏湯
　（まおうきょうしかんぞうせっこうとう）……134
麻黄杏仁甘草石膏湯
　（まおうきょうにんかんぞうせっこうとう）……58
麻黄細辛附子湯
　（まおうさいしんぶしとう）……205, 212, 214
麻黄升麻湯（まおうしょうまとう）………248
麻黄湯（まおうとう）
　…………6, 40, 41, 42, 45, 49, 52, 54, 178, 180
麻黄附子甘草湯（まおうぶしかんぞうとう）
　……………………………………213, 214
麻黄連軺赤小豆湯
　（まおうれんしょうせきしょうずとう）……193
麻杏甘石湯（まきょうかんせきとう）………58
麻子仁丸（ましにんがん）……………………187

み

蜜煎導（みつせんどう）………………………178

り

理中丸（りちゅうがん）………………………132
苓桂甘棗湯（りょうけいかんそうとう）………60
苓桂朮甘湯（りょうけいじゅつかんとう）…62, 63

著者紹介

森　由雄（Mori Yoshio）

1956年生まれ
1981年　横浜市立大学医学部卒業
1983年　横浜市立大学医学部内科学第2講座入局
1988年　横浜市立大学医学部病理学第2講座研究生
1991年　森クリニック開業
1998年　東京大学大学院医学系研究科 生体防御機能学講座特別研究生
2000年　医学博士（横浜市立大学）
2007年　横浜市立大学医学部非常勤講師
2016年　横浜薬科大学客員教授

著　書　「症例から学ぶ傷寒論講義」（谷口書店）
　　　　「漢方処方のしくみと服薬指導」（南山堂）
　　　　「入門金匱要略」（南山堂）
　　　　「臨床医のための漢方診療ハンドブック」（日経メディカル）
　　　　「初学者のための漢方入門」（源草社）
　　　　「神農本草経解説」（源草社）
　　　　「ひと目でわかる方剤学」（南山堂）
　　　　「浅田宗伯・漢方内科学・橘窓書影解説」（燎原）
　　　　「漢方エキス剤処方ハンドブック」（日経メディカル）

入門 傷寒論

© 2007

定価（本体3,000円＋税）

2007年6月15日　1版1刷
2016年9月30日　　4刷

著　者　森　　由雄
発行者　株式会社　南山堂
　　　　代表者　鈴木幹太

〒113-0034　東京都文京区湯島4丁目1-11
TEL　編集(03)5689-7850・営業(03)5689-7855
　　　振替口座　00110-5-6338

ISBN 978-4-525-47201-6　　Printed in Japan

本書を無断で複写複製することは、著作者および出版社の権利の侵害となります。

JCOPY　＜(社)出版者著作権管理機構 委託出版物＞
本書の無断複写は著作権法上での例外を除き禁じられています。複写される場合は、そのつど事前に、(社)出版者著作権管理機構（電話 03-3513-6969，FAX 03-3513-6979，e-mail: info@jcopy.or.jp）の許諾を得てください。

スキャン、デジタルデータ化などの複製行為を無断で行うことは、著作権法上での限られた例外（私的使用のための複製など）を除き禁じられています。業務目的での複製行為は使用範囲が内部的であっても違法となり、また私的使用のためであっても代行業者等の第三者に依頼して複製行為を行うことは違法となります。